生命というリスク

二〇世紀社会の再生産戦略

川越 修・友部謙一 編著

法政大学出版局

謝辞

本書に収められた論文は、二〇〇三年から二〇〇五年にかけ同志社大学を会場に七回、さらに二〇〇五年四月から二〇〇六年九月にかけ同志社大学と慶應義塾大学において七回、計一四回開かれた〈生命の比較社会史〉研究会における報告および討議にもとづいてまとめられたものである。

外部からの資金援助を受けていないこの研究会の運営にあたって同志社大学と慶應義塾大学、とりわけ慶應義塾大学に設置された「暦象オーサリング・ツールによる危機管理研究」プロジェクト（代表：友部謙一氏）から受けたさまざまな援助に対し、心から御礼申し上げる。また、こうした私たちの共同作業を理解し、出版の機会を与えてくださった法政大学出版局と編集を担当していただいた勝康裕氏には感謝の言葉もない。

個々にさまざまな問題を抱えながらも手弁当で研究会に参加したメンバーの熱意と、厳しい出版状況をものともしない出版サイドの熱意が重なり合って生まれた本書が、今日のアカデミズムを覆う研究状況に対するひとつの問題提起となることを願いつつ、最後に、論文を執筆していただくことはできなかったが研究会に参加し多くの刺激を与えてくださったすべての皆さんに感謝したいと思う。

二〇〇八年三月

目次

◎生命というリスク——二〇世紀社会の再生産戦略

第7章　生命リスクと近代家族
一九六〇・一九七〇年代の西ドイツ社会

川越　修

序　章　生命リスクと二〇世紀社会

川越　修

一　現代社会と生命リスク

歴史とは、E・H・カーを引き合いに出すまでもなく、現代を生きる私たちが過去とのあいだに交わす対話を通じて〈いま〉を考えるひとつの知的な営為にほかならない。本書は、別巻となる『分別される生命——二〇世紀社会の医療戦略』（川越・鈴木編　二〇〇八）とともに、生命リスクという概念を手がかりに、二〇世紀社会の生成と展開の歴史的過程を照射することを共通課題としている。生命リスクとは、人びとのライフコースにおいて、新生児・乳幼児期、妊娠・出産、病気、加齢などを契機に顕在化する、生活・生存を不安定化させる身体をめぐる問題群とそれに対する社会の対応策を捉えるために設定された、私たちの共同研究を束ねるひとつの作業仮説的な概念である。

生命リスクという概念を手がかりにした歴史との対話の出発点にあたり、以下では、現在の私たちの生命の置かれた状況はどのようなものか、現在を二〇世紀社会の展開過程のなかに歴史的に位置づけるためにどのような理論的な枠組みを設定するか、その枠組みにそって歴史のなかからどのような問題を検討対象として選び出すかといった点について検討する。そのねらいは、生命リスク概念を手がかりに二〇世紀社会の歴史を考察するさいの課題について編者としての見解を明らかにし、各章の執筆者に問題提起するとともに、読者に対して本書を通じた歴史との対話のポイントを提示することにある。

現在の日本における生命をめぐる問題状況は、いわゆる少子化・高齢化問題をめぐる政策対応や議論のなかに集約的に示されているといえる。ここでは、それまでの「少子化社会対策大綱」を見直すべく二〇〇六年六月二〇日に決定された「新しい少子化対策について」を手がかりに、生命をめぐる問題状況の〈いま〉を考えてみることにしよう。テキストとしては、この問題を「政策フラッシュ」として取り上げている政府の広報誌『時の動き』[1]を用いることにする。

この「新しい少子化対策について」は、「昨年初めて人口減少社会に突入」したという事実を前に「少子化政策の抜本的な拡充、強化、転換を図る」ことをうたったものである。しかし政策展開の財源についての決定を先送りしたこともあり、政策の中身そのものにはさほど新しさはみられず、もっぱら、「少子化を経済産業や社会保障の問題にとどまらず、国や社会の存立基盤にかかわる問題と捉え、出生率の低下傾向を反転すること」を少子化対策の「ねらい」とすると明言し、さらには「長期的な視点に立って社会の意識改革を促すために、国民運動を展開していく」と宣言するというかたちで、政府の姿勢を強調したものとなっている。

『時の動き』は、「欧米諸国の出生率や少子化の動向は、おおむね日本と同じようなものでしたが、一九九〇年代以降では国により特有の動きを見せ、家族政策の充実したスウェーデンとフランスでは合計特殊出生率が二・〇前後まで回復しました」と述べ、政府のこうした姿勢を正当化しているが[2]、日本に「特有の動き」は、何といっても「国民運動の推進」を「少子化対策」のキーポイントとしている点にある。ここにいう「国民運動」は、「家族・地域の絆を再生する国民運動」と「社会全体で子どもや生命を大切にする運動」の二つからなるが、前者は①「『家族の日』や『家族の週間』の制定」、②「家族・地域の絆に関する国、地方公共団体による行事の開催」、③「働き方の見直しについての労使の意識改革を促す国民運動」、そして後者は①「マタニティマークの広報・普及」、②「有害な情報の流通への注意と子どもに有用な情報提供」、③「生命や家族の大切さについての理解の促進」といった諸点を盛り込んだ内容となっている。そのうえで、一方で「国、地方公共団体、職域、地域、家族、個人が、それぞれの責任と役割を自覚し、子どもと家族を大切にする視点に立って各種の施策に積極的に取り組む」ことを求めつつ、他方で「常に施策の進捗状況を検証し、支援の充実に努める」方針が明らかにされているのである。

国家財政の厳しい状況という制約条件のもとで、官民の協力および国民の自覚と参加、さらには応分負担を要請し、具体的な、したがって数値化されることの多い政策目標を設定したうえで絶えず政策効果の検証を図るという政策手法は、現在のいわゆる先進諸国に共通したものといえるが[3]、それが、「国民運動」というあまりにも二〇世紀的な手法を通じて、出産や育児をはじめとする私たちの生命をめぐる問題領域に持ち込まれたとき、いったい何が起きるのだろうか。その結果生じるであろう問題は新しい生命リスクをもたらすのだろうか。あるいは、二〇世紀社会にすでに存在していた既知の問題なのだろうか。

本書は、現代へのこうした問いから出発して、再生産をめぐる問題領域に的を絞り、ドイツの事例を参照軸に取りながら、日本の事例を中心に二〇世紀社会における生命リスクとそれへの社会的対応の具体相を検証することによって、〈過去と現在の対話〉を試みることを共通課題としている。以下では、その対話への糸口として、ドイツの社会学者ウルリヒ・ベックの議論を手がかりに、二〇世紀社会における生命リスクをめぐる問題を歴史的に捉えるための理論的な枠組みを探ることにしよう。

二　二〇世紀社会をどう捉えるか

ベックの議論は、一九八六年の『危険社会』[4]の出版がチェルノブイリにおける原発事故の年と重なって大きな反響を呼んだこともあり、科学技術の高度化をめぐる問題との関連で注目されることが多かったが、その議論の射程は一九世紀以来の近代社会の歩みを動態的かつ包括的に捉えるべく多様な領域に及んでいる[5]。ここでは少し煩雑になるが、彼の議論のキータームとなる「再帰的近代化」、「リスク社会」、「個人化」、「サブ政治」という四つの概念を中心に、彼自身の叙述を引用することによって、ベックの近代社会像の再構成を試みることにしよう。

まず「再帰的近代化」について、ベックは『危険社会』の序論においてつぎのように書いている。

一九世紀における近代化はそれと対立するものを背後にしながら推し進められた。その対立物とはひとつには慣習にもとづく伝統的な世界であり、もうひとつは、認識し、かつ支配しなければならない自然であった。二一世紀への転換点である今日、近代はその対立物を呑み尽くすことによってそれを失ってしまった。そのため、近代化はそれ自体、つまり産業社会の前提や産業社会の機能原理における近代化そのものと直面することになる。（一〇／14）

すなわち近代化とは、近代が内部化した伝統と外部化した自然という「対立物」を「呑み尽くす」ことによって近代そのものに行き着く連続的なプロセスであり、近代のもつこの動態の帰着点が「再帰的近代化」という概念で捉えられているのである。そして「リスク社会」とは、近代が近代化した結果私たちが直面することになる、既存の概念では捉えられない、したがって予測不可能な問題に直面する社会状況を示す概念にほかならない。

産業社会はその設計からすれば半分だけ近代的な社会であるが、そこに内在する反近代性は過去から受け継いだものではない。それはむしろ、産業社会そのものの構成概念であり、その産物なのである。産業社会の構図は、近代の本質的要素とその諸制度を機能させる仕組みとのあいだのくい違いにもとづいてできている。制度自体のなかでは、近代の本質的要素は個別的、選択的にしか実現されないのである。その結果、産業社会はその自己実現自体によって不安定なものになってしまった。連続性が断絶の「原因」となる。人びとは近代の産業社会的な時期の生活様式と自明性から解き放たれる。……このように解き放たれた衝撃が、リスク社会のもうひとつの面である。産業化された近代の生活と思想が準拠している座標系――その座標軸は家族と職業であり、科学と進歩への信仰である――は動揺する。そしてチャンスとリスクという二重の光に包まれた状況――つまり、リスク社会の輪郭――が出現する。（一六～七／19–20）

近代化を近代社会の絶えざる近代化という動態的なプロセスとして捉えるベックの議論を、歴史的な時間の流れのなかに置いてみるとどうなるだろうか。まず「伝統社会の近代化」によって一九世紀に「産業社会」が生成し（＝「単純な近代化」[6]）、二〇世紀への転換点ごろから都市への人口集中の加速化、人口転換といったいわゆる大衆社会化ないし福祉国家化に向けての動きが進行する。[7]そして、第二次世界大戦後の「産業社会」の黄金期に「豊かな」社会が実現されるなかで、一九六〇年代後半から七〇年代にかけて「産業社会の近代化」としての「再帰的近代化」[8]に向けての動きが加速し、「リスク社会」の問題状況が表面化することになる。[9]

この「リスク社会」における中心的な問題は、先の引用に戻れば、「家族と職業」および「科学と進歩への信仰」という「産業社会」の「座標軸」の「動揺」となって現われる。そのうち、前者の「家族と職業」に揺らぎをもたらすことになるのが、「個人化」の動きである。

次へと歩を進めた近代においては、それらの〔社会や人間の人生や文化にみられる〕危険や不確実性によって、産業社会の内部構造――社会階級、家族形態、男女の状況、結婚、親であること、職業――やそのなかにはめ込まれた個人の生き方の基底にある自明性は、擦り減ってしまい、作り替

えられる。（一三七／115）

さらに、この「個人化」の動きについてドイツ社会の動きを念頭に具体的に叙述したのが、以下の文章である。すなわち「個人化」とは、豊かさのなかで、平等化という「近代の本質的要素」の追求というかたちをとって階級社会の解体[10]と女性の教育水準の上昇およびみずからの職業的キャリアの追及[11]が進み、いわば近代社会がより近代的になることによって、「リスク社会化」が促される動きにほかならないのである。

すべての豊かな西側産業社会において――とりわけドイツ連邦共和国において――、第二次世界大戦後の福祉国家による近代化のなか、前代未聞の射程範囲と力学をもった社会的な個人化が推し進められた（しかも、社会における不平等の関係は、変わらないままで）。すなわち、比較的高い物質的生活水準ときわめて高い水準の社会的保障を背景に、歴史的連続性が断絶され、人びとは伝統的な階級による諸制約や家族による扶養から解放された。そして、ますます自分自身と、あらゆる危険やチャンスや矛盾に満たされた労働市場における個人的運命に、注意を向けるようになった。（一三八／116）

そしてこうした意味での「個人化」の帰結は、ベックによれば、「産業社会」の根幹をなす性別役割分業にもとづく家族関係（日本では近代家族として概念化されている）においてもっとも鋭いかたちで問題化されることになる。

産業社会システムとともに現われた階級対立は、いわば「内在的に近代的」であり、その発生の基礎は産業的な生産様式自体である。男女の対立は、近代の階級対立の図式に屈服するわけでもなく、またそれは単なる伝統的遺制でもない。男女の対立は第三のものである。男女の対立は、まさに資本と労働の対立と同様、産業システムの産物であるとともにその基盤となっている。しかも稼得労働は家事労働を前提としており、生産および家族という領域や形態は、一九世紀に分離され作られたものである。同時に、そのようにして成立した男性と女性の状況は、生まれによる男女の配属にもとづく。生まれによる配属はそのかぎりにおいて、「近代的な身分」という珍しい両生動物である。それとともに産業社会の身分ヒエラルヒーが近代のただなかに作り出された。産業社会における近代と反近代の矛盾から、男女の状況はその火種や紛争の論理を引き出す。したがって、性による身分配属や男女の対立は、階級対立のように初期産業化の時期にではなく、近代化の後期産業化・後期近代化の時期にあらわれた。すなわち社会階級がすでに脱伝統化され、家族や結婚や親であることや家事労働という扉や形態の前で、近代がもはや長くはとどまってくれない時代に現われたのだ。(二一七／177)

この意味では、「リスク社会」における家族をめぐる問題状況は、一九世紀以来の小家族が「脱伝統化」することによって派生したといえるのだが、この問題についての議論は[12]本書の第7章に譲り、ここではベックのいう「リスク社会」のいまひとつの主要問題であり、冒頭で取り上げた現代日本における生命をめぐる問題状況ともより直接的なかかわりをもつ、「科学と進歩への信仰」をめぐる問題を検討しておくことにしよう。

三　「リスク社会」の生命

ベックのいう「科学と進歩への信仰」をめぐる問題を考えるさいに重要になるのが、議会制民主主義という制度的な枠組みのなかでおこなわれる「政治」とは区別された、「サブ政治」という概念である。

今世紀の最初の三分の二にあたる時期において実現した社会国家プロジェクトに逆行する動きが始まる。社会国家において政治が「介入国家」という潜在的権力を獲得したのだとすれば、いまや社会を形成する潜在的な可能性は政治システムから科学的＝技術的＝経済的近代化というサブ政治システムに移っている。（三八二／305）

つまり「再帰的近代化」の生み出すリスクは、科学（および経済）の世界において、民主主義という近代の「本質的要素」に立った制度が働かない「サブ政治システム」の枠内で、さまざまな新しい試みがおこなわれ、それが「政治システム」を通じた改革などとは比べものにならない大きな転換を社会にもたらすことから生じるというのである。

〔リスク社会を産業社会と異なったものとしている〕中心的なポイントは、再帰的な近代化の過程で社会的な枠組みが根本的に変えられてしまうこと、つまり近代化のリスクが科学化を通じて剝き出しになることにある。（三二四／252）

そしてベックによれば、「政治の場合は議会における審議という煉獄の火をくぐり抜けなければ、実行への門は開かれない」（四一八／337）のに対して、この制約から自由な「科学」が何をもたらすかを示す「極端な事例」を、私たちは「サブ政治としての医学」に見いだすことができる。

医学というサブ政治においては、「進歩」という論理が基本計画も実施計画もないまま制限範囲を越え出ることを可能にしている。試験管受精も最初は動物実験で試された。その場合、これがどこまで許されるのかについて議論することはもちろん可能である。しかし、人間への応用にさいしての最大の関門はこともなくクリアされてしまった。このリスクは、医学（医者）のリスクではなく、後の世代のリスクであり、われわれすべてのリスクであるにもかかわらず、完全に医療のサークルのなかだけで、しかもそこにおいて支配的な（世界的な）評価と競争という条件と圧力のもとで、リスクを冒す決定を下すことが可能なのである。（四一九／337）

では、なぜ医学の世界においてこうした状況が生じるのか。このような問いかけを発するとき、私たちは歴史と向き合うことになる。

医者たちがこうした社会形成力を手にしえたのは、彼らがとくに合理的であったからでも、また「健康」というもっとも価値の高い財をうまく守ってきたからでもない。それはむしろ(二〇世紀への転換期における)専門職業化の成功の産物である。(四一九／338)

引用が長くなってしまうが、ここにいう医学の「専門職業化」によって具体的に何が起こったのかという問題に関して、最後にいまいちど、ベックの言うところを聞くことにしよう。

医学は一九世紀のヨーロッパにおいて、専門職業として発展を遂げ、人びとの苦しみを技術的に除去し、それを職業上独占的に管理するようになった。病気と苦痛は、専門家に依存した他者による処置というかたちをとって制度としての医学に丸投げされ、兵舎化された「病院」で腑分けされ、患者は何も知らないまま、何らかの方法で医者によって「処理」されたのである。今日ではこれとはまったく逆に、いままで自分の病気に関して徹底的に無能者扱いされてきた患者たちは、彼らの病気に対し自分自身および家族、職場、学校、世論といったまったくその用意のない制度によって対応するよう求められている。急激に蔓延しつつある免疫不全エイズは、もっとも注目されているとはいえそのひとつの例にすぎない。病気はまた診断の「進歩」の産物としても広がっていく。人びとが自らどう感じているかとはまったく無関係に、ありとあらゆるものが現実にあるいは潜在的に「病気である」とされる。そうなるやふたたび「積極的な患者」像が持ち出され、患者は医者と連携し医学的に指定された病状に対して「医者と協働する」よう要求されるのである。(四一一～二／331)

本章の冒頭で取り上げた現代日本における少子化・高齢化をめぐる問題状況(出生率の上昇をはかる「国民運動」の展開)は、こうしたベックの議論を借りるならば、「リスク社会」における生命リスクをめぐる問題を、いまや伝統化した「産業社会」の制度や手法によって解決しようとすることによって派生したものだということになる。では、私たちはこの現代日本社会の現実とどのように向き合ったらいいのだろうか。あるいはそれ以上に、私たちは二一世紀社会における新旧の生命リスクにどのように対処したらいいのだろうか。

このベックにおいても必ずしも一義的に〈正解〉が提示されてはいない問いと取り組むためにも、本書で私たちは、一九世紀から二〇世紀への転換点以降の歴史に目を向けることにしよう。近代社会を〈生命リスク〉という切り口から、そして具体的には、ベックのいう「リスク社会」における最先端の問題領域とされていた、再生産をめぐるポリティクス(＝妊娠・出産と乳幼児期、さらには再生産の基礎単位としての家族をめぐって発生する問題の解決を図る官僚および専門職業集団とその問題を抱え込む当事者のあいだにおける、戦略・実践のぶつかり合いのプロセス)を歴史的に分析し、現代の生命をめぐる問題状況の歴史的起点を明らかにすること。これが本書の各論文の共通課題となる。

四　本書の構成

　こうした共通の課題設定をふまえ、第1章の友部論文は、近世・近代日本において人びとが「生活環境の変化」のなかでどのように「生命というリスクを認知」していたかという問いから出発する。「徳川農村」における「死胎児や流産」をめぐる人びとの認識や、「江戸に生きた人びとの梅毒を通じた生命認識」を、「産子養育史料」や「花柳病・梅毒を扱った川柳」といった素材を手がかりに検討することによって、すでにこの時期からこうした記録のなかに「子ども（胎児・乳幼児）」の生と死に対する強い関心があったことを確認した友部は、続いて明治から大正にかけての農村部における「花柳病の蔓延」が人口学的指標に及ぼした影響を、地理学と人口学、さらには民俗学的な知見を統合した〈新しいデモグラフィ〉ともいうべき手法を使って検証している。そこから得られた結論は、二〇世紀に先立つ近世から近代にかけての日本社会において、「生命というリスク」がまず乳幼児と胎児の生と死をめぐり認識されるとともに、将来の「労働力」ないし「兵力」の確保という関心から、生命リスクの管理への動きが始動したというものである。

　続く二〇世紀社会を対象とした論文は、第1章でクローズアップされた二つの問題、すなわち、ひとつは、二〇世紀社会の再生産戦略の嚆矢となった乳幼児死亡をめぐる問題群（第2章および第3章）、いまひとつは、第二次世界大戦をはさむ総力戦型社会の形成・展開と密接なつながりをもつことになる人口および出産をめぐる問題群（第4〜6章）をめぐって議論を展開する。そして最後の第7章では、二〇世紀社会の再生産戦略の前提とされていた「近代」家族の動揺と家族政策の転換をめぐる問題が取り上げられることになる。

まず第2章（中野論文）は、従来「どうすることもできない現象」とされ「慈善や博愛事業」の対象であった乳児死亡の「撲滅」をめざす動きが、「一種の『国民運動』」として突然のブーム」を迎えた二〇世紀初頭のドイツに目を向け、この分野で「先駆的な事業を展開した」とされるデュッセルドルフ県乳児保護協会の活動を取り上げる。「乳児保護運動のもたらす解放と進歩、抑圧的介入の双方」に目配りするというスタンスに立つ中野は、活動の中心的な担い手となった「社会改良派の専門職集団」ばかりではなく、活動の「ターゲット」となる農村部の女性、さらには両者をつなぐ役割を担った「農村保健衛生指導婦」といった当事者の具体的な活動や言説を丹念に拾い上げる作業を通じて、第一次大戦後の「ヴァイマル福祉国家」の制度的な基盤の形成過程を歴史的に跡づけている。

第3章の吉長論文が検討対象に据えているのも、ドイツの事例とほぼ同じ問題構成をとる日本の農村における「妊産婦・乳幼児」保護事業である。ただし、ヨーロッパやドイツに比し乳幼児死亡や出生率低下が社会問題化されるのが遅かった日本では、一九三四年に設立された恩賜財団愛育会が「専門家集団」の活動の主要舞台となった。吉長は愛育会による展覧会を通じた啓蒙活動や愛育村事業を具体的に検討するなかで、農村における「産育習俗」と愛育会の活動とのせめぎあいという問題に逢着する。そのせめぎあいは、同時に、柳田國男の発案を受け愛育会がおこなった大規模な「習俗調査」を史料として手にしている現在の私たちが、日本の近代化過程における「産育習俗」の存在をどう解釈するかをめぐるせめぎあいともつながっている。吉長はこの問題への回答を今後の課題として慎重に留保したうえで、愛育会の活動を支えていた「村の子ども」へのまなざしが「日本の子ども」というまなざしと交錯し、愛育会そのものが「国家の人口政策と『母性』の賞揚」という枠組みに組み込まれる一九三〇年代後半の時代状況を指摘し、論文を結んでいる。

第4章の高岡論文は、まさにこの「日中戦争の長期化・総力戦化」という時代状況のなかで打ち出された、「戦時人口政策」の「グランド・デザインとその史的文脈」を検討しようとしたものである。一九三三年の財団法人人口問題研究会の設立から一九三八年の厚生省、さらには一九三九年の国立人口問題研究所の設立を経て、一九四一年一月に「人口政策確立要綱」(『確立』)が閣議決定されるにいたる過程を、人口や農業問題の専門家(学者や官僚)たちの人口政策を裏づけていた論理をたどることによって検証した高岡は、『確立』に体現される戦時人口政策構想は、総力戦体制の要請を背景にもちつつも、基本的には人口学的見地から組み立てられたものであった」と論じる。「戦時人口政策」とは、長期の人口動態の統計的な認識に立ち導き出された「昭和三五年=一九六〇年の『内地人』総人口を一億とする」という政策目標と、戦時下の「『東亜共栄圏』・『大東亜共栄圏』という支配権拡大政策」が、「日本社会が直面していた農村社会の解体=工業化・都市社会化の動向」への「危機意識」によって「不可分一体のものとして」結合されたアマルガムにほかならない、というのが高岡の結論である。

これを受けて第5章の荻野論文では、戦時人口政策が「戦争の敗北とともに崩壊」した後の戦後日本社会における再生産戦略をめぐるポリティクスが分析対象に据えられている。しかし荻野がこの論文で問題としているのは、戦時下の「産めよ殖やせよ」政策から戦後の過剰人口対策へと反転する国家の再生産戦略そのものではなく、政策の振幅のなかでそのつど、あるいはその立場ごとに意味づけを変えられていく「胎児」(そして妊娠中絶)をめぐる言説のポリティクスである。一九四八年に成立した優生保護法とその改正をめぐる政治家、医師、家族計画関連団体および新生活運動の関係者などの言説、中絶や「水子」をめぐる宗教諸団体や女性雑誌の言説、さらには女性の自己決定権を掲げるフェミニズム運動とそれがはらむ問題性を追求した障害者運動の言説をたどりながら、荻野は最後に、〈産むこと・産まないこと〉をめぐる根源的なアンビバレンスを、政策の客体としてではなく当事者として自ら引き受けようとする女たちの叫びに行きつく。その叫びは、二〇世紀社会の再生産戦略を〈研究〉対象とする私たち自身に対する問いかけともなっている。

これに対し、第6章の中山論文が検討しているのは、どこで・どのように出産する／させるかをめぐる政策の歴史的変遷と、その帰結としての現在の問題点である。「出産・助産の方法と場所」の決定をめぐるポリティクスを中山は、明治から戦後の高度経済成長以前の時期に進行した「出産管理の専門職化」、一九五八年以降「母子保健センター」を核に進められた「出産の施設化」、一九七〇年代後半から始まる「母子保健センター」の閉鎖と軌を一にする「出産の医療化」の過程として分析する。この過程は中山によれば、出産にともなうリスク(新生児死亡や妊産婦死亡)の回避を根拠に、出産が地域や家族から切り離され、ついで「施設」内で妊婦と専門医療をつなぐ位置にあった中間的なケアの担い手を失い、結果としてリスク回避の徹底による新たなリスク(産科医不足をはじめとする、現在の病院出産をめぐるさまざまな問題として表出されている)が発生する過程にほかならない。ではどうしたらいいのか。WHO(世界保健機関)のかかげる指針を手がかりにした中山の問題提起は、再生産をめぐるポリティクスの歴史を通じて〈いま〉を考えるひとつの手がかりを与えるものとなっている。

この中山論文は、出産をめぐる問題を通じて私たちの目を別巻の『分別される生命』が取り上げる「二〇世紀社会における医療戦略」に向けさせてくれるが、最終章の川越論文は、本書を結ぶに先立って、二〇世紀社会の再生産戦略の基礎単位となった「近代」家族の変容とそれにともなう政策転換をめぐる問題状況を、一九六〇・一九七〇年代のドイツ連邦共和国（西ドイツ）の事例にもとづいて検討している。その事例研究を支えているのは、再生産戦略を論ずる場合に当事者でありながら姿を見せない家族のなかの男性をいかに可視化するか、家族の個人化と少子化という先進工業化社会に共通する問題との取り組みに対し、歴史的に形成された各社会固有の規範がいかなる影響を及ぼしているか、たとえばフランス＝ドイツ＝日本といった三社会間の質的な比較は、従来の二国間比較や数量的指標にもとづく類型化による新たな多国間比較と比べ、方法的にどのようなメリット・デメリットをもつか、といった問題関心である。

これらの各論文には、ここで取り上げた以外にも、歴史的視点から今日の私たちの生命をめぐる問題状況を考えるための多様な歴史的事実や、それを解釈するための多様な論点が埋め込まれている。読者がそれぞれの問題関心からこれらの事実や論点を掘り起こし、そこから歴史的な〈いま〉を考えるための対話の輪が拡がっていくことが、本書を編んだ私たちの共通の願いである。

註記

（1）内閣府編『時の動き』平成一八（二〇〇六）年八月号、二〜九頁。

（2）こうした見解とは立場を異にするヨーロッパ／ドイツの家族政策の評価については、本書所収の川越論文を参照願いたい。また、家族政策と出生率の動向を安易に因果関係で結びつけて論じることの問題点については、赤川（二〇〇四）を参照。

（3）この妊娠・出産・育児をめぐる問題を、本書では「再生産」という概念で括ることにする。なお本章の問題関心は、この再生産領域をめぐる諸問題を二〇世紀思想のひとつとしての優生思想やES細胞に代表される先端医療や生殖医療をめぐる現代的な問題とリンクさせ、生命科学・生命学という新しい枠組みのなかで多角的に検討している以下の著作から、さまざまな示唆を受けている。立岩（一九九七）、森岡（二〇〇一）、廣野・市野川・林編（二〇〇二）、松原・小泉編（二〇〇五）。また、先端科学をめぐる問題をベックの「リスク社会」論と結びつけて議論した論考として、美馬（二〇〇五）をも参照。

（4）ベック（一九九八）およびその原著（Beck 1986）からの引用は、邦訳における訳語・訳文を断りなく変えている場合がある。本文中にはそれぞれの頁数のみを、（五〇／60）というかたちで挿入して示す。

（5）この意味で以下の叙述には、本章の問題関心と響きあう点の多い広井（二〇〇三）における「リスク社会」論に対する評価、すなわち、「ドイツの社会学者ベックに代表されるもので、自然・社会のいずれの次元においても不確実なリスクとそれへの対応が今後の社会の主要な課題となるとする議論」であるが「拡散的、陰鬱」である、との評価（同前：二二四〜五）を再検討するねらいが込められている。

（6）筆者はかつて、一九世紀の工業化の過程は、手工業から工業への転換としてではなく、手工業の生産方法／担い手／文化が生産の機械化へ向けての動きと絡み合いつつ変容していく、手工業と工業の〈接合〉の過程として捉えるべきであると論じたことがあるが（川越　一九八七）、この論点は、近代化された伝統と近代の絡み合ったベックの「産業社会」像とも重なり合う点があると思われる。

（7）二〇世紀前半のドイツ社会、とりわけナチズムの問題をどう捉えるかという歴史的な問題については、この時代を「古典的近代の危機」という観点から捉えようとしたポイカート（一九九三）の議論をベックの議論と重ね合わせて検討しようとした、川越（二〇〇二、二〇〇四）を参照願いたい。

（8）第二次世界大戦後のドイツ社会の動きを、ベックの「再帰的近代化」概念を手がかりに歴史的に検討した研究として、高橋（一九九七）がある。

（9）さらに、『危険社会』以降のベックの議論を敷衍すれば、現代は、「リスク社会」としての近代社会自体が社会主義体制の崩壊やグローバル化の進行と九・一一といった世界のダイナミックな動きに直面することによって、「再帰的近代化」の動きがより鮮明になった時代であると考えられる。ベック自身、一九九〇年に開かれたドイツ社会学会では「二つの近代のコンフリクト」、さらに「再帰的近代化理論」を「再検討」すべく編集した本のなかでは「第二の近代」という観点から、こうした動きにともなうリスク社会の変化を論じている（Beck 1991, 2004）。また、彼のグローバル化と九・一一に関する議論については、ベック（二〇〇三）を参照。

（10）ベックの議論を手がかりに、ドイツにおける「個人化」と「労働」や「生活」の変容を分析した論文として、小野（一九九四）がある。

（11）こうしたいわゆる女性の自立化の動きと家族の揺らぎについては、Beck/Beck-Gernsheim（1990）およびベック－ゲルンスハイム（一九九二、一九九五）を参照。

（12）日本でベックの個人化概念を用いて近代社会の変容を多様な角度から論じたものとして、『社会学評論』第五四巻四号（二〇〇四年三月）の「特集・『個人化』と社会の変容」がある。

＊本稿は、二〇〇六年九月に同志社大学で開かれた本書の執筆予定者との研究会において筆者がおこなった報告をベースに、書かれたものである。なおこの報告を作成するにあたっては、平成一七年度私立大学等経常費補助金特別補助高度化推進特別経費大学院重点特別経費（研究科分）の助成を受けた。

第1章　人口からみた生命リスク
近世・近代日本における花柳病罹患とその帰結

友部　謙一

一　徳川農村における「生命」リスク——産子養育史料からみた「生命」認知

本章は、日本の近世である徳川時代と近代日本に残された産子養育史料や花柳病関係資料から、それぞれの時代の人びとの生命というリスクへの認識がどのように形成され、そして近代化や工業化のなかで、花柳病（梅毒・淋病・軟性下疳の総称）の伝幡がそうした認識にどのような影響を与えてきたのかを考察したものである。「生命」というリスクへの認識は、一般には、生命の誕生に始まり、その死で終結すると考えられる。だが、その時期の特定はたいへん難しい。生命誕生の認知はいつなのか。それが「胎動」に始まったと考えると、古代に製造された勾玉の形が胎児に近似しているという見解に合点もいく。しかし、それは誕生とともにその死をも含意していたことになる。生命というリスクをその生と死と考えると、胎児や乳児がその双方を体現していたことになる。本章は、人びとが生活環境の変化のなかで最初に生命というリスクを認知したとすると、それは胎児や乳児の周辺の事象ではなかったかという認識（作業仮説）にもとづいて分析・記述されている。

まず本節では、徳川農村、とくに東北地方に残された産子養育史料を紐ときながら、死胎児や流産を通じて農民たちがどのような生命というリスクを認識していたのかを考える。続く第二節では、徳川時代より日本社会を席捲していた花柳病・梅毒を扱った川柳を主な題材として、とくに江戸に生きた人びとの梅毒を通じた生命というリスク認識を考察する。そして第三節では、近代にいたり梅毒を含めた性感染症が「花柳病」と認識・定義されるなかで、どのような統計が作成され、また廃娼運動と徴兵制が遂行され、公娼・私娼が渾然一体化するなかで、最初の廃娼県であった群馬県を題材に、そこでの私娼ネットワークの形成の様子を歴史GIS分析により明らかにする。最後の第四節では、大正期群馬県における壮丁時（男子二〇歳時）花柳病罹患率を町村別・郡別に集計しながら、それらと人口学指標（死産率・出生力・乳児死亡率）との相関関係を分析している。

まず、徳川農村における生命リスクに注目してみよう。「宗門人別改帳」による歴史人口学の登場により、徳川農民の民勢（デモグラフィ）がはじめて明らかにされてきたわけだが、その一方で、それが人生最初の死亡リスクをおおかた捕捉できなかったという点も事実である。「宗門人別改帳」は通常、年に一度の改め（調べ）により作成される帳面であるために、前年の改め日の翌日からその年の改め日直前までに出生しその後死亡した乳児の実態について寡黙であった（ただし、増減改帳や宗門人別改帳の朱書情報〔名主のメモのようなもの〕などで捕捉できる場合もある）。これはまことに「小さな」生命というリスクなのだが、多産多死という人口転換以前の人口レジームでは、きわめて甚大な影響をもたらす出来事でもあった。徳川農民が日常の生活環境のなかで、こうした「小さな」生命リスクと頻繁に向きあってきたことは想像にかたくないが、幕府や藩という為政者にとっても無関心ではいられなかったにちがいない。とくに、徳川後期(一八世紀後半以降)になって都市への人口移動と間引き・堕胎という陋習による地方の人口減少に遭遇したとされる北関東や東北の村々では、さまざまな「産子養育政策」がおこなわれてきた(1)。その過程で、徳川農村における「生命」の認知はどのようになされてきたのだろうか。また、そうした生命への凝視は、本当に為政者による人口政策の強制の結果、うみ出されたことだったのだろうか。

ここに、「懐胎出生書留帳」(陸奥国白川郡中石井村鈴木家文書、国文学研究資料館蔵)という史料が残されている。陸奥国白河郡中石井村(現、福島県東白川郡矢祭町中石井)は、常陸国との国境に近い奥州街道沿の幕府領(塙代官支配)の農村である。日本史では伝統的にこの時期の一連の「赤子養育仕法」についてその倫理的説諭の側面が強調されてきたが、ここでは「産子養育」に関する情報を注視することで、北関東・東北の農村におけるその実体に迫りたい。その幕府による「産子養育」政策であるが、この村との関係において注目すべき人物がいる。それは一七九二年六月に幕臣から奥州塙代官(福島県東白川郡塙町)六万石支配に任ぜられた寺西重四郎である(2)。寺西代官は間引きや堕胎の防止、あるいは小児養育全般への意識の高揚を目的とした「寺西八ヶ条」の制定や「子孫繁昌手引草」の領民への流布など、広い意味での「農村復興/振興」に尽力したことで有名である(金沢　一九七二)。本史料も、寺西代官の一貫した「産子養育」「農村復興」政策のなかで作成された史料のひとつである。

このように前書きすると、中石井村がよほど悲惨な東北農村であったかのようにイメージするだろうが、本章での後半の議論にも関係するので、ここで徳川時代の中石井村の村勢の変遷を概観しておこう。

表1　徳川期中石井村における村高・総人口の変遷

	村高（石）	総人口（人）	史　料
1640年代	645	n.d.	正保郷帳
1680／1690年代	888	n.d.	元禄郷帳
1805年	n.d.	439	当村宗門人別御改帳
1806年	n.d.	442	当村宗門人別御改帳
1807年	n.d.	441	当村宗門人別書上帳
1808年	n.d.	441	当村宗門人別書上帳
1811年	n.d.	440	当村宗門人別御改帳
1830年代	942	501	天保郷帳/村明細帳
1868年	836	n.d.	旧高旧領取調帳

出所：筆者作成。

表1からみるかぎり、「村高」については一七世紀後半から明治維新にいたるまで大きく変化することはなかったようだ。もちろん、この数値は年貢対象の田畑価値（物成）とみるべきであり、それがただちに、その間に農家経済や農村経済に変化がなかったことを意味するものではない。一八三二年の「村明細帳」を見ると、桶屋や染屋も家業となっており、酒造株高も計上され、さらに紙漉舟役代も上納されていた。おそらく、当村の立地条件を加味し農家副業まで観察範囲を広げれば、一八世紀後半以降の標準的な徳川農村でみられた副業化・兼業化がここでも進展していたと考えるのが自然である[3]。

村内総人口の変遷については、残念ながら一九世紀以前については知るすべがないが、一九世紀前半については、残された「宗門人別帳」をみるかぎり、少なくとも村の総人口は減少することはなく、一八三〇年代には増加の傾向さえみせているのが特徴的である[4]。この時期に幕府や東北諸藩が注視した出来事が、地方の人口減少（都市への人口集中と地方での間引き・堕胎の陋習によるとされる）であったわけだが、本村ではかりに地方都市への人口移動があったとしても、この時期村内人口が微増しているということは、人口の自然増加があったということであり、間引き・堕胎による人口減少という説明も見当違いの可能性が高い。この人口増加が幕府あるいは東北諸藩による「産子養育」政策の成果であるか否かについてはここでは判断不能であるが、どうやら東北の諸村では「都市経済」や「市場経済」との接触により、そこに暮らす農家の生活はますます複雑化の様相を呈してきたというのが真実らしい。

さて、一八〇二年の「申渡之覚」には、寺西重四郎御代官役所の名でつぎのような書付箇条がみられる[5]。

一、年中壱ヶ月置六度村役人共申合村内懐胎之もの不残御改メ帳面ニ記出生迄無油断心付出産催候節ハ隣家組合之もの等立会出産為致候〔後略〕

一、此後出生胎死ニ候か出生後両三日之内ニ死去いたし候ハヽ村役人早速罷越産婦並小児之容躰其場江立会候隣家組合之者委細ニ相記し其趣を書付ニ認三役人之内壱人右書付を以早速役所江可届出事

一、出産後出生小児無滞育候ハヽ出生届ハ是迄之通ニ相心得廻村先江可相届事

一、年中三度懐胎改として致廻村候節懐胎のもの並出生之もの書付ニ認於村境可差出事

まず、村役人による村内懐胎改がひと月おきに年六回おこなわれており、出産にさいしては近所総出で立ち会っていた。胎死（死産）か出生後三日以内の死亡については、村役人（名主・百姓代・組頭）が産婦と死児の状況を細かく記録し、その書付を役所へ届け出ることになっていた。出産後、無事に養育されている場合には、出生届を役所へ提出する。そして、役所より役人が年に三回懐胎改として村々を廻っており、村内で懐胎・出生があった場合には、その書付を村境で役人に渡すことと定められてい

る。

また、役所への提出義務を負った書状の雛形を見ると、そこに記されるべき内容は、(一)何村　誰女房、(二)懐胎中の健康状態、(三)産気の開始時期(何月何日何時ごろ)、(四)出生の状態(死胎など)であり、最後に当人、隣家、組合、親類、名主、組頭、百姓代の記名・連印、さらに立会医師がいた場合、その出所記入・記名・連印がなされるといった形式をふんでいた。(6) 実際の「懐胎出生書留帳」の内容であるが、それらを箇条書にすると、(一)懐胎月数、(二)出生月日、(三)懐胎者名(最初のころは欠落していたが、宗門人別改帳で捕捉できる)とその配偶者、(四)懐胎者年齢、(五)出生児名、さらに(六)出生時および出生後の小児の「死亡」状況などである。とくに、出生時および出生後の小児の状況を表現するなかに、「死胎」(一般の死産)はいうにおよばず「半産」(何か外力が加わっての流産を指す)など、その過程を正確に記した言葉もみられた。また、出生後の死亡日数も算出でき、周産期死亡や新生児死亡といった近代の概念への連続可能性をも含んでいることは驚きであり、徳川後期の東北農村に展開していた「産子養育」の状況を着実に反映した信頼の高い情報が盛り込まれている。(7)

以上の検討から何が見えてくるのだろうか。まず、「懐胎出生書留帳」が作成された動機が、周辺村々での堕胎や間引きによる単純な人口減少への対策にあったのではないということを確認したい。むしろ、東北地方の村々といえども、市場経済=都市経済との連携を深めながら、近代経済成長への準備の過程に着実に入っていたのである。そのうえで、いったい何が見えてくるのか。おそらく、本村で記載された「半産」や東北のほかの村々の同種の史料(「死胎検案書」など)に記載された「少胎」「小胎」「小身」に代表されるような妊娠後期(主に七カ月~八カ月)に発生した死流産、あるいは「虚弱《きょじゃく》哺乳《ほにゅう》相進《あいすすみ》不申《もうさず》」や「全躰弱き生れ」と記される虚弱体質の乳児の死亡が多くなっていることへの村人と藩役人の注目であり、同時にそれに対する警鐘であったのではないだろうか[8]（太田編　一九九七）。もし、そうだとすれば、これらの死流産児や乳児の頻繁な出現を、その時代の趨勢の表徴として村人や藩役人が認識したうえで、そうした経済・人口レジームを形成したものが何であり、そして、どのようなメカニズムでこうした虚弱なる乳児や死流産児が生まれてきたのか、まさに生命というリスクそのものへの彼らなりの切実な問いかけが、徳川後期の産子養育史料から聞こえてくるのである。

二　花柳病という生命リスク——徳川から明治・大正へ

徳川後期の北関東・東北農村で懐胎改をおこなわせしめた原因は何であったのか。これに答えることは、現時点の発見史料状況ではかなり難しい。歴史研究では、発見史料が不足するとき、適切な論理でその間隙を埋める＝スペキュレーションすることが大切になる。

徳川後期北関東・東北農村を表徴する社会経済史のキーワードは何であろうか。これまでの当該研究を簡潔に整理すると、つぎの三点に集約できるだろう（友部　二〇〇七a、二〇〇七b：第八章）。

一、この時期全国を席捲したプロト（農村）工業化、とくにこの地域では養蚕・製糸業の進展
二、それに随伴したであろう都市化＝人口の流動化
三、「空白の四半世紀」として語られる出生力の上昇による「人口増加」

市場経済化＝都市化＝人口増加＝出生力の上昇という相互連関のなかで、徳川農民が実感した変化とは何であったのだろうか。農家主体均衡論から類推すると、農家全体の労働環境が労働時間の延長と労働強度の強化を通じて、大きく変化すると考えられる（友部 二〇〇七b：第二章）。とくに、婦女子の労働負担は大幅に増大したであろう。こうしたワークロードの強化が、胎内環境の悪化を通じて胎児や出生直後の乳児の成長に大きく影響することや子供労働力への期待が、婦人の出産行動を変え、性別分業に変化をもたらすことはよく知られている[9]。計量体格史でいう、「都市化の負の効果」（アーバン・ペナルティ）であり、より広く「市場経済化の負の影響」と考えてもよい（斎藤修 二〇〇三を参照）。しかし、これらの関係が現段階では今後さらなる実証研究の蓄積を必要とする仮説であることはいうまでもない。

ここでは、近代日本の危機管理研究から考察の糸口を発見した、まったく別の有効な仮説を提案してみたい。それは、都市化や市場経済化による感染症の拡大・蔓延という「負の効果」である。通常、感染症はいつの時代でもモノやヒトの物理的な移動により伝播する突発的な危機として認識されているが、たとえば徳川後期には何度かコレラが上陸し、日本中に伝播・流行したことは有名である。しかし、ここでは、こうした突発的な危機、すなわち短期間に伝播・終息する急性感染症を問題にしようとするのではない。その病の起源はいにしえまでさかのぼり、その後も廃れることなく継続的に人びとの生活に侵入し身体に甚大な影響を与え続け、その一方で、社会経済の大きな変化にも弾力的に反応し、ある種の流行の局面をみずからつくりだす力を有する「慢性」の感染症、それはまさしく性感染症にほかならない。

日本でも性感染症、とりわけ梅毒の歴史は古く、文献によれば一五一二年には「唐瘡」や「琉球瘡」と記され、それらが人びとに蔓延し、翌年には甲信越・駿河・関東の広範囲で猛威を振るっていた様子が伝えられている[10]。しかし、梅毒がその底知れぬ威力を庶民に見せつけたのは、徳川時代になってからである[11]。その背景に、兵農分離政策による城下町建設にともなう全国規模での労働力移動の増加と、その内部に遊興地区を有する城下町そのものの構造を指摘することができる。特定の地区の遊郭に娼婦を集住させ、そこで集中的に彼女たちの衛生管理をおこなえば、性感染症の蔓延予防は効果的であったかもしれない。だが、当時の医学や医療技術の問題のみならず、現実的には私娼もはびこり、やがて公娼・私娼を問わずそこを基点に梅毒が伝播したのであり、その様子が当時の川柳からもうかがい知れる[12]。

安遊び父母はただ病を憂ふ（天明年間）

＊夜鷹（江戸の賤しい遊女の通称、安遊びのこと）からの感染を心配する親

寝道具の無いのを買ふと横根なり（安永年間）

＊寝道具なし＝夜鷹、横根＝梅毒による腿のつけねの腫れ

ところで、日本の性感染症は近代になると慣習的に「花柳病」と呼ばれるようになる。「花柳病」とは、明治三〇年代より頻繁に使われるようになった梅毒・淋病・軟性下疳《げかん》の三種の性感染症を指す歴史的呼称である[13]。そもそも梅毒は、*Spirochaeta pallida, Treponema Pallidum* という細菌によって起こされる慢性の性感染症であるが、その罹患経過はつぎのように分類されるのが普通のようである（たとえば、

佐野　一九五五：Ⅰを参照）。

第一期：感染して三週間程度で、感染部位に赤色をしたしこりのような初期硬結が発症する。その後、初期硬結を中心に潰瘍を形成して周囲が硬く盛りあがる硬性下疳《こうせいげかん》になる。

第二期：感染後三カ月ごろから梅毒が全身に広がり、梅毒性バラ疹と呼ばれる直径約一センチ大の楕円形の淡紅色、または紅色斑が体中にできる。

第三・四期（感染上もっとも危険な期間）：感染後三年から一〇年までを示し、第二期に生じた皮疹は自然に消失し、梅毒が潜伏したままこの症期に達する。中枢神経系にまで病気が進行しているため、脳神経、脊髄の障害をきたす急性梅毒髄膜炎、進行性麻痺、脊髄癆を引き起こすこともある。

こうした罹患経過については、つぎの川柳においても確認できる（たとえば、山本　一九七二、阿達　一九五八を参照）。罹患期の特定は不可能であるが、鼻や頭などの顔全体の奇形に進展している様子を見ると、いずれも第二期以降のステージにいたっていたと考えられる（阿達　一九五八：第Ⅳを参照）。

鳥屋《とや》に付く女郎は客をかへす也（文化年間）

＊「鳥屋」につく＝第二期にいたり髪の毛が薄くなり、稼業を休業している状態。遊女は一度「とや」につかなければ本式の遊女として認められなかった。

鼻声で湯治の供を願出し（明和年間）

＊梅毒により鼻に奇形が生じ、特有の鼻声になっている。誰かが湯治（草津の湯か？：徳川時代の有名な梅毒湯治場）へ行くときのお供か。

後家を手に入れて子孫のほねがらみ（安永年間）
＊後家を手にしたが、その後家が梅毒で家庭にそれを持ち込み、子孫にまで大厄を負わせた。
「骨がらみ」＝梅毒第三期の症状

また、徳川期では梅毒に感染しても、有効な治療方法は当然まだなかった[14]。そんななかで不安と恐怖におびえる人びとの気持ちを和らげさせたのが、神頼み（笠森稲荷信仰）と漢方医学（薬草を煎じて呑む、あるいは医療行為）であったことも川柳は伝えている[15]（苅谷　一九九三：第四章、阿達　一九五八：第Ⅳ）。

いろは茶屋笠森近く気にかかり（天明年間）
＊いろは茶屋＝谷中茶屋町（岡場所）の私娼窟。笠森＝谷中感応寺裏門際の稲荷で、ここでは瘡守と掛けている。
笠森へ女房仏頂づらで行き（安永年間）
＊夫から梅毒をうつされた女房が笠森へお参りに行く。
いただいて飲むもくやしき山帰来（明和年間）
＊梅毒をいただいて飲む薬にくやしさがこみあげる。
大ぶくを医者に呑ませるふていやつ（文化年間）
＊医者も遊女から梅毒をうつされるのである。大ぶく＝黄茯。

三つ星へ見せるへのこの向ふ疵（天明年間）

＊へのこ＝陰茎。三つ星＝梅毒専門医の通称。

さて、梅毒の蔓延については、特効薬および効果的な治療方法が発見される以前では、その実質的な放置が大きな影響をもたらしていたことは、人体の形態変化だけの問題にとどまるものではなかった。ここでは、とくに慢性化した梅毒罹患の社会的な影響について考えることにしたい。

梅毒罹患者が効果的な治療を受けないままに性交渉を継続すると、結果的に胎児が梅毒に感染することが知られている。つまり、妊娠初期の妊婦が梅毒に感染すると、流産になりやすく、出生したとしても、胎盤を介して直接胎児に感染する胎内感染が起こるため、先天梅毒児として生まれる傾向が確認されている。そして、先天性梅毒に冒された胎児・乳児の運命は、出生前に発症した場合、早産、死産そして母体内死亡に至ることが多く、その場合、死胎児の皮膚は汚穢で皺が多くなるという（たとえば、佐野　一九五五を参照）。出生から二歳までに発症すると、出産時には外見が正常であるが数週間後に発病し、肝脾腫、骨軟骨炎症、貧血、そして神経梅毒症状を引き起こすことが多い。そして、二歳以降の発症では、ハッチンソン三徴候（実質性角膜炎、ハッチンソン歯、内耳性難聴）、リンパ腺症、肝脾腫、コンジローマ、ゴム腫、貧血、回帰性関節症、神経梅毒症状などが乳幼児に引き起こされることになる。

ところで、前述のように「花柳病」には、梅毒のほか淋病も重要な部分を占めていた。その淋病について、民俗学者の宮本常一は、明治一〇年代の日本（とくに東国日本）を歩いたイギリス人女性イザベラ・バードの『日本奥地紀行』を読み下すなかで、江戸中期以降の淋病の拡散と眼病罹患率や盲人比率の高さの関係を示唆している[16]。また、淋病の生理学をみても、梅毒同様にそれは流産や死産に影響を与えていた（佐野　一九五五：I－二）。

このように慢性的な花柳病（梅毒・淋病）罹患が妊産婦の生理学を通じて、流産・死産・乳児死亡という人口学に影響をもたらすことは明らかなようだ。そうであれば、この罹患が突発的な伝播の場合も含み、感染症として特定の地域に広がったとき、その「地域」の人口学に甚大な社会的影響をもたらすことも また説得的である。前述の川柳には、家族や地域への蔓延のみならず、子々孫々にいたる世代間への影響に言及した句もあったほどである。前節でみたような徳川東北農村での死流産ならびに虚弱な乳児の誕生の背景に、こうした慢性的あるいは突発的な蔓延、そして世代累積的な花柳病罹患という状況を想定することを、果たして荒唐無稽な仮説として排除しきれるのであろうか。そのことを中心に、次節では大正期群馬県の壮丁時身体検査資料から検証しよう。

三　花柳病史と花柳病統計の歴史地理——大正期群馬県の歴史GIS分析

(1)近代日本の花柳病とその統計

近代に入ると日本の梅毒史に大きな変化がもたらされることになるが、その発端が徴兵制の施行であったことは疑いない。日本における徴兵令の変遷は、つぎのように三つの時代に区分することができるが、全体を貫く改正の意図は、人材プールの拡大、帰郷兵士の半拘束期間の延長、そして、予備将校の拡大にあったと考えていいだろう（加藤洋子　一九九六：Ⅴ・Ⅵ・Ⅶを参照）。とくに、一九二七年の改正により、徴兵における種々の特権の廃止とその均質化が画策された。花柳病統計との関係では、軍隊内での感染症（トラホーム・花柳病）の伝播・拡散を阻止するために、一八九九年の改正を通じて徴兵検査において身体検査が実施されるようになったことが重要である。[17]

第一期：太政官布告の徴兵令の時代→免役制度の逐次縮小・国民皆兵へ接近
第二期：一八九九年改正令の時代→兵役特権を残したまま、国民皆兵実現
　満二〇歳を徴兵適齢として、徴兵検査実施
第三期：一九二七年兵役法公布の時代→兵役義務を総動員体制へ組み込む

花柳病統計は、管見のかぎり『トラホーム花柳病予防誌』（三重県警察部、一九〇九年）を嚆矢として、『鹿児島県トラホーム花柳病予防誌』（鹿児島県警察部、一九一七年）や『花柳病調査成績』（佐賀県警察部衛生課、一九二一年）などが、それぞれ特徴をもちながら調査編纂された。[18]そして、本論の主役である『花柳病予防ニ関スル報告』（内務省衛生局編、群馬県技師高木乙熊著、一九二五年、以下『花柳病報告』と略記）が、群馬県内の町村別花柳病統計を備え刊行された。この報告書は、本体二二七頁に四二の巻末付表という堂々たる体裁であり、花柳病統計およびそれに関連する統計の精度とその網羅性において、それ以前のどの報告書よりも優れた内容を誇っている。[19]

ところで、大正期の壮丁時（二〇歳男子）花柳病罹患率の全国での地域的な傾向と群馬県の相対的な位置を確認しておきたい。図1は、道府県別の大正年間の累計花柳病罹患率分布を示している（『花柳

図1　壮丁検査　道府県別花柳病罹患率（1912–1923年）

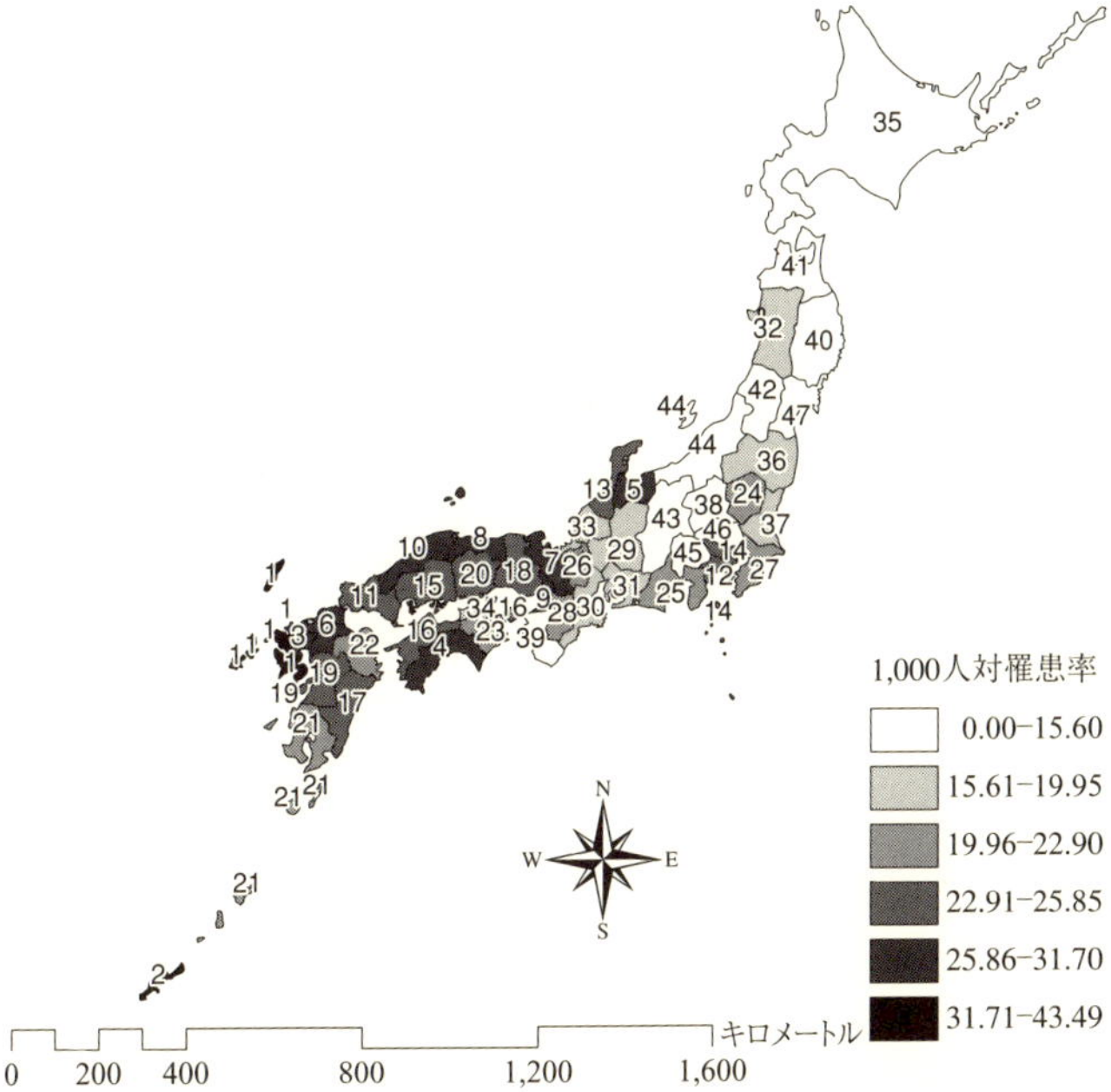

道府県名	罹患率	順位	道府県名	罹患率	順位
長崎県	43.49	1	北海道	17.93	35
沖縄県	36.96	2	福島県	17.86	36
佐賀県	31.7	3	茨城県	17.22	37
高知県	31.45	4	群馬県	15.6	38
富山県	29.94	5	和歌山県	15.27	39
福岡県	29.86	6	岩手県	14.92	40
京都府	28.5	7	青森県	14.84	41
鳥取県	28	8	山形県	14.63	42
大阪府	27.09	9	長野県	14.58	43
島根県	27.06	10	新潟県	14.33	44
山口県	25.85	11	山梨県	13.09	45
神奈川県	25.69	12	埼玉県	12.64	46
…	…	…	宮城県	12.22	47

出所：郭氏作成。註(30)参照。

病報告』：第2表、第3表を累計したもの）。花柳病罹患の地域的傾向としては、明らかに「西高東低」型のパターンにある。大正期日本の罹患率の分水嶺はおよそ二〇パーミル（千分率）であり、西日本ではそれ以上、東日本（ただし東京府と神奈川県を除く）ではそれ以下となっている。とくに、西日本の日本海側の府県（長崎県・佐賀県・福岡県）と太平洋側の高知県では、三〇パーミルを超える高率であった。本章の当該県である群馬県の罹患比率は一五・六パーミルと相対的に低く、全国第三八番目に位置していた。この全国の「西高東低」型の分布パターンと高率の県別パターンの理由を特定することは困難であるが、一点だけ指摘しておきたいことは、人口一万人あたりの接客業者（娼妓・芸妓・酌婦）数の府県別分布がこうしたパターンとほとんど並行していたことである[20]（『花柳病報告』：七四〜七、第62表）。つまり、公娼であろうと私娼であろうと、性交渉をもつ確率の高い接客業の存在が府県水準での壮丁時花柳病罹患率を決定していた可能性が高いという関係は、大正期日本の成人以前の男子が日常生活のなかでどのように性交渉をもっていたのかを的確に物語っているのかもしれない。

さて、その公娼と私娼であるが、制度的には、一九五八年四月一日の売春防止法実施まで、公娼＝遊郭の娼妓、そして私娼＝遊郭に属さない娼妓は存在したのである。公娼が遊郭に集娼化され管理された一方で、私娼はそうではなかった。一見すると、衛生管理上、集娼化された公娼のほうが優れていたように思われるが、いかがであったのだろうか。図2は、市部・郡部ならびに公娼の有無をコントロールした壮丁時花柳病罹患率の大正期の変遷を示したものである。娼妓の検査データでは、とくに私娼において過小評価される危険があるが、このデータはいわばその客である二〇歳時男子の罹患率であるだけに、実際の衛生管理状態により近い統計であるといえるかもしれない。

図２　全国市郡部・公娼有無別壮丁時花柳病罹患率（1912–1924年）

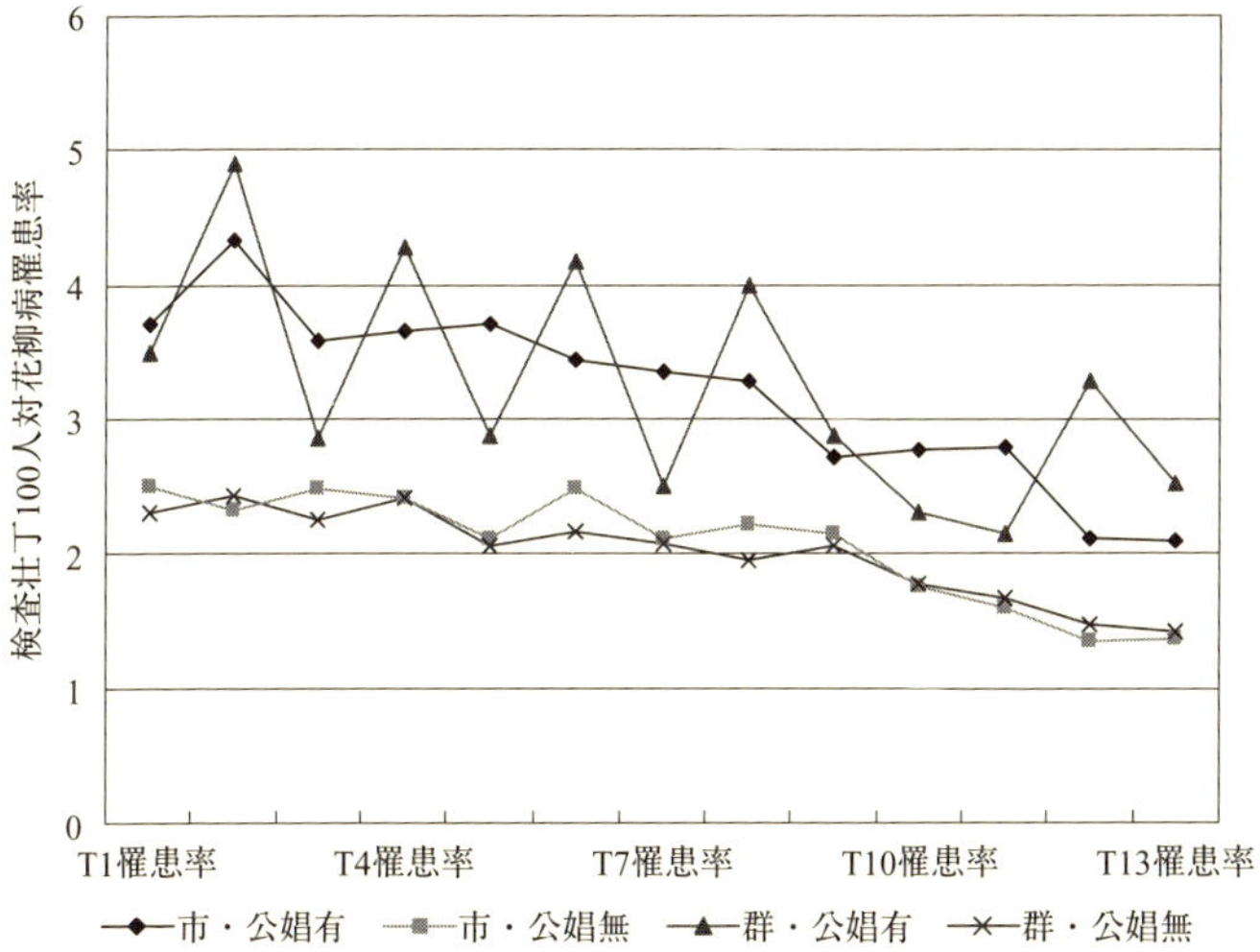

出所：筆者作成。

図２によれば、まず市部と郡部については、公娼の有無とは無関係に、単年度の比較ではその高低は交代しており、判別は困難である。大正期の時系列では、大差なしというところであろうか[21]。つまり、繁華街や遊興地を抱える市部とそうではない郡部という社会地理的な差はほとんど見られなかったことになる。むしろ、公娼のある地域のほうがない地域に比べて（市部・郡部という違いは無関係に）、花柳病罹患率が断然高かったという確実な傾向を発見できる。公娼を抱える地域には、ほかの遊興施設も並存しており、壮丁者の花柳病罹患を公娼だけに負わせることはできないものの、大正期を通じて公娼が衛生管理上大きな問題を抱えていたことは確かであろう。そして、この関係は群馬県が最初の廃娼県であったにもかかわらず、罹患率では全国で比較低位にあったという事実とも整合的なのである。

(2) 大正期群馬県の廃娼運動と花柳病統計

さて群馬県が明治大正期日本の町村別花柳病統計の精度において頂点をきわめる一方で、同県が明治期日本で最初に廃娼（公娼廃止）を実現した県でもあった。群馬県は他県にさきがけ一八九一年に廃娼令を布達することになるが、それが実現したのは一八九四年一月一日であった[22]。廃娼への全国的な道筋であるが、一八六〇年代の幕末長崎での検黴の導入や、マリア・ルス号事件を契機とした一八七三年の娼妓解放令の公布を経て、梅毒感染の集中管理としての検黴の合理性、娼妓の人権擁護、そして国民道徳の向上などを論点に、各府県で廃娼・存娼の議論がさかんにおこなわれることになった[23]。

群馬県での廃娼の経緯を振り返ると、そもそも一八七二年の娼妓解放令（太政官第二九五号）自体が、娼妓からその奴隷のような人権拘束性を解放する一方で、娼妓の自由意志による営業や貸し座敷の営業を認めるという曖昧な側面をもっていた。群馬県でも、一八七六年一月一日より県内一三カ所の貸し座敷を認可し、そこに娼妓八〇〇人から九〇〇人が詰めるようになった（藤田 一九二九／二〇〇二）[24]。その後、一九二四年になると、その規模は六八カ所となり、貸し座敷数も三七七戸にまで増加した[25]。こうした県内の「存娼」傾向に対して、一八七九年ごろから群馬県出身の新島襄や斉藤寿雄らの廃娼運動が起こり、その後運動は全県下に広がり、一八八九年一二月二九日に中村元雄県知事は、県議会の建議書審議の結果を受け、廃娼を認めることになった。しかしながら、後任の草刈親明県知事は再度公娼制度を復活させたが、その後知事排斥運動にあい、後任の古荘嘉門県知事が再度廃娼を許可するという紆余曲折を経て、ようやく一八九四年一月一日付けで群馬県に完全な廃娼が実現することになった。ところが、その後も群馬県の廃娼運動は混迷をきわめたのである。一九〇五年になると、高崎市と前橋市の議会が公娼設置上申書を県知事に提出したが、前橋キリスト教婦人矯風会やキリスト教婦人会がそれに対して強く反対運動を展開し、一九〇九年には神山閏次県知事もそれに同調したことで、ようやく公娼設置運動が挫折することになった（山本　一九八三：三五三〜八）。

その群馬県では、廃娼運動が紆余曲折を経験する一方で、明治四〇（一九〇七）年代から私娼への取り締まりは反対に緩み、私娼数は増加することとなった。一九一二年八月には、県令「飲食店貸席取締規則」が制定され、料理店（貸席、貸座敷）を二種類（甲種と乙種）に区分することになった[26]。その後同県内での私娼拡大の基点が乙種料理店になることは、実質上の「無制限」に等しい規則を前提とすれば、自明のことであった[27]（山本　一九八三：四二七〜八）。実際に、『花柳病報告』によれば、大正期（一九二四年時点）の群馬県内には総数三七七軒、一町村あたり平均三軒から四軒の乙種料理店が存在していた（『花柳病報告』：第18表を参照。ただし、前橋市と高崎市は除外した）。この平均数は、各町村の人口規模の違いを考慮すると、おそらく中心地理論でいうところの標準市場域（standard market area）にほぼ該当する領域に一カ所の料理店があったという見当になる[28]。

この標準市場町という領域は実際にとても重要である。なぜならば、それが徳川時代における平均的な村々を取り囲むヒト・モノ・カネ・情報の日常の流通範囲とほぼ一致するからである。そうした領域内に必ず一軒の「貸し座敷」＝乙種料理店があるということは、徳川時代以降人びとが日常的に移動するまさにその経路に花柳病蔓延の温床が配置されてきたことになる。そうなると、気になるのは、別な社会的導線である街道や遊興施設の集まる歓楽街をもつ温泉地なども、花柳病伝播の基点になっている可能性が非常に高いということだ。ところで、以下の分析や本章の図表の背景図として共通して用いら

図3　大正期群馬県の花柳病罹患率と温泉街・街道

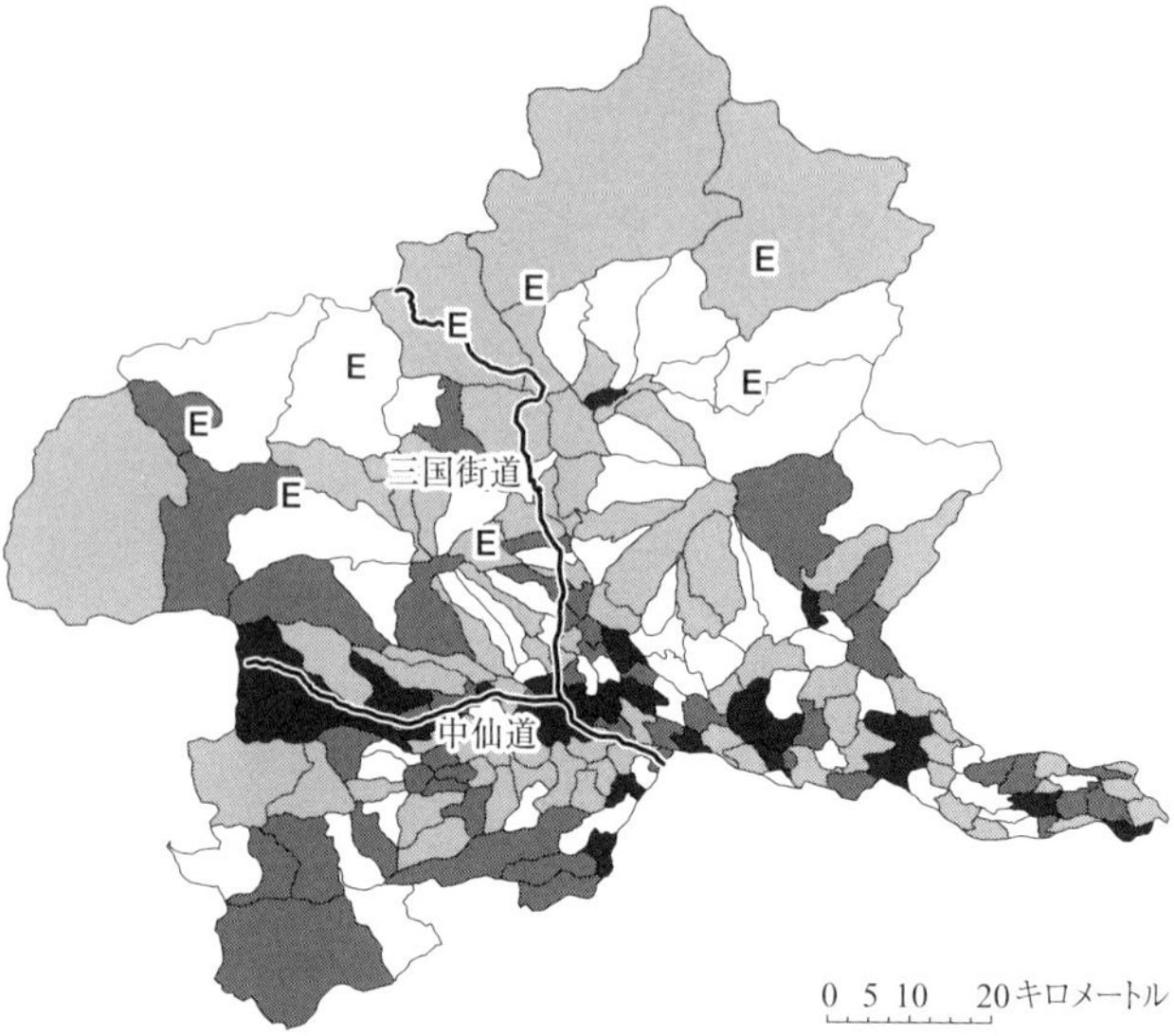

E 温泉街　　—— 街道

群馬県壮丁罹患率，1919–1924年計（対人口100人）

□ 0.00–0.76　□ 0.77–1.46　■ 1.47–2.56　■ 2.57–4.27

出所：郭氏作成。註(30)参照。

れている群馬県内の町村別花柳病罹患率については、『花柳病報告』に所収されている一九一二（大正元）年から一九二四（大正一三）年まで壮丁時の身体検査で調査された罹患率を用いている。[29] 以下の各図では、花柳病罹患率を町村別にグラデーション表示したうえに、さらに町村別の各アイテム（街道・温泉地点・乙種料理店数など）をそれぞれの方法で上書きしている。[30]

まず、徳川時代より継続している社会的間接資本である輸送経路（街道およびそれに付随する宿場町）と花柳病罹患比率の関係をみよう（図3参照）。群馬県内には、徳川時代の五街道のひとつである中山（仙）道とその脇街道である三国街道という、二つの主要な輸送経路がある。図3の罹患率グラデーションでも明らかなように、中山（仙）道沿いあるいはその宿場が位置する町村において、罹患率が相対的に高くなっているのがわかる。理由は明らかで、主要街道はまさにヒト・モノ・カネ・情報の流通経路そのものであり、とくにフロー要因である人口移動とストック要因である接客業者の存在という両方の条件を兼ね備えているからだ（徳川時代では宿場での遊女を「飯盛女」「舞子」と呼んでいた）。同じ図3では、温泉街と罹患率の関係も明示されているが、これからも両者のあいだに明瞭な正の相関関係が読みとれる。あくまでもマクロ地理的な観察ではあるが、大正期においても流通経路＝花柳病の伝染経路という図式が成立していたことは間違いなさそうである。

大正期群馬県における花柳病伝播のマクロ地理的な要因がほぼ把握できたところで、つぎに確認したいことは、県内の代表的な私娼である乙種料理店が花柳病伝幡のミクロ地理的な基点になっていたかどうかである。図4は、町村別の壮丁時花柳病罹患率を背景に、さらに町村別の乙種料理店数を円の面積で上書きした地図である。これを見ると、乙種料理店数の多い町村ほど罹患率が高くなっていることが明らかになる（濃いグラデーションの町村ほど面積の大きい円が上書きされている）。つまり、乙種料理店に集まる顧客が、接客婦と性交渉をもち、そこで性感染症に罹患し、顧客たちが現住町村へ帰ることにより、さらにその罹患が広まるという、花柳病の伝播メカニズムが予想されるのである。

ここで少し乙種料理店に働く酌婦についてみておこう。乙種料理店数自体は、一八九六年に人口一万人あたり一〇・九一軒を記録し、以降一九二三年の八・一一軒にいたるまで、漸減傾向をもちながらも、減少幅は大きくなかった（『花柳病報告』：一二六〜七）。そこで働く酌婦であるが、一九二四年九月一

図4　大正期群馬県の花柳病罹患率と乙種料理店件数

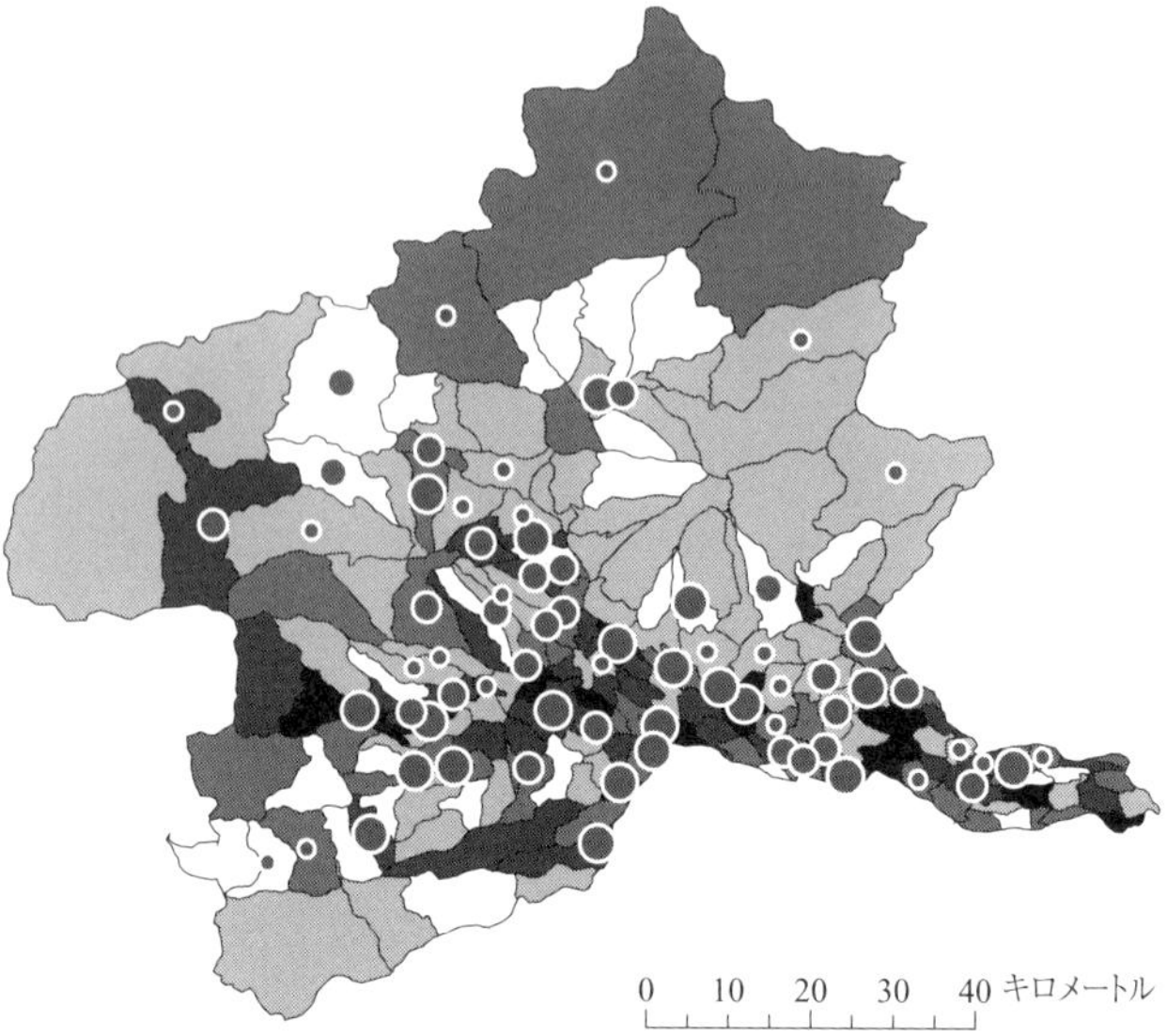

乙種料理店件数

0　1　2–4　5–61

1912–1924年，町村別花柳病壮丁罹患率（対人口100人）

0.00–0.63　0.64–1.16　1.17–1.74　1.75–2.66　2.67–4.31

出所：郭氏作成。註（30）参照。

○日調査（総数八四〇人の酌婦が調査対象）の結果をみると、まず勤続年数は約四二パーセントが六カ月以内、約二一パーセントが一年以内、そして約一八パーセントが二年以内となっていた（以下の統計数値は『花柳病報告』：表19による）。つぎに、学歴であるが、無学の者が約一六パーセント、尋常科各年終了あるいは卒業の者が約七〇パーセントとなっている。また、酌婦の前歴であるが、以前も酌婦であったという者が全体の約六二パーセントを占め、続いて農業が約一一パーセント、製糸女工約四パーセント、残りは女中などさまざまであった（他府県の娼妓〔公娼〕からの転出例は、七例と少なかった）。酌婦の年齢であるが、一七歳（最年少）以上二八歳以下の者が約八〇パーセントと圧倒的であり、最高齢は四四歳であった。これらを総合すると、群馬県内の乙種料理店に働く酌婦は、その半数以上がいわゆる職業酌婦であり、一七歳を皮きりに、各店でほぼ一年以内勤続し、その後店を転々とし、総計一〇年ほど酌婦として働き続けるという専門職的なライフコースがみえてくる。そして、職業酌婦以外の残りの四〇パーセントほどの酌婦には、出稼ぎ労働力として町へ出てきた女性が突発的かつ短期的にそれに従事するか、あるいは農閑期にだけそれに従事するような全部雇用型の農家からの酌婦も含まれていたと考えられる。つまり、私娼といえども、その半数以上が職業酌婦であり、衛生管理においても、乙種料理店組合あるいは組合組織がないところでは営業者総代が中心となって、月に三回医師の診断を受けさせ（診療費は営業者負担）、その検診治療医についても警察部長が指定するという念の入れようであった（『花柳病報告』：一一三～四）。もちろん、制度の達成度を制度条項から字義どおりに評価してはならないが、私娼地域の壮丁時罹患率が必ずしも公娼のそれに比べて高くなかったという事実（前掲図２）をみるとき、こうした自衛的かつ自主的な衛生管理が効果を発揮していたと考えてもよいのかもしれない。

四　花柳病の伝播と人口学指標の関係史——大正期群馬県の統計分析

イギリスの経済史家・歴史人口学者であるトニー・リグリィは、一八世紀のイングランド・ウェールズにおける出生率の上昇が死産率の低下に起因していたことを指摘する記念碑的な論文を発表した（Wrigley 2004/1998）。つまり、出生に至らなかったいわば「無造作に失われた生命」である死胎児が、胎内でうまく成長し出生することで近代と比較して多産多死構造ももつ前工業化期あるいは人口転換前社会では、重要な人口学的貢献をなしていたことを意味している。一八世紀のイングランドは、人為的な出生制限（堕胎や間引きを含む）の痕跡が少ない年齢階層別出生力曲線をもつことで知られているので、経験的のみならず論理的にもこの関係は整合的である。

この点について徳川日本はどうかというと、東北地方では堕胎や間引きの痕跡らしきものが出生力曲線から認められるが、それが一八・一九世紀日本を代表する一般的な出生力パターンかといえば決してそうではない（たとえば、友部　二〇〇二を参照）。また、東北地方に堕胎や間引きが本当に頻繁におこなわれていたのかというと、現時点では、つぎのあくまでも論理的な証拠しかない。

一、東北地方の年齢階層別出生力曲線が比較的に若年層から原点に向かって凸型の形状を呈する。その場合、早い時期から性別選択的な間引きをおこなっていたと解釈する。

二、『死胎披露書』に現われるような躓き・転倒・疾病による流産（妊娠後期に集中）や死産という届出を堕胎・間引きの隠蔽の産物であると解釈する（たとえば、太田　一九九七を参照）。

本章冒頭での議論は、後者の解釈は大いに疑問であるという趣旨で展開されている。つまり、妊娠後期での堕胎が多いということであるが、その時点で堕胎をする母体への危険性を考えると、村請制のもとで農家単位に年貢割付がなされる仕組みのなかで徳川農民がそうした選択をしたとは到底考えられない。そうなると、前者が唯一の証拠になるわけだが、早期出産停止行動は立証できても、それが堕胎間引きの結果である証拠はなく、自然流産あるいは死産の結果であることも同じく否定できないのである。歴史人口学的な判断状況があいまいであるうちは、少なくとも科学的には両方の仮説が並列的に考察されるべきである。徳川時代でも地域的な相違はあろうとも、花柳病罹患があまねく広がっている状況を考えると、また湿田における農婦の過重な労働負担を考えてみても、自然流産や死産が多発する状況証拠もまた十分に揃っているのである[31]。

そこで、徳川農村における流産・死産とは背景もまったく異なるが、前述のように花柳病が自然流産や死産を引き起こしやすいという信頼できる医学的見解があるので、もしこの関係が大正期の群馬県で立証できるならば、その普遍性から徳川農村における婚姻出生力ならびに自然出生力の相対的な低さの原因のひとつとして、花柳病の蔓延を指摘することができるだろう。

そこで、さっそくその実証作業に入るが、従属変数（非説明変数）である町村別・郡別の死産率・乳児死亡率・出生力については、以下のように若干の時間差をともなっている[32]。

町村別死産率：『市町村別人口動態統計』（内閣統計局、一九二四年）

『昭和八年出産・死亡・死産及乳幼児死亡統計』（恩賜財団愛育会、一九三四・一九三六年刊）

町村別出産率：『市町村別人口動態統計』（内閣統計局、一九二四年）

町村別乳児死亡率：『昭和八年出産・死亡・死産及乳幼児死亡統計』

ここで、大正期の全国ならびに群馬県の人口学的状況の概要を記しておきたい。まず、乳児死亡率であるが、全国と群馬県はほぼ同じパターンを示したが、一九二〇年から急激に低下を開始した（大正期のあいだに約一五〇の水準から約一三〇の水準へ低下)。出生力は大正期を通じてほぼ横ばいで、これも全国と群馬県はほぼ同じパターンであった。死産率の時間的傾向は全国と群馬県はほぼ同じであったが、水準はつねに群馬県が約二〇パーセントほど全国のそれよりも高かった。以上から注意をするべきことは、乳児死亡率がすでに低下を開始した時点を本章の分析対象期間は含んでいるということであり、その低下の原因が地域ごとに異なっている場合、乳児死亡率の高低と花柳病罹患率の高低の関係が特定化できないことである。また、人口学指標の性格から、町村ごとの場合、サイズが小さすぎて有意な分析が不可能であると判断したさいには、町村値を集計して郡値として利用した。

(1)壮丁時花柳病罹患率と死産率の関係

花柳病罹患率については、前記のように人口学指標が大正期間中に変化していた可能性もあるので、大正期全期(一九一二〜二四年)と大正後期(一九一九〜二四年)の二期に分けて分析した。また、死産率も同様の理由から二カ年度(一九二五年、一九三三年)の統計を利用した(後者を将来死産率として区別した)。図5-1、図5-2がその結果(散布図)である。まず、すべての事例において、一見するかぎり両者の間に正の相関関係があるように思えるが、これらはすべて統計的に有意な関係ではなかった。[33]

そこで、乙種料理店の有無を町村別に識別し、それを説明変数として町村別の死産率・将来死産率に回帰させると、ともに正の偏回帰係数をもつが、将来死産率のみ統計的に有意な関係になった。[34]

図5－1　大正期群馬県における壮丁時花柳病罹患率と死産率（郡市別集計値）

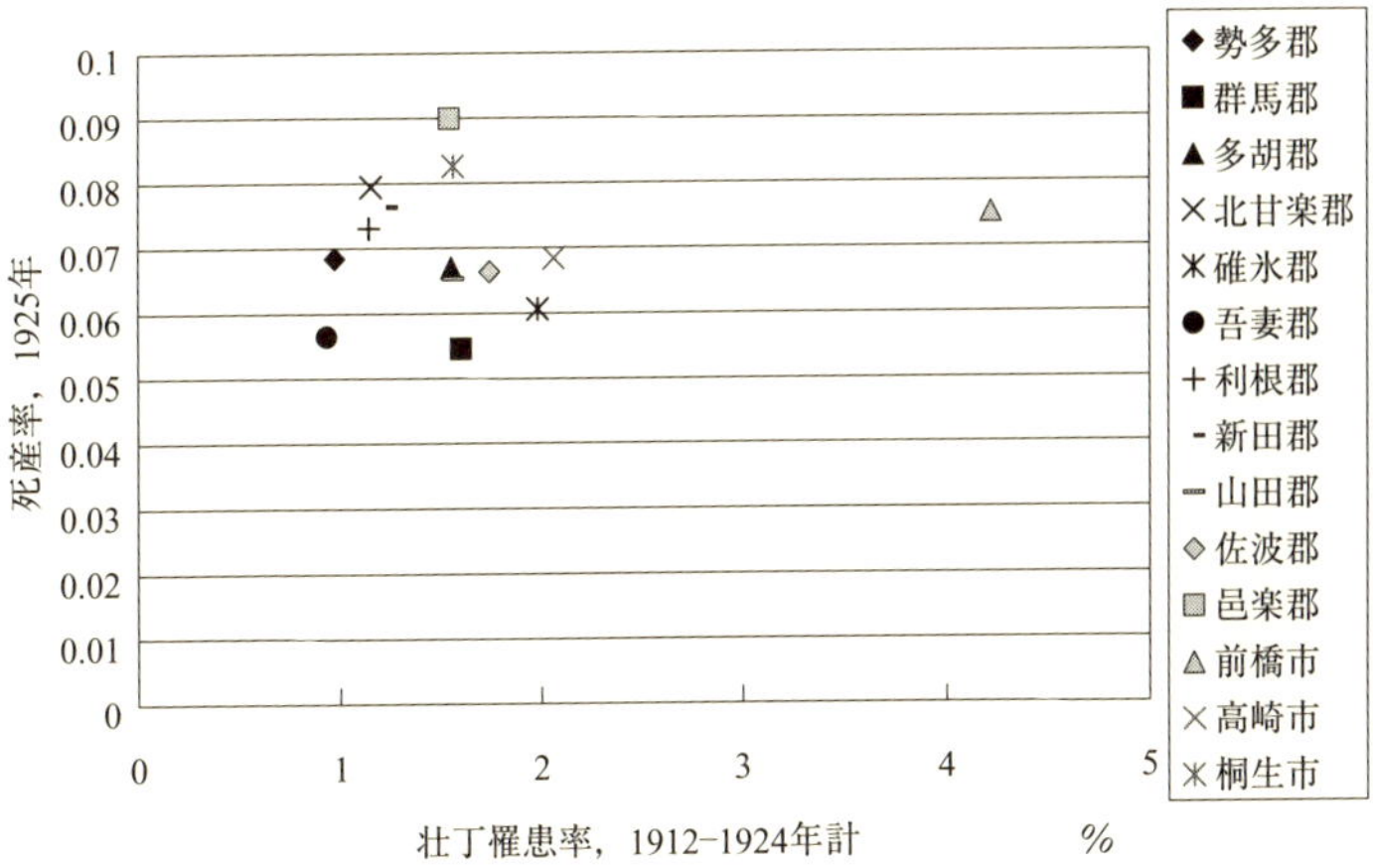

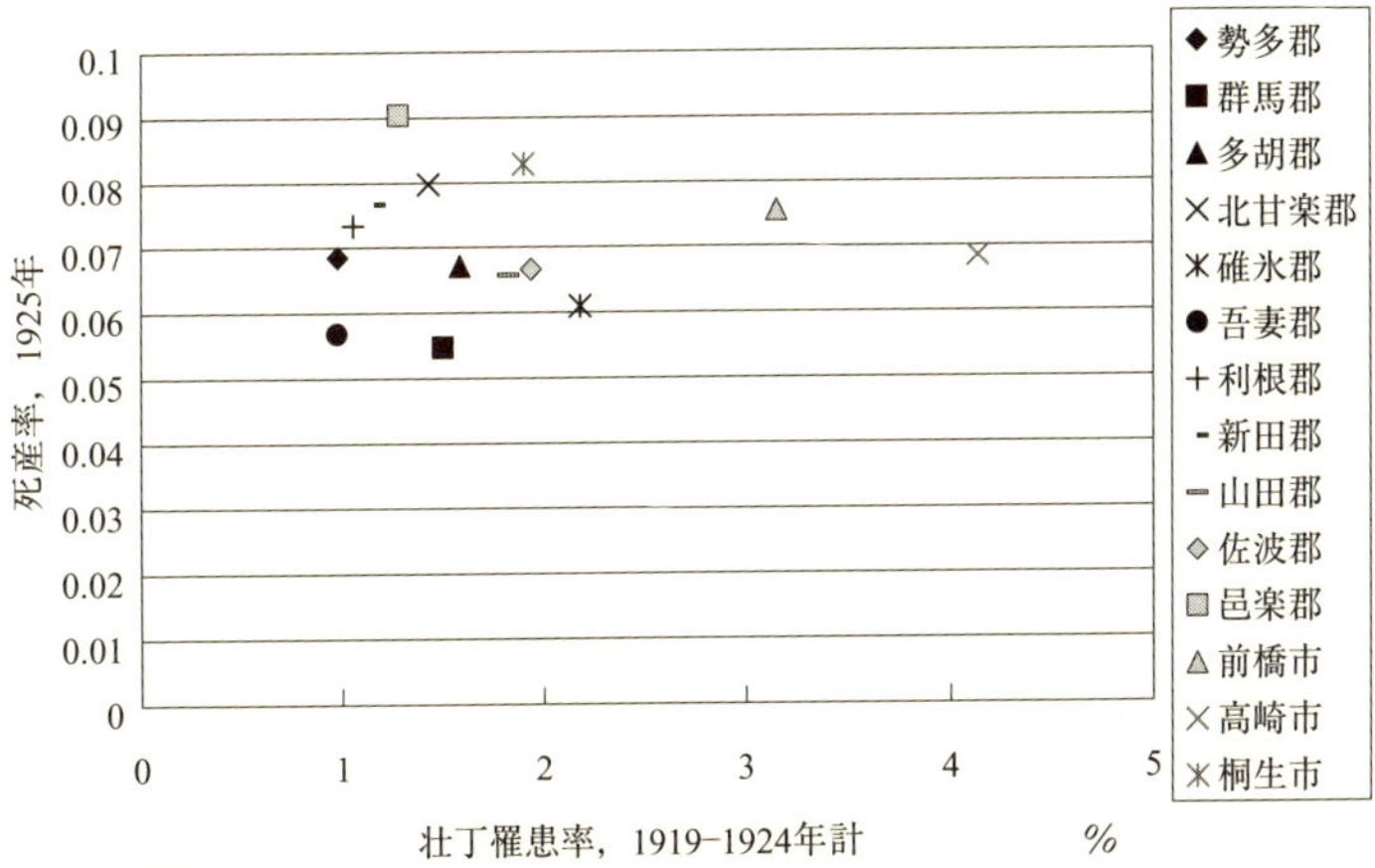

註：死産率＝死産数÷（出産数＋死産数）
出所：筆者作成。

図5-2　大正期群馬県における壮丁時花柳病罹患率と将来死産率
（郡市別集計値）

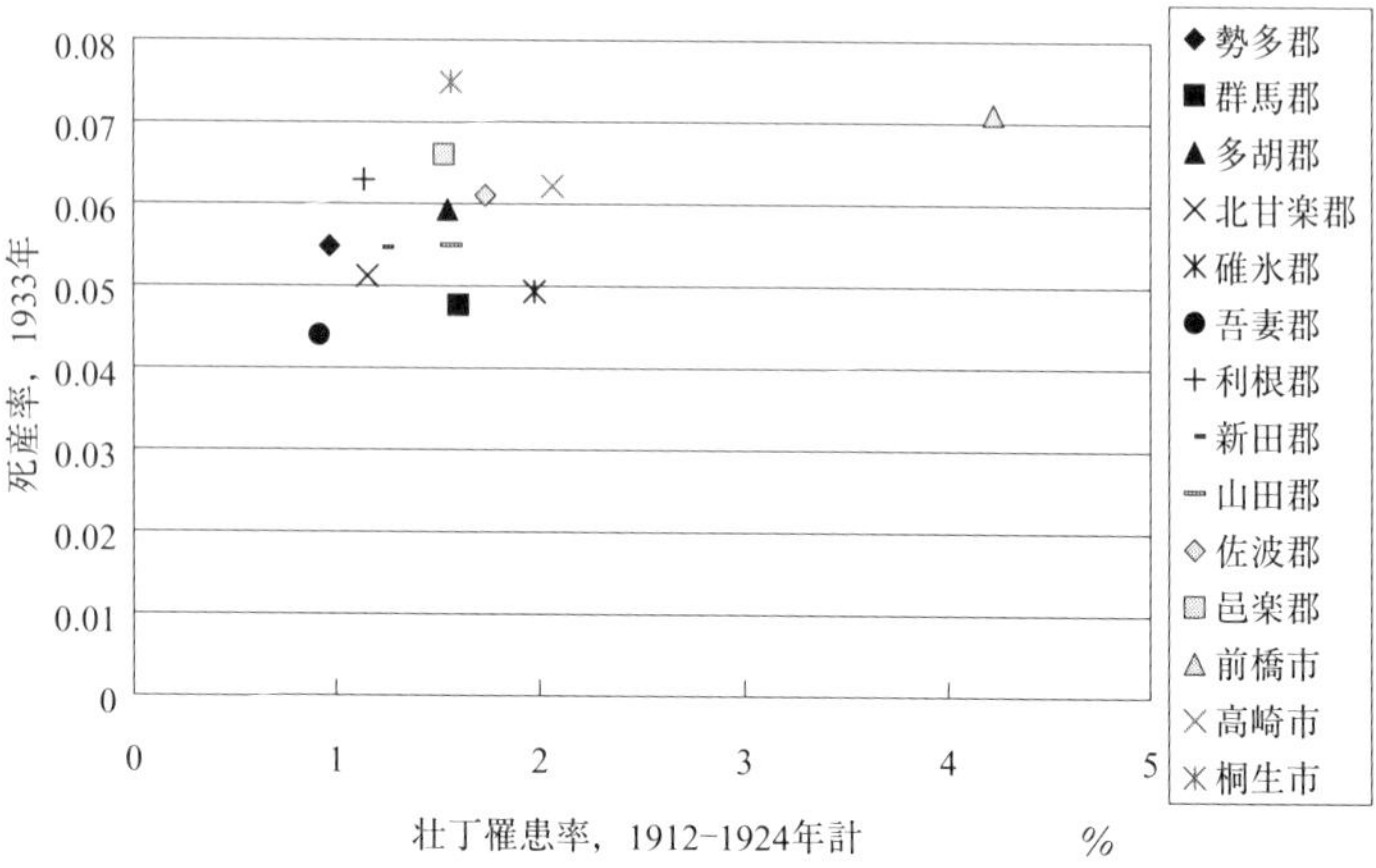

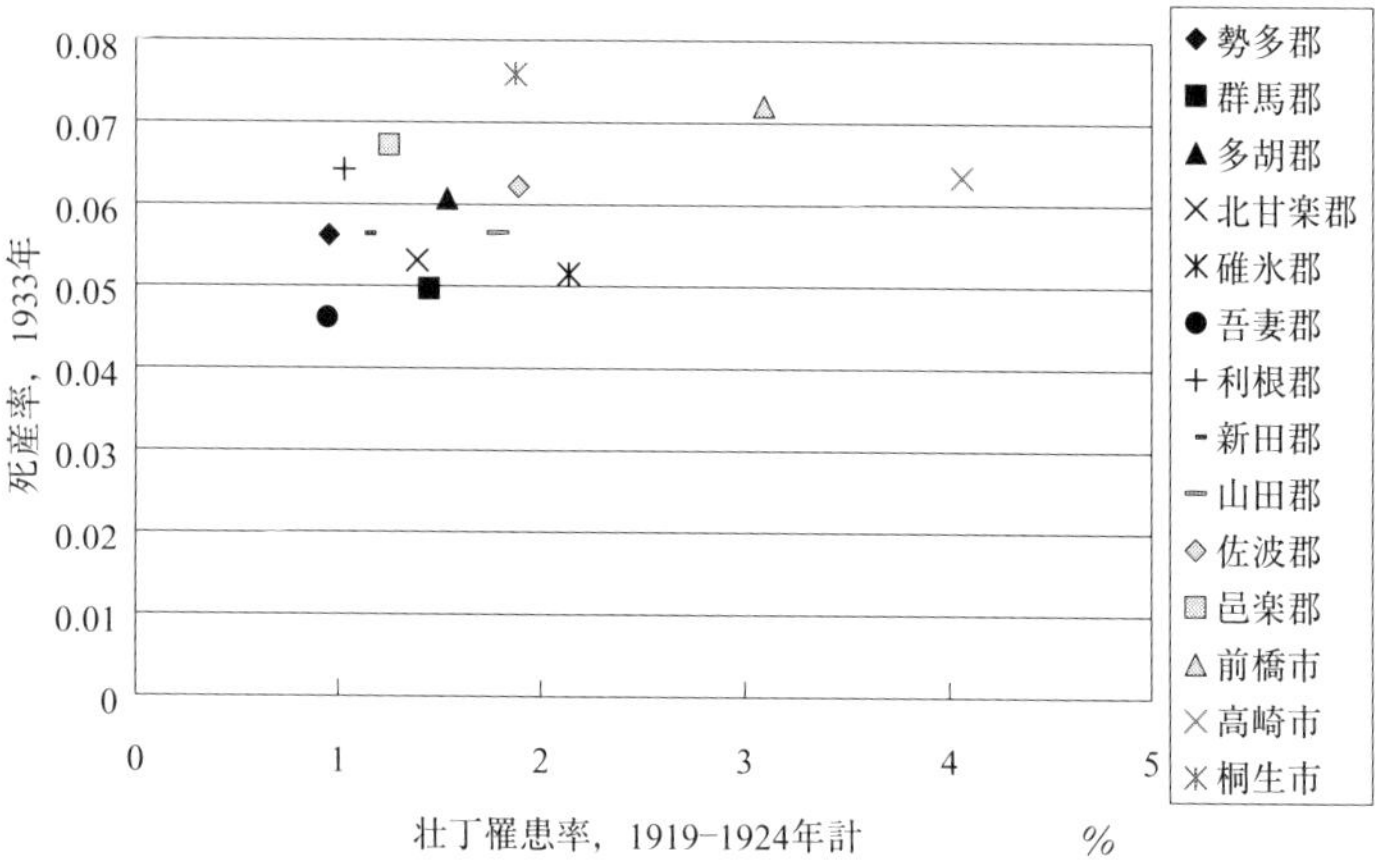

註：死産率＝死産数÷（出産数＋死産数）
出所：筆者作成。

(2)壮丁時花柳病罹患率と出生率の関係

本章では、出生に死産を含めた出産という指標を「出生力」として定義する。図6－1、図6－2がその散布図になる。両者のあいだに負の相関関係があるのは明らかであるが、統計的にもおおむね有意な結果であるといってよいだろう[35]。死産率と同様に、町村別出産率と乙種料理店の有無を町村別に識別して、両者を回帰させたところ、統計的に有意な負の偏回帰係数を得た[36]。つまり、壮丁時花柳病罹患率と出産率については、郡別あるいは町村別に統計的に有意な負の相関関係が得られたと考えてよいだろう。

(3)壮丁時花柳病罹患率と乳児死亡率の関係

図7－1、図7－2は、昭和初期（一九三三年）の乳児死亡率と大正期花柳病罹患率との散布図である。この図だけからでは明瞭な相関関係は見えてこない。そこで、各郡別に町村別の散布図を描いて比較してみても、少なくとも明確な正の相関関係を示した郡は一群もなく、むしろ負の相関関係を示した郡が存在した。もちろん、乳児死亡率に関する町村別統計が大正期までには残存せず、昭和八年統計を使用したという点も見逃せないが、死産率に比べて、群馬県内の乳児死亡率の低下の速度は大きく、それが結果に影響を与えたのかもしれない。

最後に本論とはあまり関係ないが、分析過程で興味深い関係性が発見されたので追加しておきたい。それは、壮丁時花柳病罹患率が高い郡ほど離婚比率が高くなるという、花柳病罹患率と離婚比率の正の相関関係の存在である（図8－1、図8－2参照）。前述の江戸川柳では、梅毒の夫をもった妻が仏頂

図6－1　大正全期群馬県における壮丁時花柳病罹患率と出産率
（郡市別集計値）

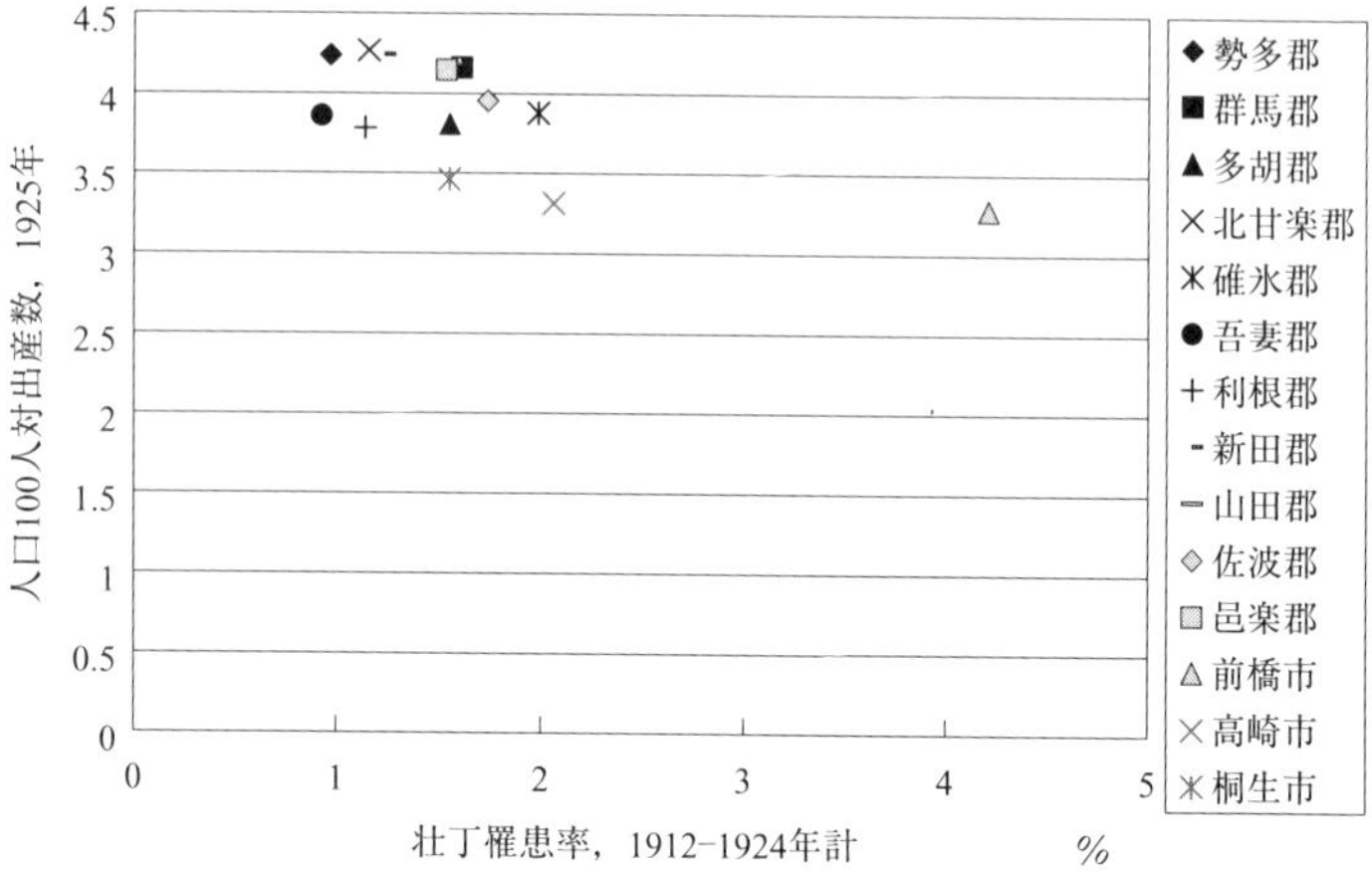

出所：筆者作成。

図6－2　大正後期群馬県における壮丁時花柳病罹患率と出産率
（郡市別集計値）

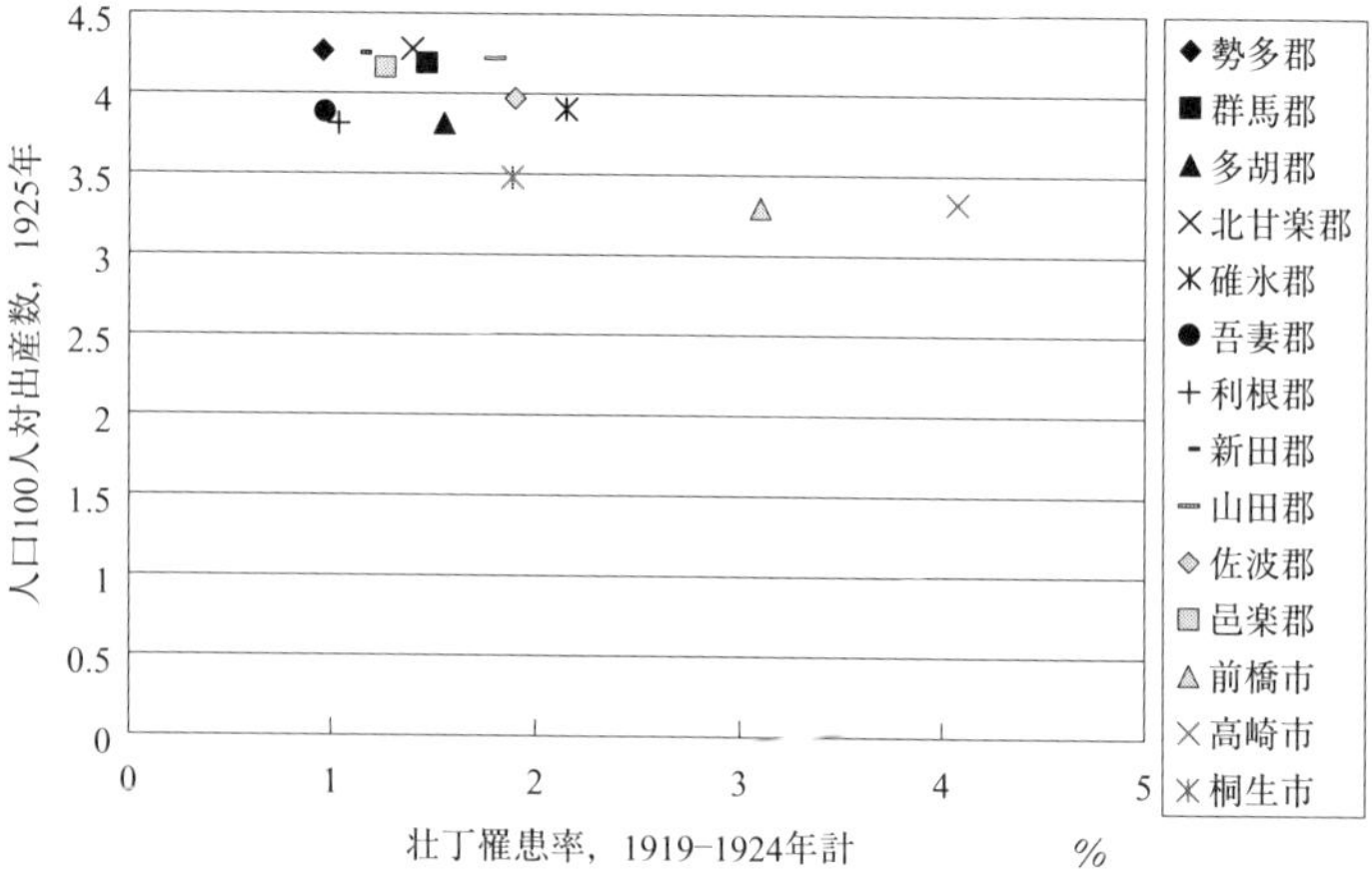

出所：筆者作成。

図７−１　大正全期群馬県における壮丁時花柳病罹患率と乳児死亡率（昭和初期）
（郡市別集計値）

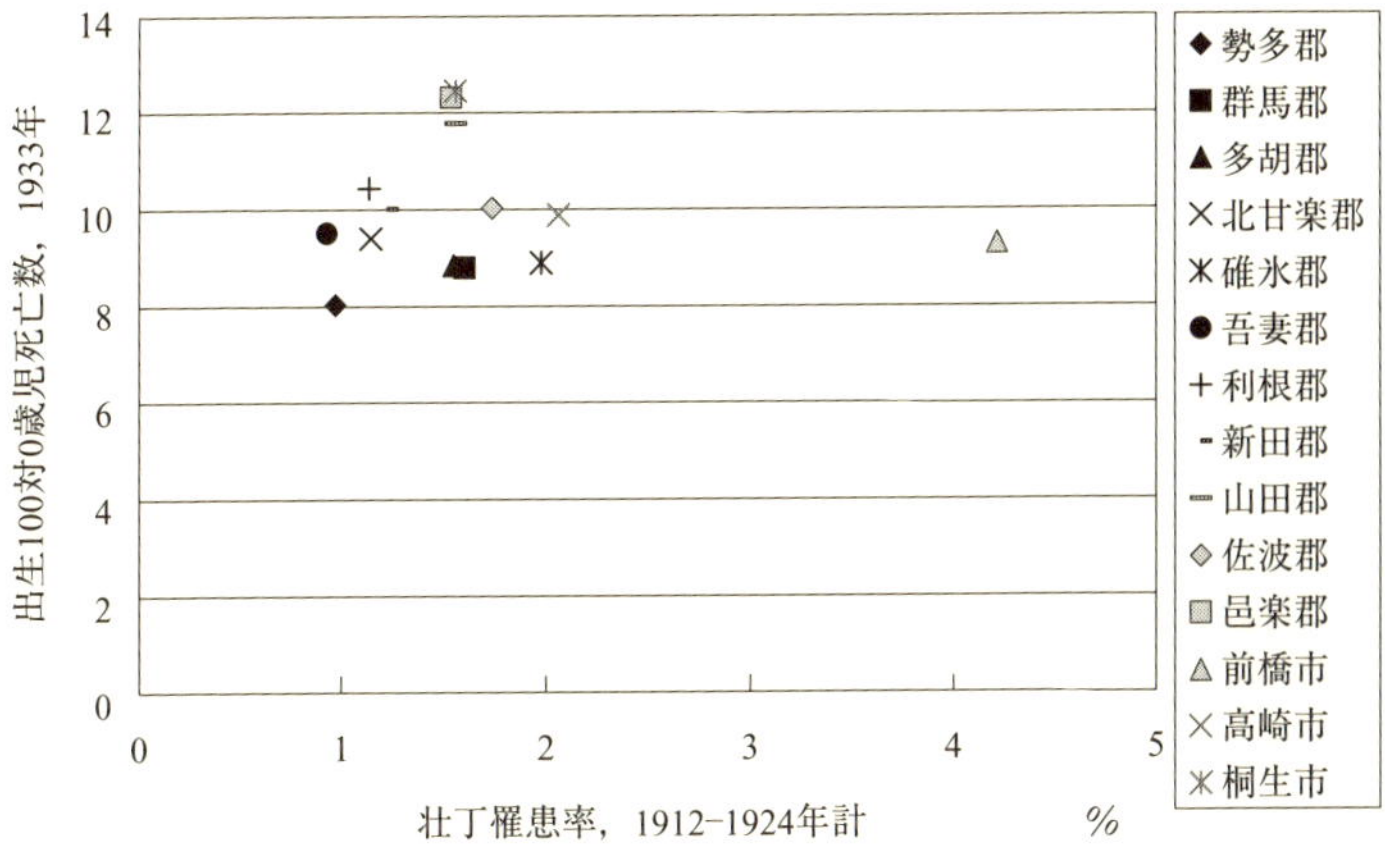

出所：筆者作成。

図７−２　大正後期群馬県における壮丁時花柳病罹患率と乳児死亡率（昭和初期）
（郡市別集計値）

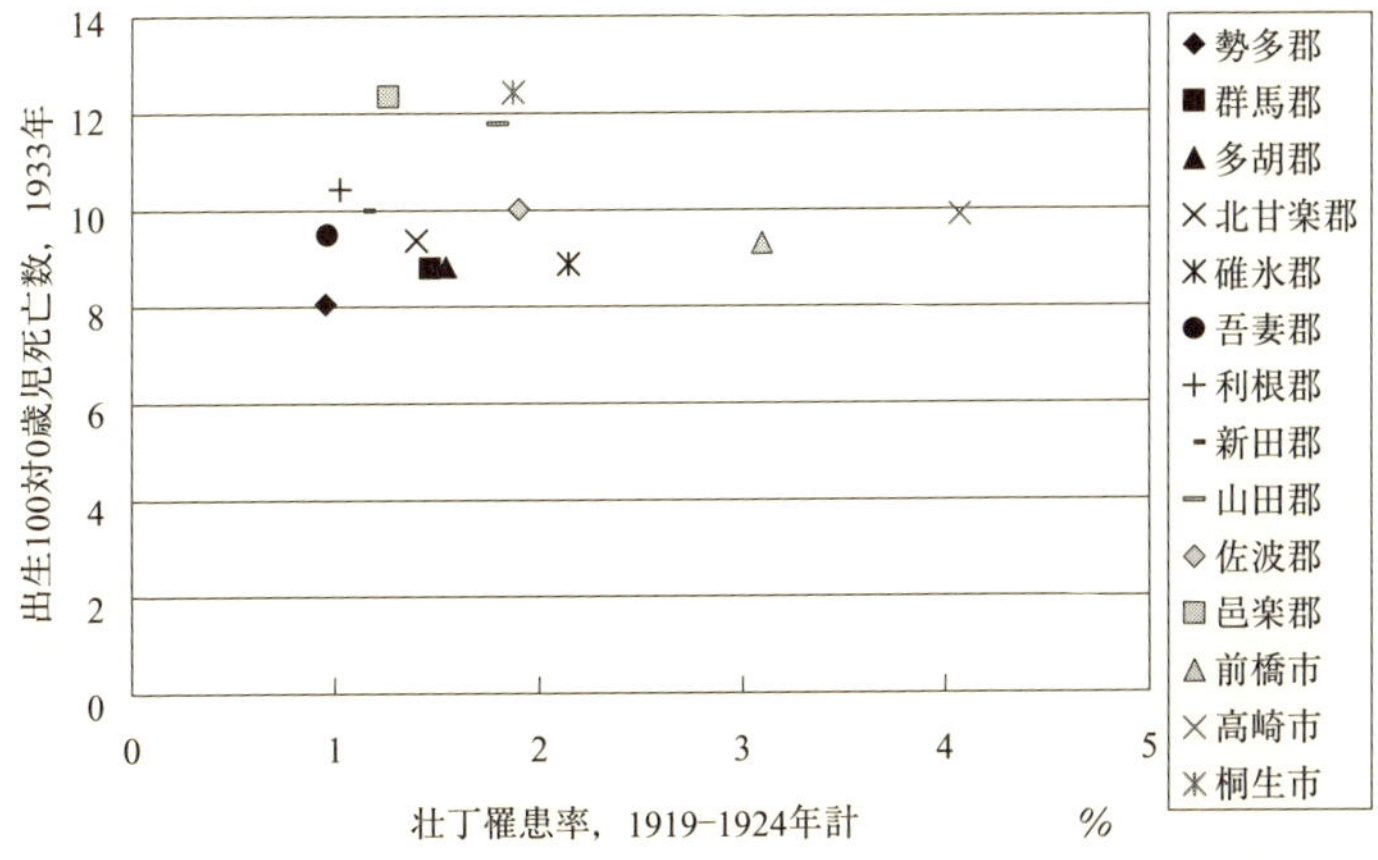

出所：筆者作成。

図8－1　大正全期群馬県における壮丁時花柳病罹患率と離婚比率
（郡市別集計値）

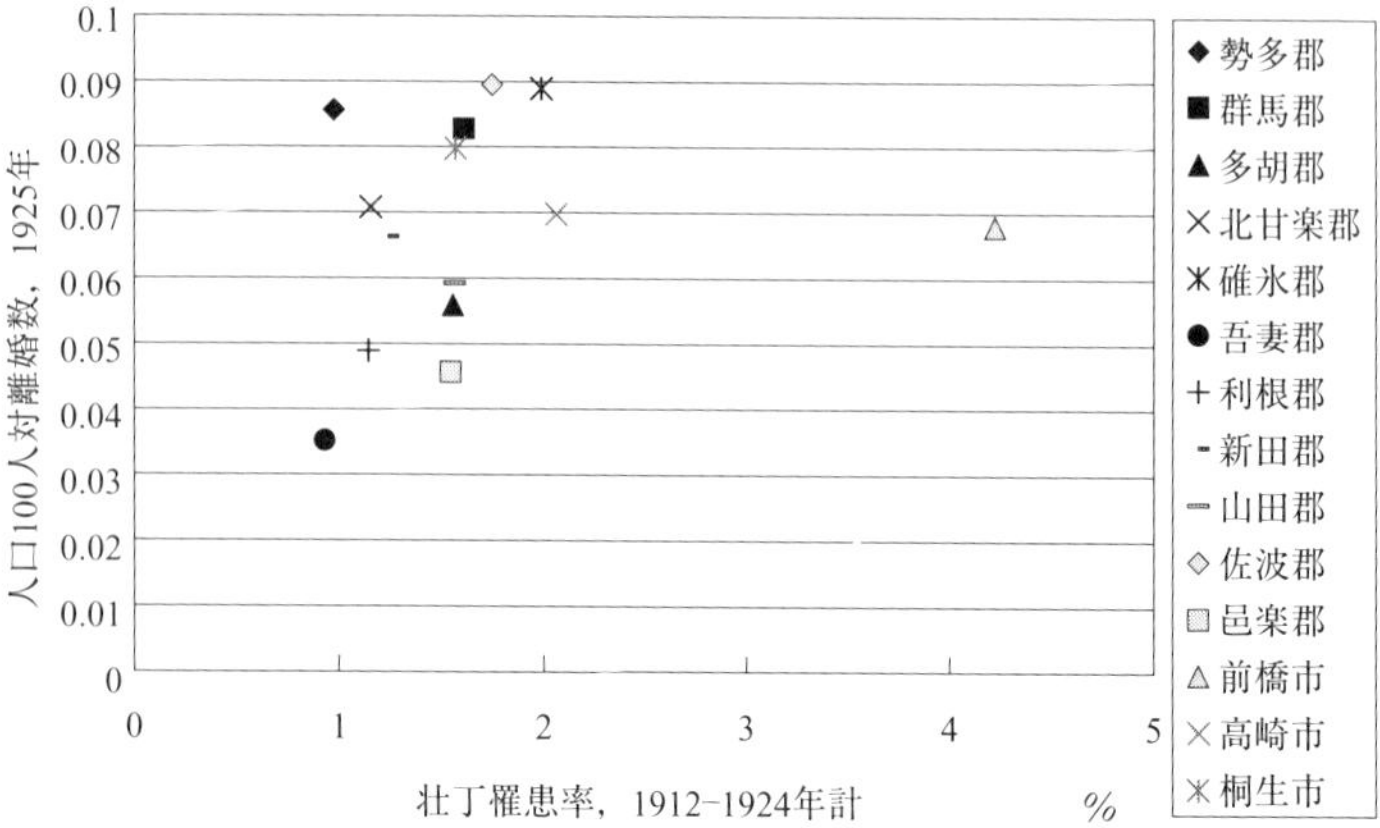

出所：筆者作成。

図8－2　大正後期群馬県における壮丁時花柳病罹患率と離婚比率
（郡市別集計値）

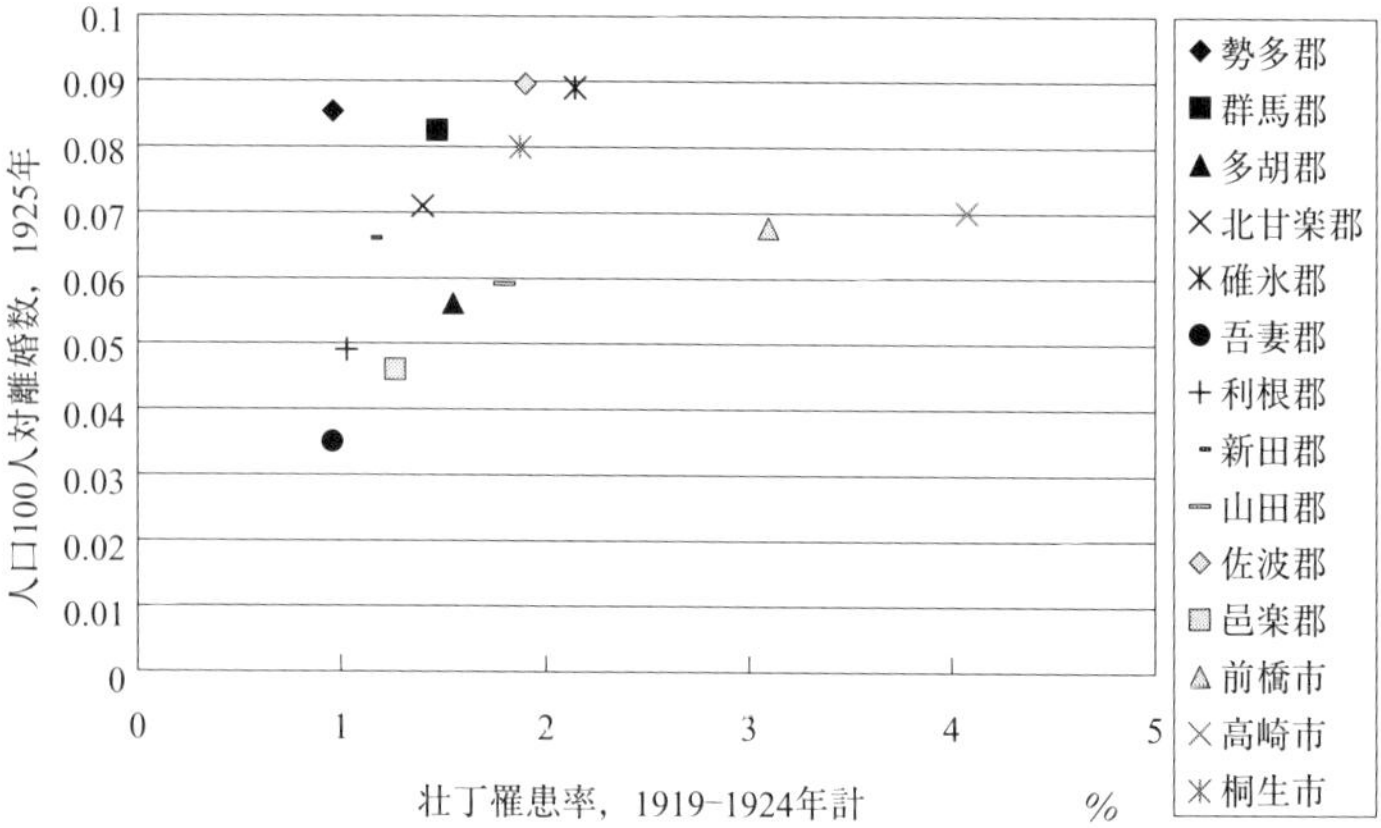

出所：筆者作成。

面で神頼み（笠森稲荷信仰）したり、漢方薬（山帰来）を服薬する様子が詠まれていたが、大正期になるとそうした夫婦も少なく、花柳病罹患＝離婚という図式が夫婦の選択肢にあったのかもしれない。もちろん、離婚率が高いがために、鰥夫が私娼へ出かけ、結果として花柳病罹患が増えるという因果関係も考えられる。結果的には、両者の因果関係が（悪）循環することはいうまでもない。

以上の分析結果を簡潔にまとめると、以下のようになるだろう。

一、死産率と壮丁時花柳病罹患率の関係は、郡単位・町村単位の分析ではいずれも統計的に有意な正の相関関係は得られなかったが、町村別に乙種料理店の有無をコントロールすると有意な正の偏回帰係数が得られた。やはり、花柳病罹患は死産率を上昇させる一要因であった。

二、「出生力」（出生＋死産）と壮丁時花柳病罹患率との関係は、郡別の散布図からも明瞭な負の相関関係が認められたが、やはり町村別に乙種料理店の有無をコントロールすると、統計的に有意な負の偏回帰係数が得られた。花柳病罹患は出生力を低下させる一要因であった。

三、乳児死亡との関係については、当時群馬県が乳児死亡率の傾向的低下局面にさしかかっており、おそらく花柳病以外の低下要因が効いていたために、その関係性を特定化することができなかった。

このように本章全体の分析から明らかになったことは、徳川時代より人びとの意識のなかに生命へのリスクは明確に存在していたことである。それは、村請制のもとに年貢が実質的に各農家に割り付けられる仕組みをもつ以上、各農家の労働力の欠損はその農家に長い期間にわたって負の影響をもたらし、さらに村全体の存亡にも関係していたからである。成人労働力の消失（死亡・欠落）だけでなく、これから生まれようとする子ども（胎児・乳幼児）たち、すなわち将来の労働力に対しても同様にそのリスク管理は重要な意味をもっていたのである（友部　二〇〇七ｂ：第四章を参照）。そうであるからこそ、「死胎検案書」や「懐胎出生書留帳」が丹念に書き付けられていたと考えるべきではないだろうか。そして、そうした生命へのリスク管理は、当然、徳川社会を席捲していた梅毒に代表される花柳病への認識へとつながっていたのである。徳川期に数え切れないほど残されたそれを綴った川柳を見れば、そうした認識のありようが明らかとなる。花柳病が将来の労働力たる子どもたちへも世代を超えて悪影響をもたらす疾病であることも、しっかりと認識されていた。そして、近代にいたり、廃娼運動の高まりのなか、廃娼県では私娼ネットワークが形成され、また富国強兵政策のもとで徴兵制が敷かれると、私娼ネットワークを通じて花柳病が農村の隅々にまで蔓延していた状況が明らかになった。その人口学的影響が、大正期群馬県では、少なくとも死産率の高さと「出生力」の低さという帰結をもたらしたことが明らかにされたわけである。花柳病の恐ろしさ（ペニシリン発見以前）は、胎内感染により世代を経てその影響が伝播されるという性格にあった。そして、そのような性格だからこそ、国家による衛生管理よりも、自主的かつ自衛的な衛生管理と適切な行動規制が求められたのではないだろうか。

註　記

（1）　東北地方の農村の人口減少については、成松（一九八五、一九九二）を参照。
（2）　塙代官寺西重四郎については通称として重次郎と紹介されている場合が多いが、少なくとも本史料を含む中石井村鈴木家文書では「重四郎」と記されている。ここではそれに従った。
（3）　農家副業の展開については、友部（一九九八、二〇〇七ｂ：第四章）を参照。
（4）　同じ領域内の仁井田村の出生力の変遷をみると、一七五〇年代より低下を開始、一八二〇年代までその傾向が継続し、その後幕末にいたって増加の傾向を示している。当村でも同様な傾向をふんでいることから、少なくともこの地域の人口変動の特徴と考えていいだろう。おそらく、この傾向が近代にも持続され東北日本の高い出生力を支えたのであろう。Tomobe（1998）を参照。

（5）「中石井村鈴木家文書」国文学研究資料館蔵、史料番号七六三を参照。

（6）「中石井村鈴木家文書」国文学研究資料館蔵、史料番号七六三を参照。

（7）本史料を使った先行研究は、鬼頭（一九七六）を参照。

（8）近世後期東北農村に残された「死胎（胎）披露書」から産育を論じた史料集として『近世日本マビキ慣行史料集成』がある。ここでの記載は、その史料集成にある「仙台藩領内地方文書」より抜粋した。著者の沢山美果子氏によれば、「仙台藩領内赤子養育仕法」により作成された「死胎（胎）披露書」では、妊娠前期（二カ月から四カ月）の流産を「人形にも御座無候物」と記している。

（9）死流産への影響は、白井・横川（一九三六）を参照。また、世界規模での研究レビューは、Saurei-Cubizolles and Kaminski（1986）を参照。

（10）土肥（一九七三：七〇）、荻野（二〇〇五）を参照。この背景に、雑兵を含む武士団の移動があったことは間違いないだろう。

（11）荻野（二〇〇五）は、杉田玄白の『形影夜話』を引きながら、一九世紀初頭において患者一〇〇〇人あたり七〇〇から八〇〇人が梅毒に感染し、それも難治性のものであったと紹介している。この記録が正しいとすれば、梅毒が津々浦々に蔓延していただけでなく、明らかに慢性化していたことになる。

（12）阿達（一九五八）を参照。江戸時代の川柳・狂句（主に『柳多留《やなぎたる》』）に性病・吉原などの花街関連のものが非常に多いのがわかる。

（13）山本（一九七二）、ダウリング（一九八二）、苅谷（一九九三：第二章）、荻野（二〇〇五）、山田・平馬（一九二三／二〇〇二：附表第六・八・三二四）などを参照。山本は『柳多留』や明治大正期の川柳から、このことを裏づけている（山本　一九七二：一四八）。また、同じ山本によれば、明治時代に当時の芸妓集団社会を「折花攀柳《せっかはんりゅう》ノ巷《ちまた》」の略として「花柳界」と称したことから、前記三つの性病がそこから発生する病気という意味で明治三〇年代より「花柳病」の名で呼ばれ、その後、「日本花柳病予防協会」（一九二〇年一一月創立）や「花柳病予防法」（一九二七年三月公布）で使われるようになった（同前：一五一）。また、ダウリングは性病と人類の闘いの軌跡を追いながら、その発生メカニズムと治療法の関係性をわかりやすく記述している。山田・平馬（一九二三／二〇〇二）によれば、二〇世紀初頭（一九一二～五年）の本邦内地人統計によると、「花柳病」における梅毒・軟性下疳・淋病の構成比率は、四一・三七パーセント、一六・二二パーセント、四二・四一パーセントの順となっている。

（14）梅毒治療に有効であると考えられていたサルバルサン六〇六号（砒素化合物）の薬効を秦佐八郎とエールリヒが発見したのが、一九〇九年のことである。その後、特効薬である抗生物質「ペニシリン」が発見されるのは、さらに遅く一九二九年のことである。友部（二〇〇六：付録年表）を参照。

（15）莇谷（一九九三）によれば、笠森＝瘡守が元来の意味であったようだ。また阿達によると、漢方医学の知恵として、とくに「山帰来」（土茯苓の別称。蔓草の一種、むかし眼鼻の腐乱した者が山に捨てられたが、これを服したら癒えて、山から帰ってきたというのでこう呼ばれた）、「黄茯」（土茯苓の一種）、そして「三つ星」（元来日本橋四日市で売っていた疵薬であったが、梅毒の治療をする外科兼梅毒専門医を意味していたようだ）が有名であったようだ。

（16）宮本（二〇〇二：第五章）、福島（一九四三：九六～一一六）、立川（一九七六：二〇三、一九九八：七九）、加藤康昭（一九七四：七二）。福島は、日本における淋菌性膿漏眼の広まりの歴史について詳しい。イザベラ・バードは、『日本奥地紀行』のその他の箇所でも、子どもの多くが眼病を病んでいることを嘆いているが、その理由は、不衛生な住環境のなかで囲炉裏を囲う煤だらけの生活にあるとしている。立川（一九八八）によれば、一八世紀後半に江戸参府を果たしたスウェーデンの医師ツンベルグは、日本の農民の眼病の原因は、炭の煙と便所の蒸発気と考え、一方で幕末に来日したオランダ人医師ポンペは、日本人の眼病の原因は生活態度にあり、盲人の大半は治療法の誤りであると考えた。しかしながら、加藤康昭（一九七四）は、母胎からの性病感染、新生児の眼炎、周期的に流行する天然痘・麻疹《はしか》により、幼児たちはたえず失明の危険にさらされていたと論じている。

(17) 徴兵検査では、花柳病統計との関連で三つの特徴を指摘できる。(一) 兵役の義務を有する男子で前年一二月一日から当年一一月三〇日までに満二〇歳（壮丁、徴兵適齢と呼ぶ）に達する者は、徴兵令に別段の規定がある者を除き、徴兵検査を受ける義務を課せられる、(二) 師管・聯隊区を徴兵区として、若干の徴募区に分かち、徴募区に本籍地を有する徴兵適齢者について検査をおこなった、(三) 本籍地以外に居住する者については身体検査を居住地で受けることが認められた。

(18) 『トラホーム花柳病予防誌』は全県域を調査したわが国で最初の報告書である。『鹿児島県トラホーム花柳病予防誌』では、郡別の正確な両感染症罹患率が調査された。『花柳病調査成績』では、県内各町村別の花柳病罹患率が計上されるようになった。

(19) 本報告書は、『買売春問題資料集成』（一七巻、文献番号四八四）に復刻収録されている。この資料集成自体、網羅的に編集されており花柳病関連資料としてきわめて完成度の高いものであるが、そのなかにおいても本報告書はとくに傑出した内容になっている。

(20) 娼妓とは公娼、芸妓とは芸者、そして酌婦は下級料理店で客の接待をする女性を指す。とくに、パターン形成では、娼妓数と芸妓数が強く効いていた。

(21) 『花柳病報告』では、単年度比較で市部と郡部の比較をしており、正確な観察ではない（七〇～一頁）。

(22) 多くの研究書では群馬県の廃娼年を一八九三（明治二六）年としているが、その理由は同年一二月末日をもって公娼を廃止したという意味である。他県の廃娼状況は、一九三〇年：埼玉県、同三三年：秋田県、同三四年：青森県・長崎県、同三八年：富山県、同三九年：三重県・宮崎県、同四〇年：愛媛県・香川県・徳島県・茨城県・鳥取県、同四一年：石川県、同四三年：和歌山県となっている。

(23) 幕末の検黴導入については、福田（二〇〇六）、山本（一九八三：第三章）を参照、各県の廃娼過程については、竹村（一九八二）、沖野（一九八二）、山室（一九七七）、久布白（一九八二）を参照。

(24) 一八七五年一一月三〇日に揖取素彦群馬県令により「娼妓並貸座敷渡世規則」が制定され、県下の深谷、本庄、玉村、新町、倉賀野、板鼻、安中、坂本、妙義、伊香保、一ノ宮、川俣、木崎に遊郭が設置され、かつ黴毒検査医をおき、検黴がおこなわれた。

(25) この数値は、乙種料理店のみの場合である（山本　一九八三：第四部第二章を参照）。

(26) 甲種料理店は芸妓による酒間周旋、乙種料理店は芸妓以外の女性による酒間周旋を特徴とした（山本　一九八三：四二七〜八）。

(27) 乙種料理店の取締規則によると、婦女は満一六歳以上であること、宿屋の兼業をしないこと、家族の婦女を客席に使用するのは一人に限ること、養女を使用する場合は満二年以上経過した後とすること、四〇歳未満の酌婦は、一人につき三坪の割とすること、酌婦は健康診断書を提出すること、健康診断は警察指定の医師により月三回以上実施し治療することなどが定められていた。

(28) スキナーによると、標準市場町の機能として、農民が生産したものを必要なものと交換すること、行商人たちが立ち寄ること、信用取引（頼母子講も含む）がおこなわれること、常雇用の荷役人夫がいることなどが指摘されている（スキナー　一九六四・七九：第一章を参照）。

(29) 各町村別の罹患率や人口学諸指標は、友部（二〇〇六：表7）を参照。『花柳病報告』にある罹患数の空欄処理については、空欄＝ゼロとして計算した平均値（計）と空欄を除外した平均値（平均）として算出した。入力にあたっては、荒木宏子氏のご助力を得た。

(30) 本章の地図は、Rekishow 暦象オーサリング・ツールと地理情報システムＧＩＳにより、郭俊麟氏（国立花蓮教育大学）により作成されたものである。使用を快諾された郭氏に記して謝意を表する。

(31) 戦間期青森県の事例研究は、Shirai and Tomobe (2006) を参照。

(32) 本章の統計では、出産数＝出生数＋死産数である。データの詳細は、友部（二〇〇六：表7）を参照。

(33) 有意性は推計の統計的な信頼度指標にすぎないが、その関係性を解釈するうえで決定的に重要でもある。つまり、有意でない関係にもとづいて論理を構成しても、それは科学の範疇でいう定理に導くものではない。

(34) 死産率・将来死産率との偏回帰係数（ｔ値）は、それぞれ〇・一三五四（一・一二六九、サンプルサイズは七〇）、〇・二五二七（二・一五三三、サンプルサイズは七〇）となった。

(35) 一年のタイムラグをつけ単回帰分析をすると、一九一二年から一九二五年までの一三本の回帰式のなかで、まずすべての偏回帰係数が負であり、そのうち七本が五パーセント以下水準で統計的に有意な係数であった（サンプルサイズは一一）。

(36) 町村別出産率との偏回帰係数（t値）は、マイナス〇・三八四〇（三・四二九八、サンプルサイズは七〇）であった。

第2章　乳児死亡というリスク

第一次世界大戦前ドイツの乳児保護事業

中野　智世

一　帝国主義時代の乳児死亡問題

二〇世紀初頭ドイツにおける乳児死亡撲滅運動の中心人物のひとりに、アルトゥール・シュロスマンという小児科医がいる。彼は「デュッセルドルフ県乳児保護協会」（以下、「乳児保護協会」と略記）という組織を足場に活動を展開したのだが、彼がその活動のなかでさまざまな聴衆に向けて語った言葉を、少し長くなるが三点ほど引用してみよう。

墓地をのんびりと小一時間も散歩していると、たくさんの小さな墓が目につきます。崩れかけた十字架の上には、まだ始まったともいえぬうちに終わってしまった命について記されています。人生の荒波が、木々の葉をまだ新芽のうちに落としてしまったのです。〔……〕このような小さな墓は、ドイツ帝国全土で毎年四〇万も建てられています。四〇万人の子どもたちが、最初の一年を終えることなく亡くなっているのです。ドイツの母親たちはみな、不安と期待、苦しみとともに子どもを産み、そしてしばしばもっと大きな苦しみをもってこの子らを失ってきました。私たちは、こうした子どもの死を悲痛な、しかし避けられないこととしてながらく耐え忍んできました。しかし、いまや事態は好転しつつあります。嘆きの声が人びとの心を動かしはじめました。乳飲み子の運命を希望に満ちたものにするべく、いたるところで努力がなされています。

私たちは、元気に生まれた子どもたちをみな生き永らえさせたいのです。(「乳児保護協会」発行の一般向け雑誌『母と子』創刊号より。「われわれが目指すもの」、*Mutter und Kind*, Jg. 1, Nr. 1, November 1908: 1)

社会衛生の領域において非常に嘆かわしい現象は、ドイツにおける高い乳児死亡率である。ここでは、毎年四〇万人以上の子どもが一歳を迎える前に死亡している。これは、総数二〇〇万の新生児のゆうに五分の一を占め、この数字は他のたいていのヨーロッパ諸国よりはるかに多い。〔……〕このように早くして亡くなる子どものほとんどは、虚弱であるとか、生まれたときから劣等だというわけではない。そうではない、この子らはもともとは健康で力強く、成長したあかつきには人生を謳歌し、両親の誇りと支えとなり、みずから家庭を築き、そして国家間の競争においては国民に仕え、用いられる存在であったのだ。彼らがその人生を自覚的に始める前に、与えられた生をふたたび失ったのは、社会的な、そして衛生的な不均衡および無知の犠牲となったからにすぎない。わが祖国にとってこうした事態は、ほかの民族に対する競争力のかなりの部分——しかも自然に蓄えられる力――の損失を意味している。
ドイツ帝国同様、ここデュッセルドルフ県においても事態は同じである。この地でこれほどまでに栄え、つねに進歩し続け〔……〕ている工業は、乳児に破滅的な環境を生み出す一方、他方で健康で有能な地元の労働力として、また消費者として、つねに次の世代を必要としているのである。（「乳児保護協会」設立宣言文より。Schloßmann 1908: 244）

国民の増大はドイツ帝国にとって最大の国家的、経済的意義を有するという認識は、近年ますます各界に共有されるようになっております。と同時に、われわれの無為を恥じる感情も沸き起こってまいりました。生まれたばかりの子どもたちの少なからぬ部分がふたたび死んでいき、それによって貴重な資本が――比喩的な意味でも本来の意味でも――失われていくのを、われわれはこれまで手をこまねいて見ていたのです。〔……〕たしかにわが国は、まだかなりの人口過剰状態にありますす。しかし、統計が反論の余地なき数字をもって示しているように、わが民族の成長はすでにその頂点を過ぎました。まだはるか彼方とはいえ、停滞と衰退という亡霊がすでに迫ってきているのであります。（「乳児保護協会」設立のための資金提供を求めた会合での演説より。Schloßmann 1908: 242）

これらの引用文を見ると、乳児死亡およびその撲滅といったテーマが、当時、実にさまざまな文脈で問題化されていることが読みとれる。乳児死亡は、まずは家族にとっての不幸であり(1)、社会衛生学的観点からみて「嘆かわしい現象」であり、地元の工業にとっては労働力と購買力を左右する経済的問題であり、さらに「国家間の競争」の時代においては国力に直結する「国家的問題」でもあった。乳児死亡は、人道上の、医学・社会衛生学上の、国民経済上の、人口政策上の、そして国家上の問題として語られているのである。

こうした多様な「問題」としての乳児死亡が広く注目を集めるようになったのは、しかし、二〇世紀に入ってからにすぎない。乳児死亡という現象はながらく「自然な」、人知を超えた「どうすることもできない」現象であり、貧しい妊産婦や乳児はまさにそれゆえに慈善や博愛事業の対象であった。また、人口増加と食糧生産の不均衡を説いたマルサスの人口論、さらに社会ダーウィニズム論などは、乳児死亡を「自然淘汰」と位置づけ虚弱な個体の選別であるとした。そのため、乳児死亡は積極的に解決すべき問題とはならず、それどころかこうした「自然淘汰」への介入はかえって「種の退化」をもたらすとして退けられるものでもあった(2)。しかし、一九世紀末になると、医療・社会事業関係者、衛生学者などのあいだでも徐々に議論が始まり、英仏の影響を受けた乳児用ミルク配給所の設置や(3)、死亡率のとりわけ高い非嫡出児や里子への警察による管理が制度化されはじめる。とはいえ、それらはまだ限定的な取り組みにすぎなかった。こうした状況が一転し、乳児死亡撲滅を主たる目標とした乳児保護が、一種の「国民運動」(Schloßmann 1908: 239) として突然のブームを迎えるのは一九〇〇年を過ぎるころである。

ただしこのころ、ドイツの乳児死亡率はすでにそのピークを過ぎ、漸次的低下へと転じていた。一〇〇人の新生児のうち生後一年以内に死亡した乳児の割合は、一八八一〜五年には二五・八パーセント、一八九一〜五年には二四・六、一九〇一〜五年には二一・九と低下を続けている(4)。にもかかわらず乳児死亡が問題視されたのは、この時期、出生率の低下も急速に進みつつあったからである。夫婦一〇〇〇組あたりの出産数は、一八九九年には四・九人だったのが、一九〇〇年には四・一、一九一〇年には三・〇と急速な低下をたどっている（川越　二〇〇一a：一六三）。こうした多産多死から少産少子へという人口転換[5]は、同時代人にとってははじめて経験する人口減少の時代であり、人口学者や統計学者を皮切りに「国家衰退」の契機として喧伝されることとなった。乳児死亡もまたこの文脈において注目を浴びることとなる。英仏など列強国との国際比較において相対的に「高い」乳児死亡率[6]が、危急に解決すべき国家的課題としてクローズアップされることとなったのである。

学者や医者など専門家集団内の議論を一般社会へと広げる契機となったのが、一九〇四年、時の皇后アウグステ・ヴィクトリアが乳児死亡撲滅を訴えた書状である。公式には「祖国婦人協会」およびプロイセン邦の関係各省に向けられたこの文書は、全国各地の乳児保護事業を一挙に進展させる触媒の役割を果たした。その結果、一九〇五年以降、従来の慈善・博愛的な民間協会活動に、衛生学者や小児科医、官僚など専門家集団が加わり、自治体主導の広範な乳児保護事業が展開するにいたった。第一次世界大戦勃発までの一〇年のうちに、乳児死亡をめぐる学術研究や社会調査、母子相談所の設立や専門職の養成など、研究・実践双方のレベルで多様な活動が展開された。大戦後のヴァイマル福祉国家に制度化され、網羅的かつ広範に実施される乳児保護政策の大枠は、この時期にほぼその原型が出揃っていたといってよい[7]。

本章では、こうした福祉国家への「助走」期において、いち早く先駆的な事業を展開した民間協会のひとつ、デュッセルドルフ県乳児保護協会を取り上げる。一九〇七年に設立された同協会は、一九〇九年に皇后ヴィクトリアの下賜金を基金に設立された「ドイツ帝国における乳児死亡撲滅のための皇后アウグステ・ヴィクトリア館」[8]（以下、「ヴィクトリア皇后館」と略記）とならぶ先駆的試みとして、当時広く注目を集めた。ただし、両者の性格は若干異なっている。日本でもよく知られているヴィクトリア皇后館は、ドイツ帝国の威信をかけた、とりわけドイツ小児医学の国際的名声をかけた一大プロジェクトであり、外へ向けての示威的性格が濃厚であった。これに対しデュッセルドルフ県乳児保護協会は、華々しいモデル事業を目指すのではなく、県内各地に展開しつつあった乳児保護活動を組織的に推進し、調整・統合をはかることを目的として結成された。各地の活動の支援・促進や域内に特化した調査研究、都市部と農村部の負担調整などの積み重ねによって、域内全体の乳児死亡率低下を目指すといった同協会の活動は、後の福祉国家における保健衛生事業の制度化を先取りするものでもあった。本章では、こうした制度化の基盤をつくった民間活動、下から積み上げられていった地域レベルの「運動」[9]を示す一例として、右の乳児保護協会を検討したい。

本章は、乳児死亡という文字どおり生命にかかわるリスクに対して、社会の側からいかなる対応策がとられたかを歴史的に分析するという本書に共通の課題を負っている。乳児保護協会の分析を通して、問題解決を図る官僚や医師といった専門職集団の戦略とその実践のありようを明らかにすることが、ここでのねらいである。乳児死亡という現象は二〇世紀初頭の工業国家において共通の「問題」であり、その解決をめぐっては各国でさまざまな対応策がとられた。本章は、ドイツにおけるひとつの事例を示すことで、さしあたり日本との比較検討の対象を提示することを目的とする。

乳児死亡および乳児保護といったテーマは多様な側面から捉えられる現象であり、内外の歴史研究におけるアプローチもさまざまであるが、[10] 本章においては右の問題関心に沿って乳児死亡撲滅運動、乳児保護事業を分析対象とする。こうしたテーマは、社会や医学の進歩といったポジティブな側面への着目と、社会統制、私生活介入、規範化といったそれにともなう抑圧的側面に着目するアプローチの両極から検討されてきた。ここ二〇年間の歴史研究では、後者によりウェイトがおかれてきたといえる。とりわけ、自己決定も参加もまず不可能な子ども——ここでは乳児——をめぐる政策は、私生活介入の「きわめつけの領域」（ペロー 一九八九：一七）として、後者の文脈で取り上げられてきた。乳児保護は小児科医や保健婦といった専門家集団が支配的立場をもって容易に介入しうる領域であり、その事業は、身体衛生や育児、家庭生活のありようなど、個人の私生活に深く関わる部分での諸規範を、当事者およびその家族に受容させ、内面化させ、規律化させるプロセスとしても描くことができる。

ことにドイツにおいては、後のナチ体制下においておこなわれた人種衛生学（優生学）的諸政策、たとえば、障害をもって生まれた子どもを「安楽死」という名のもとに殺害するなどの医療犯罪が一九八〇年代以降つぎつぎと明るみに出たため、医師をはじめとする専門家集団の暴走、支配が厳しく問われてきた。たしかに、「健康に生まれた」乳児の保護と「生きるに価しない生命」の選別排除とは紙一重でもあった。[11] しかしナチ期から過去を敷衍するのみでは、これまた運動の内包する多様性や、時代ごとに異なる歴史的諸条件を捨象することにもなりかねない。

本章では、乳児保護運動のもたらす解放と進歩、抑圧的介入の双方に目を配りつつ分析をすすめる。乳児保護運動の多くは、運動側の意図においても、当事者にとっても、救済や支援、管理と規律化の混合物であった。たとえば、現在の日本で新生児ケアの指導に訪れる保健婦に対し、それを疎ましい介入と感じいっそうの不安をかきたてられるか、それとも「孤立した親」にとって何らかの指針、救いとなるかはケース・バイ・ケースであろう。本章においても、こうした両義性を念頭におきつつ分析をすすめたい。

本章が分析の対象とする時期は、乳児保護協会設立の一九〇七年から第一次世界大戦の勃発する一九一四年までとする。協会活動がもっとも盛んで社会的にも大きな影響力をもちえた時期は一九二〇年代初めまでであったが、[12]開戦は協会活動の性格を大きく変えたため、一九一四年以後は別個の分析枠を必要とするためである。史料として用いるのは、協会が毎年発行する年次報告書、冒頭に引用した雑誌『母と子』をはじめとする会発行の刊行物、会長シュロスマンの講演、執筆記事、著作などである。[13]

二 「国民運動」としての乳児保護――デュッセルドルフ県乳児保護協会の成立

(1)協会設立の契機とその目的

乳児保護が「国民運動」として高揚する二〇世紀初頭は、「遅れてきた新興国家」ドイツがその自信を深め、国際社会のなかでも自己主張を強める時代であった。一八七一年のドイツ帝国建設後、ドイツ経済は持続的発展を続け、二〇世紀初頭には鉄鋼生産でイギリスを凌駕し、重化学工業部門でも世界市場を支配する地位を築くまでの飛躍的発展をとげた。経済発展を背景とした「大国」としての自負の高まりは、海外植民地獲得への声高な要求やイギリスの覇権に挑戦する大艦隊建造へと結びついていく。

本章の舞台となるデュッセルドルフ県は、こうしたドイツの経済発展を支えたライン・ヴェストファーレン工業地帯の一角に位置する。地理的にはオランダと国境を接するドイツ最西部にあり、行政的にはプロイセン邦のライン州に属する県（Regierungsbezirk）であった。一九世紀末からの産業発展とともに急速な人口増加を経験した地域でもあり、同県の人口は協会設立時においては約三〇〇万人、プロイセン邦内においても第二の規模を誇る県であった。域内はそれぞれ一四の市と郡に分かれ、デュッセルドルフ、エッセン、デュイスブルク、ミュールハイムなどの工業都市、ドイツ産業革命揺籃の地でもあるバルメン、エルバーフェルト、クレーフェルトなど繊維工業の盛んな地域、さらには完全な農業地域も含み、人口密度、産業構造ともに多様性に富んだ地域でもあった（Dahlmann 2001: 11）。デュッセルドルフ県内における乳児死亡率は、もっとも高い地域で二〇パーセント、最低は九・八パーセントと地域差が大であったが、県全体の平均値は一六・四パーセントとドイツ帝国の平均値と比較しても低位であった（*Jahresbericht* 1908: Anlage. 一九〇二～六年の統計）。つまり、運動の契機はより「悲惨」で「深刻」な乳児死亡の実態にあったわけではなく、別のところにあったということである。

その契機となったのが、一九〇六年、デュッセルドルフに新設された市立病院および医学アカデミーの小児科長として招聘されたシュロスマンの存在である。デュッセルドルフ県乳児保護協会は、協会創設の計画段階からその後の事業展開にいたるまで、大きなイニシアティブを発揮したこのシュロスマンをぬきに語ることはできない。シュロスマンは、一八六七年、ブレスラウで裕福なユダヤ商人の家に生まれた。フライブルク、ライプツィヒなどで医学を学んだ後、一八九三年、ドレスデンで小児科医療に携わる。彼が院長をつとめた乳児院では、衛生的な設備と専門職員によるケア、管理の行きとどいたミルクを人口栄養として与えることで乳児の死亡率を著しく低下させることに成功し、一躍注目を集めた。シュロスマンは、小児医療における新進気鋭の第一人者としてデュッセルドルフに招聘されたのであった[14]（Stöckel 1997: 190f.; Fehlemann 2004: 346）。

就任まもない彼に乳児保護協会設立のきっかけを与えたのは、先に述べたヴィクトリア皇后の書状にもとづいて、皇后館設立のため各地に向けられた寄付金要請である[15]。このとき、シュロスマンとライン州長官、デュッセルドルフ県知事とのあいだで、「ベルリンの中央機関」に資金を提供するのではなく、地元デュッセルドルフのための組織を設立しようというアイデアが浮上した。その背景には、地方自治、公衆衛生などにおいて数々の先進的な試みをおこなってきたライン諸都市の自負と、ライン地方に特有の反プロイセン、反ベルリン感情があった。また、シュロスマンには、当時計画段階であったヴィクトリア皇后館に匹敵する施設を当地につくりあげようという個人的野心もあったようである（Fehlemann 2004: 147; Stöckel 1996: 256）。

一九〇六年の末には、「乳児死亡撲滅のため広域レベルで結成される組織についての基本的見解[16]」がシュロスマンによって作成された。乳児保護協会の基本コンセプトは、すでにこの段階でおおむね提示されている。協会の目的はまず、「次世代の身体的力をそのはじまりから保護」し、「一九〇四年一一月一五日の皇后陛下の書状における趣意に応えること」、すなわち乳児死亡撲滅のための運動を推進することとされた。この課題を実行するために、乳児死亡に関する情報や統計を集めた本部と、行政や民間協会などへの情報提供を担う情報センターの設立、医師、助産婦、保健婦などに対する研修コースの設置、母乳栄養を推進する宣伝活動の推進、衛生的な牛乳の確保、死亡率の高い里子の監視、「合理的な乳児ケア」の有用性や高い乳児死亡率がもたらす「人道的、国家的、社会的意味」についての啓蒙活動、児童の肺結核の予防および撲滅など、多種多様な事業計画が盛り込まれている。

一九〇七年二月、県内の「産業界および社会事業に関心をもつ人びと」を前にした会議で、シュロスマンは、乳児死亡が国力と産業にとって由々しき問題であること、従来おこなわれてきた個別の事業は、その良き意図や少なからぬ資金投入にもかかわらずその効果は限られており、活動の組織化と統合が必要不可欠であることを以下のように訴えている。「これまでの戦いは、いわばゲリラ戦でありました。勇気あふれる行為と自己犠牲に彩られてはおりましたが、勝利をもたらす一貫した組織編成には欠けていたのです。われわれの協会活動は、まずここに向けられることになりましょう。わが協会は、〔……〕戦略を練り、作戦を率いる大規模な参謀本部とならねばなりません」(Schloßmann 1908: 243)。

このように、乳児保護協会ははじめから地域のあらゆる運動をまとめあげる中央機関としての役割を担うことを目指していた。シュロスマンが「ゲリラ戦」とたとえたように、乳児保護に限らず、当時の社会事業はさまざまな担い手によってそれぞれ別個におこなわれているのが常であった。先駆であるキリスト教両派の慈善事業や祖国婦人協会など非宗教系の団体が、それぞれ地域ごとのネットワークをもち、独自の活動を展開していた。先述のように、ここに行政サイドが参入しはじめるのが一九〇五年ごろである。しかし、行政の拡大に危惧を抱く民間協会も多く、また民間のなかでも宗派による対立や競合などが激しかったため、事業の統合は容易ではない状況であった。乳児保護協会は、こうした「分裂とカオス」と称される状況に、統一と組織化をもたらそうとしたものであった。

乳児保護協会のねらいのもうひとつの特徴は、地域内の格差解消である。民間協会にせよ、行政にせよ、これまでの乳児保護は圧倒的に都市の運動で、都市部に多数の施設や組織が集中する一方、農村部はまったくの空白地帯ということもまれではなかった。シュロスマンによれば、啓蒙活動であれ物質的支援であれ、協会の活動が域内に「均等に行きわたる」ようにすることが重要であった。一部の市や郡におけるモデル事業ではなく全体の底上げをはかること、それによってのみ、「ゆっくりではあるが確実に」目標を達成することができる、というのが彼の確信であった（Schloßmann 1908: 243）。

(2) 協会の組織と運営

乳児保護協会の正式の発足は、一九〇七年の一一月七日であった。協会組織を語るうえで特筆すべきことは、デュッセルドルフ県下すべての市、郡が法人の協会員となったことである。これにより、協会は、一民間組織でありながら、地域全体を代弁するなかば公的な性格をもつこととなった。そのほかにも協会員として、ライン州長官、デュッセルドルフ県知事のほか、県下の名だたる工業家や企業が名を連ねている[17]。設立時の協会員数三四〇のうち、県下の自治体が二八、各地の民間協会や企業が四九、残る二七三が篤志の個人や社会事業家など個人会員という割合であった[18]（*Jahresbericht* 1908: 9）。協会員のリストは、乳児死亡撲滅という「国家的課題」に、行政に加え地域の名望家、政財界があたかも大同団結したかのような様相を呈している。

乳児保護協会の運営組織は評議会と理事会からなり、評議会はライン州長官とデュッセルドルフ県知事、五名の自治体代表などからなっていた。評議会は、理事長一名、理事二名からなる理事会を任命し、この理事長にシュロスマンが就任した。事務局長にはシュロスマンの推薦でマリー・バウム[19]が招聘された。バウムは、一八七四年、ダンツィヒで外科医の娘として生まれ、大学教育の門戸がまだ女性に開かれていなかったこの時代、スイスのチューリヒで学び、化学の博士号を取得した大卒女性の第一世代である。彼女は、一九〇二年からバーデン邦女性工場監督官として、工場労働に従事する女性や児童の就労環境の調査や監督にあたっていたが、そこから乳児死亡と女性労働との関係についての分析を発表し、この著作がシュロスマンの目にとまったのである。シュロスマンが小児科医として医療・衛生などの研究分野を指導したとすれば、社会事業として実践面を率いることになるのはこのバウムである。

乳児保護協会の運営資金は会費と寄付金によっていた。なかでも重要だったのは、法人会員である各自治体の拠出金であり、協会の予算総額四万七〇〇〇マルクのうち二万マルクがこうした自治体からの出資であった。この出資金は各自治体の人口数と税収に応じて配分され、豊かな自治体はより多くを負担し、資力のない自治体は相応にといった負担調整がはかられることとなった。設立時の総資産額は四二万九四六三マルクと潤沢であり（Schloßmann 1908: 245）、本章の分析の中心となる大戦までの時期は財政的にも安定し、活動の余地も大きかったといえる。

以上の概観から明らかなように、デュッセルドルフ県乳児保護協会はなかば公的な性格をもつものであり、また当初からそのようなものとして構想されていた。法的には一民間組織でありながら、同協会は、市町村など自治体レベルと国レベルのあいだ、県というレベルにあって、その統合や組織化という公的役割を担おうとしたといえる。

(3)協会の主な活動・事業内容[20]

①調査・研究活動――乳児死亡の原因を探るためのさまざまな調査・学術研究は協会活動の主軸のひとつであった。協会の年報上では、県下のあらゆる市・郡の乳児死亡統計が毎年公表・比較され、各地域の住環境、就業構造、医療・保護施設の有無等の諸条件とあわせて分析が試みられた。また、乳児栄養や小児医療にかかわる学術研究が、協会本部に近接するデュッセルドルフ市立病院、医学アカデミーの実験室や各種施設を利用しておこなわれた。協会本部には専門図書館が設置され、情報の収集と提供にあたった。協会みずから学術会議を主宰することもあり、内外の会議・展覧会への参加にも積極的であった。こうした調査や研究の結果は、協会の年次報告書のほか各種専門誌にシュロスマンやバウムの名で発表されている。

②医師、助産婦、保健婦などに対する研修――乳児保護に携わる専門職の養成・教育も、協会の当初からの主たる事業であった。生理学・病理学・小児衛生などに関する医師のための研修コース、ミルクの衛生についての獣医師のためのコース、小児医療や乳児栄養、新生児ケアについての助産婦のための研修コースなどが定期的に設置された[21]。

③広報・啓蒙活動――事業の三つ目の柱が、広報・啓蒙活動である。先述の定期刊行誌『母と子』の発行[22]や、県内すべての戸籍役場への啓蒙パンフレットの配布、シュロスマン、バウムらによる県内各地での講演会、新生児ケアやミルク衛生などについての啓蒙映画の上映会などが積極的におこなわれた。たとえば一九一一年には、「あなたの子どもに忍び寄る死の恐怖」と題する映画が上映されている(*Jahresbericht* 1912/1913: 17)。また、巡回保健婦が県内各地に派遣されて、乳児ケアのためのコース、

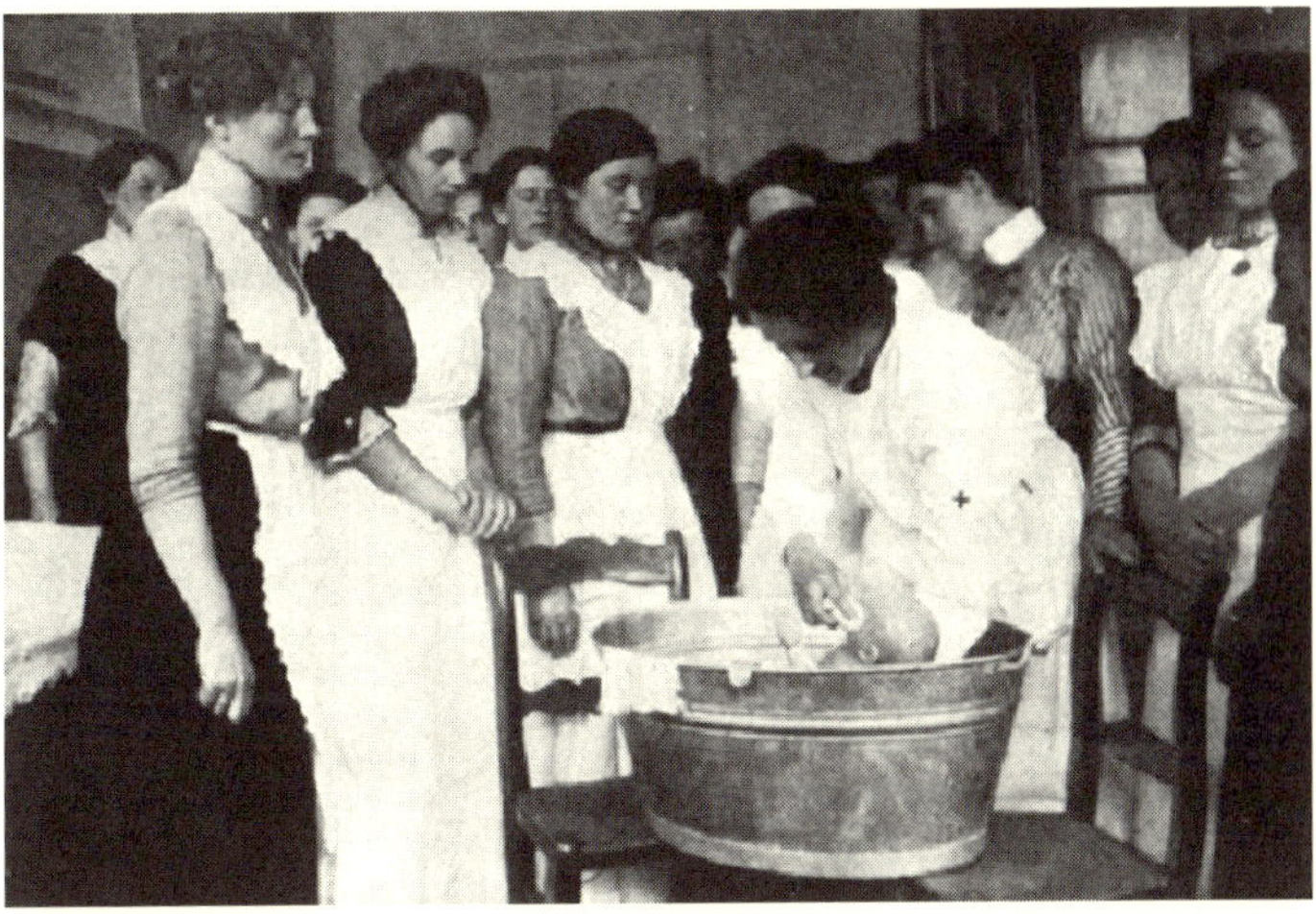

乳児ケアの実習コース（出所：Dahlmann 2001: 83）。

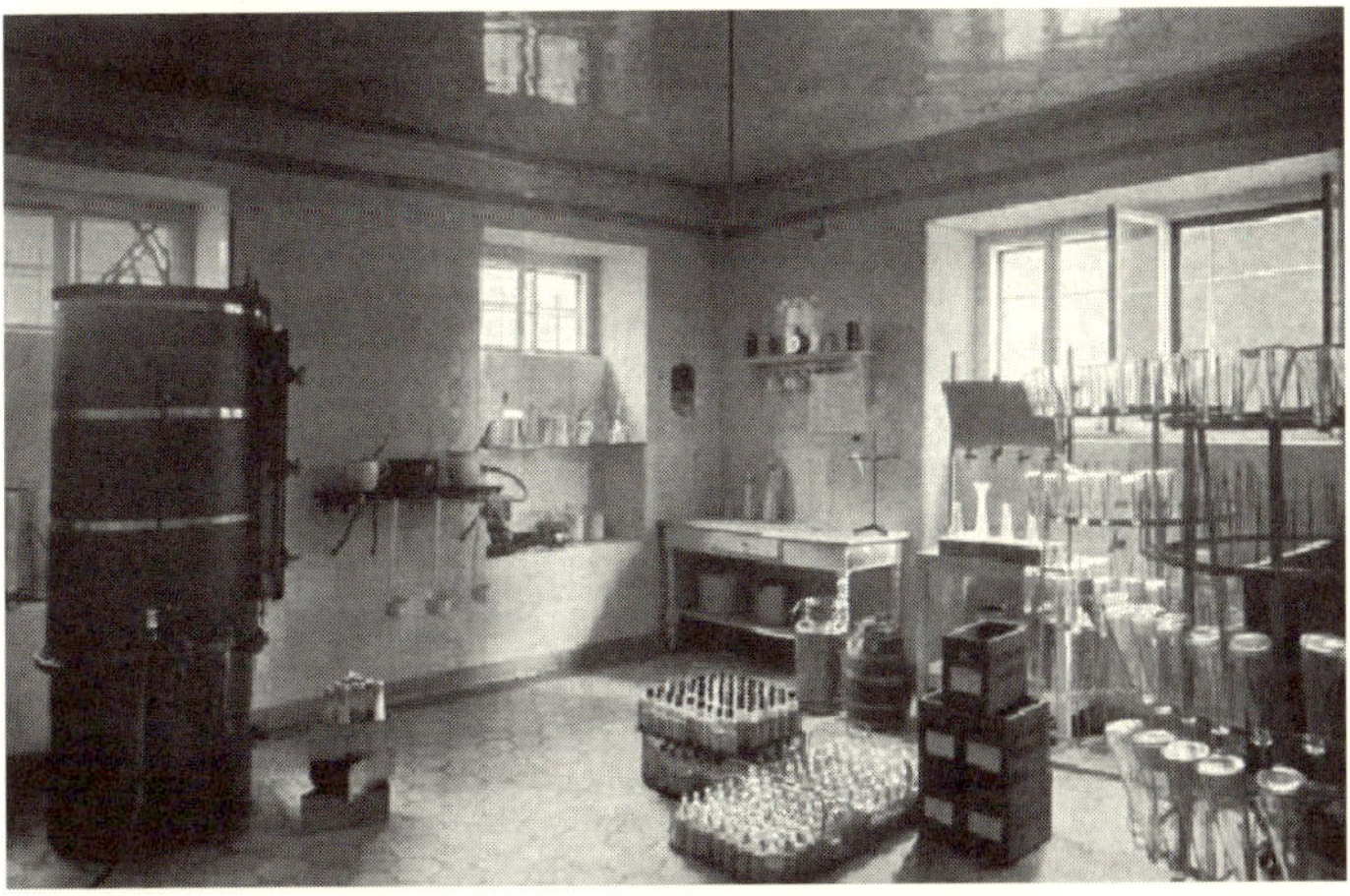

乳児保護協会のミルク殺菌室（出所：Dahlmann 2001: 116）。

図1　デュッセルドルフ県の乳児死亡率の推移

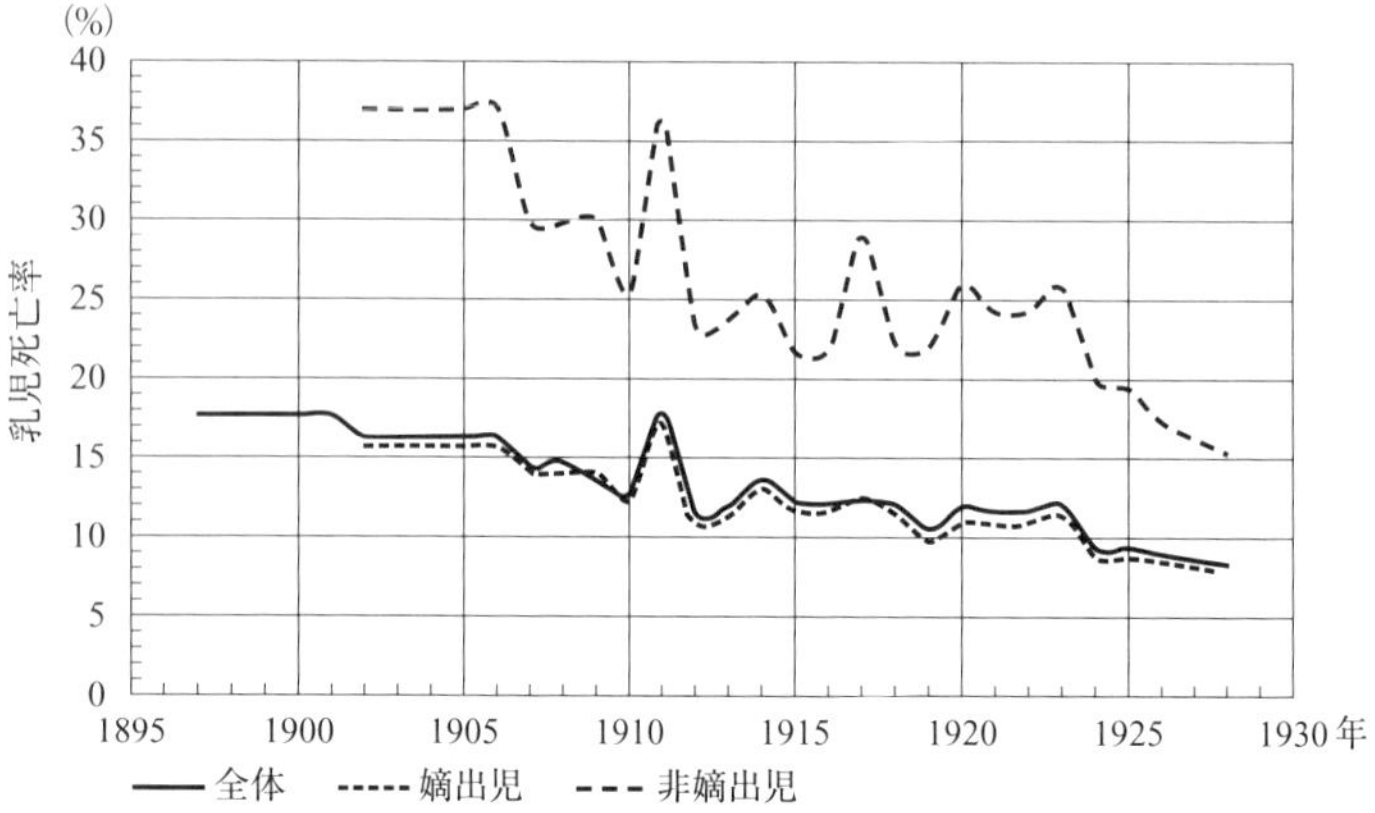

出所：Dahlmann（2001: 123）。

家政コースを定期的に開催した[23]。

④各地の乳児保護事業の支援・促進——前記三つが協会みずからおこなう活動であるのに対し、協会が各地の活動を財政面や組織化のノウハウなどを通して側面から支援することも重要な業務であった。県内の民間協会や自治体からの申請に対して、協会が審査のうえで資金を提供したり、訪問保健婦の派遣を手配するなどの活動がおこなわれている。また、次節で検討する保健衛生指導婦のように、協会が助成金を出して専門職員を自治体に雇用させ、現地の事業を組織させるということもあった。

⑤その他の事業——協会は、乳児院や郊外の児童保養施設なども有しており、それぞれ乳児の受け入れや保護をおこなった。またユニークな試みとしては、モデル搾乳施設による「衛生的に申し分のない」ミルクの供給がある。シュロスマンの肝いりで、協会本部の隣には牛舎と搾乳所、ミルク殺菌室が備え付けられた。この施設は病原菌、ことに結核菌の混入しないミルク製造のための学術研究にも用いられることとなっていた。運営資金調

達のため、ここで製造されたミルクは一リットル六〇ペニヒという、市価よりはるかに高額でデュッセルドルフ市が買い取ることが契約で定められていた。しかし二年後、同市が契約を破棄したため、以後、財政的見通しが立たぬまま放置されることとなった。その他の事業としては、里親・里子、養子縁組の斡旋・紹介、妊産婦保険導入を求めた議会への請願活動などもおこなわれた。

三　農村地域の乳児保護事業

本節では、乳児保護協会の活動のなかから、とくに農村地域の乳児保護事業を取り上げる。協会活動の中心は、研究調査や広報活動、各地の活動の側面支援などにあったが、そのなかで唯一、協会みずから現場での実践に関わったのが農村地域の保護事業であった。というのも、すでに述べたように、農村部には既存の運動・事業がそもそも欠如していたからである。それゆえ協会は、農村地域へ直接的に介入し、その理念に沿った乳児保護事業の組織化を試みた。以下では、農村地域に導入された保健衛生指導婦制度を例に、具体的な実践の現場を検討する。

(1)農村の乳児保護問題

乳児保護協会が農村地域の事業に直接取り組むこととなった背景には、農村の状況に対する運動側の認識の転換があった。先述のように、乳児保護を含めた公衆衛生はまず何より都市の運動であり、田園礼賛とセットになった都市批判という文化的ペシミズムをともなうことが多く、それゆえ逆に農村は捨象される存在であった。都市の問題は農村には存在しない、「農村ではすべてがきちんとしている、生活ぶりは健全で素朴であり、心身ともに豊かな成長が保証されている」（「デュッセルドルフ郡における社会衛生業務の遂行について」、*Mutter und Kind*, Jg. 6, Nr. 2, November 1913: 3）という考えが、当初は一般的であった。しかし、この確信が少なくとも乳児死亡については当てはまらないことは、すでに協会設立当初から明らかとなっていた。初年度の調査で死亡率の高かった地域は、必ずしも工業地帯の都市ばかりではなく農村地帯も含んでおり、ことに二五パーセント以上のもっとも高い死亡率はすべて農村地域であった。この背景には、嫡出児に比べて著しく高い非嫡出児の死亡率がある。県内でもっとも死亡率の高いノイス郡では四四・七パーセントと、都市部の三九パーセントを上回っていた（*Jahresbericht* 1909/1910: 17）。こうした調査結果から、協会は「われわれの活動を意識的に、確かな方法でもって農村地域へと拡大する」こととなる。

まず乳児保護協会は、農村地域の乳児栄養、母親の就労状況や職業、父親の社会層と収入、居住状況、その他の「社会衛生的諸条件」について詳細な調査をおこなった。その結果、農業労働における女性の過重な負担と「低い衛生文化」が高い死亡率の主たる要因であると結論づけた。さらにそれとならんで、都市部での乳児死亡率低下に寄与したとされるさまざまな施設や保護事業が、農村にはまったく欠如しているという状況も指摘されている。一九〇九～一〇年の協会年次報告書によれば、

大都市であればどこでも、専門教育を受けた協会員を擁する慈善・社会事業協会が少なからず存在

するし、社会的な見識のある医師も、乳児院や産院を併設した医療施設にもこと欠かない。新聞や講演会を通して、口頭や書物を通してある種の考え方を広めることも可能である。新しい組織がどんどん育っていけるような、生き生きとして、知的で、近代的な社会事業活動に多かれ少なかれ好都合な雰囲気がここにはある。〔……〕農村地域では母子にとって望ましいあらゆる保護措置が欠如している。一般向けの病院ですら農村では非常にまれである。〔……〕さまざまな修道会の修道女たちが巡回医療に訪れる程度であって、とても予防的な母子保護までは手が回らないであろう。農村では、子どもを育て教育するという責任重大な義務について母親を教育し、そのための資質や能力を伸ばしていくような回路がまったくないのである。そう考えれば、しばしば目にするひどい悪習や無頓着な態度も驚くにはあたらない。ましてや昨今では、父親がしだいに工場労働へと向かうために、農業労働はますます女性の腕にかかっているのだから。(*Jahresbericht* 1909/1910: 15f.)

このように乳児保護協会は、医療サービスや助産婦、保健婦など専門職集団の有無、女性就労と育児の問題など、さまざまな社会的要因に着目していることがわかる。さらに、用心深い表現ではあるが、農村地域でとりわけ死亡率の高い非嫡出児・里子に対する社会的排除についても言及している。未婚の母や非嫡出児は、従来キリスト教慈善や保守的女性協会が保護の対象外としてきた存在であったが、協会はこうした子どもたちを優先的に保護の対象とした。こうしたスタンスは、当時のドイツ帝国においてはリベラルな社会派に属するシュロスマンやバウムの見解によるところが大きい。ただしこうした態度は、保守的な女性協会、キリスト教系慈善団体などとの対立の火種になった。たとえば、バウムがカトリック地域であるノイス郡の高い乳児死亡率に関して「意味もなくたくさんの子どもを産む」農村女性たちを批判し、産児調節をほのめかしたとして、ノイスの郡長ブラントからは当地の宗教的感情を傷つけたと激しい抗議が寄せられている（Fehlemann 2004: 241ff.）。乳児保護は、あらゆる政治的傾向をもつグループがともに取り組むことのできた数少ない事業分野であったが、実践の現場においてはこうした対立の火種がつねにくすぶっていた。

(2) 農村保健衛生指導婦制度

さて、「何もかもが欠如している」農村地域での乳児保護事業の切り札として協会が考案したのが、農村保健衛生指導婦制度であった。すでに農村地域でも、協会派遣の巡回保健婦による新生児ケアや家政コース、講演会などが開催されていたが、ターゲット層である地元の女性たちの関心は低かった。そもそもこうした催しにもっとも積極的に参加するのは各地の慈善・女性協会の婦人たちであり、そうした協会のネットワークも存在しない農村部では、文字どおり活動の糸口すら摑めない状況であった。そこで考え出されたのが、専門教育を受けた「教養ある」女性を有給官吏として送り込み、彼女らを中心に農村での乳児保護事業を一から組織させるという仕組みである。バウムの考案によるこの農村保健衛生指導婦(24)（Kreispflegeim, Kreisfürsorgerin, Kreis は郡の意味）は、医師や助産婦とならぶ第三の専門職、「母子の健康増進」に不可欠な職種として想定されていた。とはいえ、当初は、こうした母子保健についての指導は助産婦に任せればよいのではないか、という自治体の声も高かった。これに対して協会の年報はつぎのように述べている。

こうした〔母子の保健指導という〕要求は、単に衛生上の諸問題を解決するということにとどまらず、無数の別個の問題と結びついている。たとえば母親の就労という非常に重要な問題、そしてとりわけ危険にさらされている子どもたちの場合〔非嫡出児や里子などの意〕、助産婦には断じて任せることのできないような任務がある。

ここでは、助産婦という存在が、非嫡出児の堕胎やひそかな捨て子、金銭目当ての里子の斡旋などに関わっており、彼女らが伝統的に民衆の側の「共犯者」であることが示唆されている。それゆえ、「教養があり、専門的教育を受けた女性の手にこうした仕事を委ねることが最良」である、と結論づけられている（*Jahresbericht* 1909/1910: 22）。

乳児保護協会の提案にもとづいて、一九〇九年にはまずデュッセルドルフ郡で二名、翌年にはゾーリンゲン郡で一名の保健衛生指導婦がはじめて雇用された。デュッセルドルフ郡で雇用された二名のうち、一人はバーデン邦赤十字の看護婦であり、もう一人は教員と看護婦の養成教育を受けた後、乳児院長の職にあった女性である。どちらも看護教育を受けており、デュッセルドルフへの就任以前にすでに豊富な職業経験を有していた(25)。彼女らは、協会によって派遣されるのではなく、郡に直接雇用される官吏であった。とはいえ、当初、郡の多くはコストのかかる専門職、しかも女性の雇用に少なからぬ難色を示したため、彼女らの雇用は協会からの助成金によってはじめて可能となった(26)。実際の現地での活動も、すべて協会の、というよりはバウムの指導のもとでおこなわれた。最初の保健衛生指導婦三名はいずれも協会によって選抜され、協会の養成コースで学んだ女性たちであり、現地に赴任後も定期的に協会に

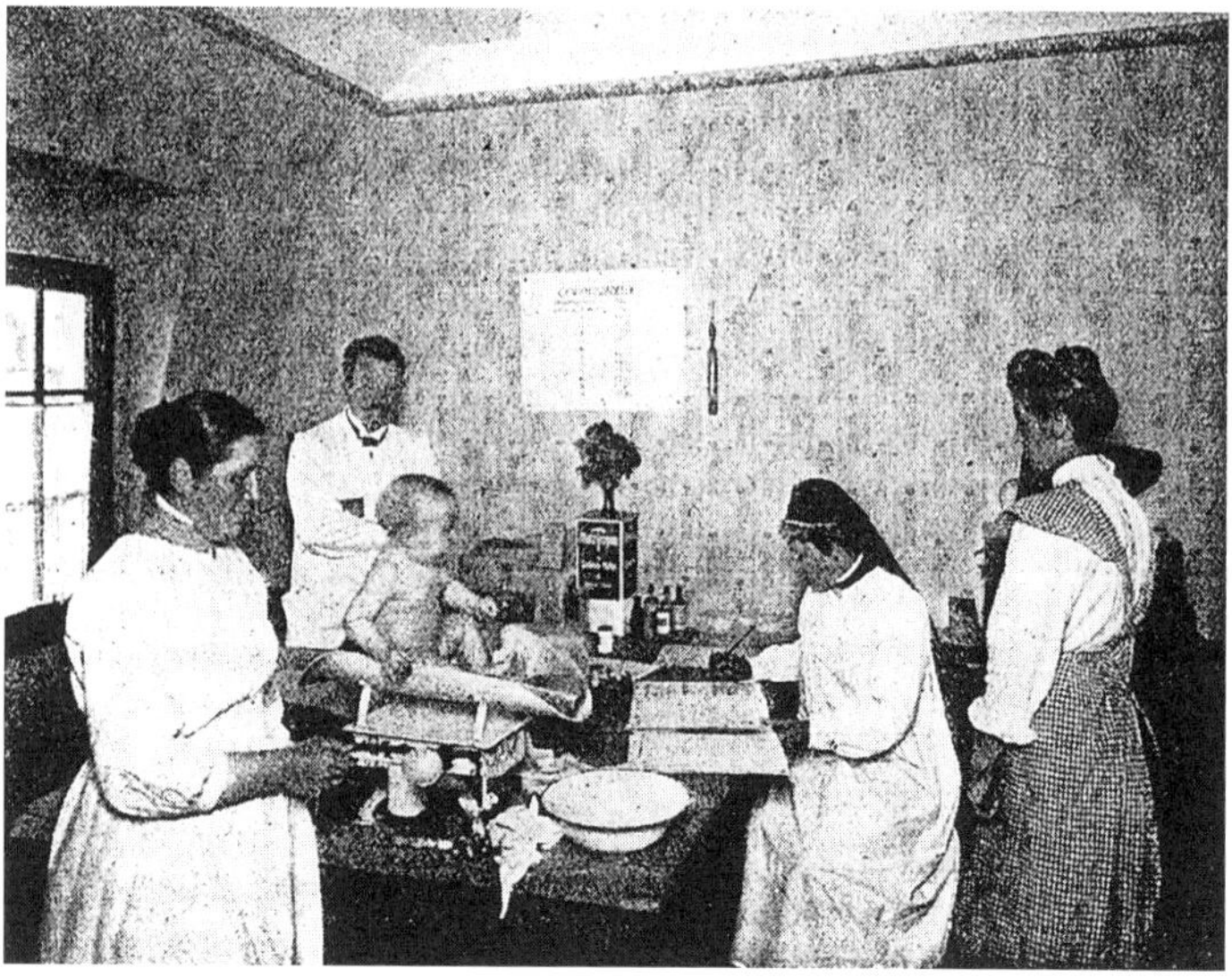

ホルトハウゼン（デュッセルドルフ郊外）の母子相談所（出所：“Durchführung sozial-hygienischer Aufgaben im Landkreise Düsseldorf”, *Mutter und Kind*, Jg. 6, Nr. 2, November 1913, S. 4）。

集められ、報告をしたり指導を受けることとなっていた（*Jahresbericht* 1910/1911: 20）。

では、保健衛生指導婦はいったいどのような業務をおこなったのだろうか。彼女らの服務既定は各郡によって若干異なるが、ここではデュッセルドルフ郡を例にみてみよう(27)。同郡はデュッセルドルフ市の郊外に広がる農村地域であり、当時の人口は約八万五〇〇〇人であった。二人の保健衛生指導婦は郡をそれぞれ南北に二分した地区ごとに配置され、担当地区内に居住することが定められていた。業務の内容は、まず第一に担当地区内における六歳以下の里子と非嫡出児――もっとも死亡率の高いグループ――の保護であり、具体的には、産後八日以内に当該乳児の家庭を訪問し、衛生・栄養面などの調査・指導をおこなうことが義務づけられていた。これらが「とくに危険にさらされている」子どもへの直接的介入であるのに対し、一般の母子を対象とした母子相談所を地区内に設けることも彼女らの業務であった。医師による検診と、保健衛生指導婦による乳幼児のケアや栄養に関する相談指導、必要とされた場合には家庭訪問もおこなわれた。最後に、結核患者家庭の訪問調査・相談指導である。救貧当局や地元の結核撲滅協会などとの協力で、結核患者の家庭を訪問し、居住環境の調査や衛生指導・保護措置の手配などがおこなわれることとなっていた。これは、乳児保護協会が、当初から児童の結核撲滅をもその目標に掲げていたことによる。児童の結核予防はまずは何より家庭内の感染予防であったため、たとえば結核を病む父親も指導婦の介入対象となった。

こうした事業を展開するために、保健衛生指導婦は、医師、助産婦、救貧および児童保護行政、民間協会、さらに学校、聖職者、工場主等々といったさまざまな関係者と連絡をとり、事業への協力を要請するという地域のネットワークづくりにも奔走した。母子相談所設置のための各方面への支援要請や、地元の女性協会が「乳児保護に関心をもち、お産時の家政援助、妊産婦への食糧支援などの活動を担ってくれるよう」働きかけ、訪問業務を補佐する篤志の女性たちを募ることなども彼女らの仕事であった。[28] バウムの構想では、こうしたかたちで「助けを求めている母子と、援助を提供しようとしている自治体、民間協会、医師との間の橋渡し役」となるのが保健衛生指導婦の役割であった（「乳児保護における看護婦の協力」、*Mutter und Kind*, Jg. 5, Nr. 5, Februar 1913: 7–9）。

一九一〇～一一年の協会年次報告書によれば、デュッセルドルフ郡の保健衛生指導婦は、一九一〇年一年間のあいだに（一九〇九年一一、一二月を含む）三二八人の里子および非嫡出児を訪問した。そこでは、衛生や栄養面についての調査・指導のみならず、後見人の任命や非嫡出児の認知、養子縁組など、法的、社会的な面での児童保護にも携わったとある。また、デュッセルドルフ郡内の二七の自治体のうち、九つの自治体に設置された母子相談所には七六六人が訪れ、医師による診療や保健衛生指導婦による相談指導、ミルクの支給などがおこなわれた。自治体によっては、新生児の五分の二が相談所での診療や相談を受けたところもあった。こうした数々の措置により、一九一〇年の乳児死亡率は前年比でも著しく減少したことが報告されている。嫡出児の死亡率は、一九〇九年の一三・〇パーセントから一一・九パーセントへ、非嫡出児においては三七・二から二七・二と一〇パーセントの減少であった(*Jahresbericht* 1910/1911: 18f.)。少なくとも非嫡出児死亡率の大幅な低下は、保健衛生指導婦の直接介入による一定の成果とみることができよう[29]。

農村保健衛生指導婦は、この後デュッセルドルフ県内のほかの各郡でもつぎつぎと採用され、一九一三年には指導婦の数も計二一人にまで増加した。また、指導婦による訪問調査指導の対象者も、当初の里子や非嫡出児、乳児とその母、結核患者に加えて、妊婦、小児、「アルコール中毒患者」や身体障害児、子沢山の家族や経済的に困窮した家族、学童、癌患者と、地域ごとの事情に応じてつぎつぎと拡大した。指導婦は保健衛生上の指導相談を請け負うだけでなく、いまや地域の保健福祉のコーディネーターとして、たとえば女工のための寮設立に関わったり、地域の病院で虚弱児が塩泉浴を受けられるように手配するなどの活動にも従事している、と報告されている(*Jahresbericht* 1913/1914: 39ff.)。乳児保護から保健福祉全般へと展開していったこうした活動は、農村部における社会事業の新しい組織化の方法として、しだいに全国的にも注目を集めるようになっていった[30]。

四　農村保健衛生指導婦の活動から

前述のような多岐にわたる保健衛生指導婦の活動のなかで、協会がもっとも重視していたのは各家庭における個別の相談指導であった。バウムによれば、「教育的観点にすぐれた相談訪問業務こそが、子どもの生命と価値に対する責任感を高めるための最良の手段」であって、「乳児保護運動の精神的目標はまさにここにある」のであった（*Jahresbericht* 1910/1911: 15f.）。以下では、指導婦による個別の相談指導の実践がどのようなものであったのか、その様子を垣間見てみたい。

まず、乳児ケアについての指導内容を示す一例として、協会が夏に——当時の乳児死亡率の季節的ピークは真夏であった——配布するパンフレットを見てみよう（「夏期の乳児ケアについての一二則」、*Jahresbericht* 1912/1913, Anlage）。ここでは、乳児の栄養、居住環境、身体ケアの三分野についての細かな指針が示されている。

まず栄養に関して、真夏の暑さのなかでは「母乳が一番」であり、もし人口栄養を与える場合には、ミルクの品質管理や哺乳びんの煮沸消毒など衛生に気を配ることが呼びかけられている。また、子どもが泣けば与えるような「与えすぎ」は「夏場の抵抗力を弱くする」ため、日に五回までの定期的な授乳が推奨されている。居住環境についてみると、窓を開けて「新鮮な空気と光」を与えること、乳児の揺りかごやベッドを決して台所や火のあるかまどの側に置いてはいけないこと、日陰や芝生の上などなるべく戸外に連れ出して外気に触れさせることが薦められている。身体的なケアについては、まず毎日の入浴、洗濯の容易な軽い衣服を着せること、「巻きさらし（長いさらしで乳児の体を巻きあげる伝統的なもの）」はやめ、オムツは濡れたらすぐ交換すること、真夏に毛布は不用であり羽毛の枕もやめること、子どもの手足をなるべく自由に動かせるようにすること、などが記されている。

こうした細かな指導の数々は、乳児死亡といった「問題」が家庭内の衛生や個々の母親の育児といった文字どおり私生活の領域にかかっていることを示している。保健衛生指導婦の業務は、まさにこうした点を各家庭において指導することであった。では一例として、ある結核患者家庭への訪問の様子について記した保健衛生指導婦の報告を見てみよう。

小ぎれいで知られたベルク地方も、衛生的に申し分ないとはとてもいえません。扉の前の石や歩道はこざっぱりと磨かれていますし〔……〕しっかり油の刷り込まれた床に足を踏み入れる前には、子どもたちも入念に靴裏をきれいにします。でも、家族が毎朝顔を洗うのは下の流し台にある九五ペニヒのおなじみのホーロー洗面器で、流し台の横にかけてあるブリキ皿の中の一本の櫛で皆が髪をとかし、やはりそこにある手ぬぐいで皆が手を拭くのです！　歯ブラシがあることはめったにないく、あったとしても数人に一本です。病人のために別のベッドを用意したとしても、誰の枕かもかまわず皆いっしょくたに窓辺に置かれます。理屈では風通しを良くするはずの小窓が寝具でいっぱいになってしまって、部屋の中がむっとして、うす暗くなってしまうこともあります。そしてそのうす暗い隅っこに、乳児がかろうじて生きていることもしばしばです。〝消毒〟とか〝細菌〟といった概念は、こういう層の人びとにはもちろん無意味です。ですから、外来語を使わずに、極端な比喩でもって最初から説明をしなければなりません。細菌が――〝私たちの目では見ることのできない小さな生き物〟と説明します――、焚き木くらい大きかったら良かったのに、と思うこともしょっちゅうです。そうすれば、ベッドからゆさぶりおとして、部屋をきれいに掃除するところが見えるのに！　非常に厄介なのは、〔結核患者の〕痰や洗濯物を害にならぬよう処理することです。私たちは患者に痰つぼと洗濯物を入れる袋を渡します。ベッドの位置を変えたり、部屋を交換させたりもします。〔……〕絨毯やカーテンをやめるように言い、家族それぞれの食器をもつよう指導します。（「ゾーリンゲン郡の結核患者保護」、*Mutter und Kind*, Jg. 4, Nr. 7, April 1912: 7f.）

目に見えない細菌の除去や消毒といった概念が、当時の農村部ではまだまだ異質なものであったことがわかる。外部の人間が訪れることもまれな村落などでは、昔ながらの生活様式が引き継がれ、ここでの衛生感覚や子育ての常識などは、当時の「科学的に最新の知見」や都市市民層のスタンダードからは大きく隔たっていることもまれではなかった。こうした農村の「無知」との格闘を示す例として、さらに訪問保健婦の二つの報告を見てみよう。

農家の女たちは、子どもを毎日入浴させることはいけないと思っています。同じように、生後数カ月の子どもを外気に触れさせることも害があると信じています。子どもを入浴させると骨が弱くなってしまうとか、外気は子どもに障るといった迷信を正すためには、あらゆる手をつかって説得しなければなりません。乳児の栄養についても恐るべき無知に遭遇します。彼女らが、種芋の芽を注意深く取り除いてていねいに積み上げたり、きっちり時間どおりに家畜にエサをやったり、牛の乳をしぼったりするのを見ていると、どうして自分の小さな子どもの命や成長についてごくわずかしかわかっていないのか、まったく理解に苦しみます。（*Jahresbericht* 1912/1913: 13）

〔若い女性ではなく母親たちを研修コースに参加させることは〕たいていの場合非常に困難です。ある母親はそのような研修はまったく不要だと思っているし、しりごみする母親もいれば、〝何人もの子どもを育て上げ〟、自分の手腕や経験にたいそうな自信をもっている母親もいます。かと思えば恐ろしく無関心で、〝子どもが死ぬというなら死ぬんでしょう〟と言う母親もいるのです。ちなみにこの母親の場合には、一三人の子どものうち六人が亡くなりました。〝どうしようもないことよ！〟そしてこう付け加えたかもしれません。〝天国ではもっとうまくやっているでしょうよ。〟たしかに、このように無関心な母親の元にいるよりはましでしょう！（「巡回保健婦の体験から」、*Mutter und Kind*, Jg. 4, Nr. 4, Januar 1912: 9）

子どもの死に対する感性の違いもまた、こうした報告にしばしば登場するもののひとつである。乳児の早い死は「神がお望みになった」からであり、必ずしも家族にとっての喪失や悲惨とは捉えない多産多子の時代感性も垣間見える。

続いて、少し長くなるが、『母と子』に掲載された保健衛生指導婦の報告を見てみよう。これは、女友だちへの手紙という想定のくだけたスタイルで記されている（「保護の現場から」、*Mutter und Kind*, Jg. 6, Nr. 7, April 1914: 8–10）。まず冒頭では、彼女ら保健衛生指導婦の使命は、子どもたちを「健康で有能な人間」に育て上げるよう母親を啓蒙することにあると説明され、日々の仕事ぶりが紹介される。

ここで私が格闘している三つの敵についてお話しましょう。まずは、このあたりでは際限なく使われているスイスミルク。[31]〔……〕それからもうひとつの敵はいわゆる子ども用ラスク。まだ生まれて二週間もたたないうちから、母親が子どもに与えているのです。〔……〕母親たちは、子どもがお腹を空かしているのじゃないかといつも心配しているのです。こんなラスクのお粥がなくても子どもたちは大きく元気に育つ、と私はいつもあの手この手で訴えているのだけれど。こうした栄養の取り方ではイギリス病[32]にやられてしまいますよ、と警告もしています。〔……〕

そしてもうひとつの敵は、長いガラス管のついた哺乳びん。[33]長くて細いガラス管を清潔に――つまり乳飲み子にとって何より重要な衛生的という意味です――保つことはできないということを、母親たちはちっともわからないのです。この長い吸い口を使うのは、ただただ便利で楽だからにすぎません。これを使えば子どもは一人で飲みきることができるのに、そうでないと母親がびんを持っていてあげなければならないからです。

地元の大きな製錬所が親切にもたいそうな額の寄付をしてくれたので、私は真っ先に何ダースものゴムの吸い口と、同じだけのびんの洗浄用ブラシを買いました。長い金属性の取っ手のついたブラシです。家庭訪問でガラス管のついた哺乳びんを見つけたときには、それがどんなに有害であるか、毒のある病原菌がその中にくっついてミルクと一緒に子どものお腹に入ってしまい下痢や胃痙攣などの原因になるのですよ、と説明します。そして最後にガラス管つき哺乳びんを渡すように言い、そのかわりに新品のゴムの吸い口を二つ手渡します。これはいつも湯ざましのお湯にいれておきなさい、少なくとも毎日一回は煮沸消毒をするように、と言って。〔……〕

清潔とか身体衛生といっても、女性たちには見当もつかないこともしばしばです。何もかもぴかぴかに磨き上げられた家で、台所の真鍮やすず製品はぴかぴか、床も磨き上げられているというのに、揺りかごのなかの乳飲み子は汚れた寝具の中にいて、その横にはベタベタしたミルクびんといった光景はよくあります。古い茶色の薬びんのようなものが子ども用に使いまわされていることもしばしばです。このあたりは決して貧しいわけではありません。男たちは平均して六〜八マルクは日に稼いでいるし、数グロッシェンでミルクびんを買うことなど大した支出ではないのです。でも彼らはこう考えるのです。小さい子にはこれで十分、びんはびんで変わりはない、すすいであればそれで大丈夫、と。

でも、彼らが〝きれいにすすぐ〟というのをどう理解しているか、それをまず知らねばなりません。びんを砂やコーヒーのかすで洗って、少々砂粒が残っていてもたいして気にもしないのです。たしかに調理台を磨くには砂も良いかもしれないけれど、子どもの哺乳びんは十分に煮沸消毒をし、私が渡したブラシでよくきれいにするように、と私は何度も説明してきました。

この話に関連して、この夏にあったあるケースのことが今でも思い出されます。ある母親が、子どもが病気になったと言って私を呼びにきました。行ってみると、彼女は涙ながらに一年前にも腸カタルで子どもを失ったこと、一番末の子が今また同じ病気になったと語りました。〔……〕私は憐れな様子の子どもを見、そして不吉なガラス管つきのびんとその中のあやしげな液体を見ました。そして母親に、どうやってこのびんを洗浄するかを示し、ガラス管つきではない新しい吸い口を渡し、子どもが使うものはとくに清潔に保たなければいけないことを諄諄と教え諭しました。〔……〕翌朝私が行ってみると、母親は誇らしげに、すべて私が言ったとおりにやったと語りました。よろしい、そういって私はオートミールを作り、びんにいれ、注意深く吸い口をつけ、子どもをベッドから連れてこようとしたまさにそのとき、私の後ろで母親がびんを手にとって口をつけてしまったのです（彼女は、重湯が熱すぎないかどうか見たかっただけなのですが）。〝待って、待って！〟私はギョッとして叫びました。そして、すべて煮沸消毒をしても、びんに口をつけてしまったらなんのかいもないことを、またもや長々と話して聞かせました。母親は恥ずかしそうに「おっしゃるとおりです」と言い、急いでびんをとり、下に落ちたゴムの吸い口を汚れた前掛けでぎゅうぎゅう拭くのです。

それがあまりにも滑稽だったので、思わず笑ってしまうほどでしたが、私はすぐに真面目な顔でこう繰り返しました。前掛けは子どものおしゃぶりを拭くには適していない、と。

これらの人びとに悪気があるわけではないのです。母親たちはただ、じっくり考えるということにあまり慣れていないだけで、衛生ということについて何も知らないだけなのです。

ここには、農村女性に対する同情と好意、蔑視と後見の入り混じった指導婦のスタンスがみてとれる。

彼女らは、「最新の科学的知見」にもとづく新生児ケアや衛生教育の担い手として農村家庭をまわり、あくまで友好的な、しかし後見・支配的な関係性のなかでの指導教育を試みた。とはいえ、「でも、せっかくの良い忠告もかいのないことがしばしばです。もちろん、私が好意でもって、子どもたちのためにと思っていることを理解して、感謝してくれる母親もたくさんいますけれど」とあるように、指導教育がスムーズに受容されるわけではもちろんなかった。当然ながら、こうした指導が当事者にとっては「余計なお世話」として退けられることも少なくなかった。ある指導婦によれば、

工場で働いている若い女工たちに、六週間のあいだ自然な〔母乳の〕栄養を与えることがどれほど重要かを説いてみても、〝苦労が長引くだけで、全然かいがないわ〟、といった口実の前には無力です。朝と晩、工場での仕事の前と後にお乳をあげてみたら、と穏やかに言い聞かせてみても、〝朝から晩まで立っていたら、お乳も酸っぱくなってしまうわよ〟と茶化されておしまいです。（「保護の現場から」、*Mutter und Kind*, Jg. 5, Nr. 7, April 1913: 10）

指導する存在である指導婦が、必ずしもつねに優位な立場にあったわけではないことは、彼女たちの置かれた社会的立場からも推測できる。農村部においては、こうした「職業婦人」、女性官吏といった存在自体が異質であった。たとえばノイス郡では、「未婚でひとり暮らしの女性」でもある指導婦の私生活に関して、夜中に男性の訪問客がある、などの悪意のある中傷も報告されている（Fehlemann 2004: 242）。郡当局にとっても、都会からやってきた「教養ある」女性は必ずしも歓迎すべき存在ではなかっ

た。外部の人間である指導婦に対して地元では少なからぬ戸惑いや不信が存在していたこと、彼女らはしばしば孤立した状況での活動を余儀なくされたことがうかがえる。とはいえ、バウムをはじめとする乳児保護協会サイドは、彼女たちの活動を強力にバックアップした。その結果、保健衛生指導婦制度はその後も維持・拡大されていくのである。

本章では、乳児死亡というリスクに対する社会の側からの対応、専門家集団の戦略と実践をみる一例として、デュッセルドルフ県乳児保護協会を検討してきた。以上の分析から、さしあたりどのような結論が引き出しうるであろうか。

まず、乳児保護協会の活動においては、公衆衛生分野における市民協会活動に典型的な手順がふまれていることが確認できる。すなわち、まず専門家による「問題の発見」と「科学的」な状況分析・把握の後、問題克服のための処方箋が提示され、それが地域の行政や他の民間協会、政財界を巻き込んで実践に移されるというものである(34)。協会の顔であったシュロスマン、そして実務を担ったバウムは、医療や社会事業を通して「社会問題」の解決に尽くすという、当時の社会改良派の専門職集団の典型であった。彼らにとってこうした協会活動は、専門家としての「社会的使命」を果たす重要な手段であり、彼らこそがこうした協会活動の仕掛け人であり、中心的担い手であった。

とはいえ、こうした地域を巻き込んでの活動が可能だったのは、乳児保護が時代の流れに乗ったある種の「流行」だったことにある。ナショナリズムと帝国主義に彩られた時代において、乳児死亡撲滅は人びとの大同団結を可能にするキーワードであった。こうした大枠のコンセンサスの存在が、多様な利害集団を結びつけ、多岐にわたる大規模な活動を可能にしたといえる。むろん、こうした一見一枚岩的な「国民運動」のなかにも対立の火種は存在した。ことに乳児保護事業においては、いわゆる医療関係者のほかにも民間協会の篤志の婦人たち、救貧行政、教師、聖職者など、多様な諸集団がその実践にかかわっていた。すでに述べた非嫡出児や未婚の母の処遇をめぐる問題のように、彼らの異なる利害はしばしば現場での活動にも影響を及ぼした。

農村保健衛生指導婦の活動からは、「知」の担い手である指導婦が、文字どおり上から下への啓蒙的指導と教化を試みたことがうかがえる。指導婦の「官吏」としての立場にバウムがこだわったのも、官吏としての「権威」をもって介入することが成功の秘訣と考えられたためである。指導する側とされる側に存在する文化的、社会的、階層的な差異——都市と農村、市民と労働者など——を前提に、外からの権威として家庭生活に立ち入ることがねらいであった。こうした啓蒙がどの程度の効果をあげたのかは、史料的に実証困難である。少なくとも、受益がはっきり目に見える無料診療やミルク支給などがそれなりに受け入れられたことは、母子相談所への訪問数の増加が示すところであろう。もっとも、乳児保護協会が力を入れた乳児ケアや家政コースなどは、長い労働時間と家事に追われる母親たちの生活実態に即したものではなく、本来のターゲット層となる女性たちの参加はごくわずかであった。当事者として支援を必要とする母親向けのコースよりも、ボランティアとして事業に加わろうとする市民層女性向けの研修コースのほうが賑わっていたことは、運動の性格を象徴的に示しているといえよう。

乳児保護協会が活動を開始してからの県内の乳児死亡率の推移をみると、一九一一年夏の猛暑による突然の急上昇を除いては漸次的に低下している。協会はこれをみずからの活動の成果とアピールしているが、生活状況の全般的改善などさまざまな要因があり、もっぱら協会活動の貢献とみることには無理があろう。とはいえ、農村部における非嫡出児死亡率の急激な低下にみられるように、従来その存在がタブー視されていたゆえに救済の対象となりにくかった部分にも目をひらき、直接的介入の契機をつくるなど、部分的にではあれ変化をもたらしたといえる。

結果としての乳児死亡率の推移以上に重要なのは、協会活動の多くが戦後のヴァイマル福祉国家において、ほぼそのままのかたちで制度化されていくことである。たとえば、先述の農村地域での事業は共和国期に整備される郡福祉事務所に引き継がれ、保健衛生指導婦は、戦後すぐに整備された公的職業資格としてのソーシャルワーカーとなる(35)。詳細は別稿に譲るが、戦争末期から共和国初期までの福祉国家、福祉制度の確立期において、デュッセルドルフ県乳児保護協会はこの地域において指導的役割を果たした。福祉行政の組織化についての指針を各自治体に示し、ソーシャルワーカーなど専門職の養成機関を設立するなど(36)、国や州が法的整備を進める以前から地域レベルでの制度化を指導したのは協会である。その結果、デュッセルドルフ県は、福祉事務所や保健所の設置数、公衆衛生・福祉関連施設数、専門職(医師やソーシャルワーカー)の従事者数など数々の指標において、全国的にもっとも先進的な地域のひとつとなった。そうした意味では、協会は、乳児保護という枠を越えて、地域の保健衛生・福祉制度の全般的拡充に関わったといえる。

註記

(1) 子どもの死、とりわけ乳児の死を家族にとっての大きな不幸、悲痛な喪失として受けとめる心性が歴史的に形成されてきたことについては、アリエス（一九九〇）などを参照。
（2）こうした優生学的言説はその後も消失するわけではなく、乳児保護を訴える小児科医であっても優生学との距離はさまざまであった。乳児保護と人種衛生学、優生学との矛盾に満ちた関わりについては、Stöckel（1996）および川越（二〇〇四：第一章）を参照。
（3）いわゆる「ミルク配給運動」については、Fehlemann（2004: 95ff.）を参照。
（4）数値はいずれもプロイセン、バイエルン、ザクセン、ヴュルテンベルク、バーデン邦の平均値（Groth 1912: 282）。
（5）この時期の人口転換については川越（二〇〇一ａ）、櫻井（一九八九）、出生率低下と人口政策については川越（二〇〇四：第三章）を参照。
（6）同じ一九〇一～五年の数値をみると、フランスは一三・九パーセント、イギリス（イングランドとウェールズ）は一三・八、ベルギー一四・八、オランダ一三・六、北欧諸国にいたってはさらに低い一〇パーセント前後と、いずれも、二〇パーセントを超えていたドイツのそれを大きく下回っている（Groth 1912: 282）。
（7）大戦下における母性・乳児保護政策、とりわけ戦時出産援助法、さらに共和国期に制定された青少年児童福祉法が制度化の画期となる。母子保護事業全般についての概観は、原田（二〇〇二）を参照。
（8）ヴィクトリア皇后館については、Weindling（1989: 203ff.）; Stöckel（1996: 246ff.）; Fehlemann（2004: 120ff.）; 川越（二〇〇一ｂ）。同時代の紹介として、たとえば三田谷（一九二三）など。
（9）同様の目的をもつ広域レベルの組織は、その後、相次いで各地で結成された。たとえば「バイエルン乳児保護センター」、「ヘッセン大公国乳児および母性保護のためのセンター」、「ヴェストファーレン州乳児保護協会」など。
（10）乳児死亡そのものは、人口動態を左右する重要なファクターとして人口史の分析対象であり（Marschalck 1984; 櫻井 一九八九、川越 二〇〇一ａなど）、子どもの死をどう受けとめるかといった心性史のテーマでもある（たとえば、アリエス 一九九〇など）。また、乳児死亡撲滅運動、乳児保護事業は、衛生、医療、保育、児童福祉といった各分野をクロスするテーマである。ドイツに関しては、Weindling（1989）; Stöckel（1996）; Fehlemann

(2004)；川越（二〇〇四）、日独比較として川越（二〇〇一b）、日本については、さしあたり伊藤（一九九八）、中馬（二〇〇四）などを参照。

(11) たとえば、乳児保護協会のある保健婦はつぎのように述べている。「私たちは生き延びる力のない子どもを人工的に大きく育てようというのではありません。私たちの活動の目的は、適切な養育とケアによって死亡率を低下させることです。小さな子どもが死ぬことは憂慮すべきことです。しかしもっと憂慮すべきなのは、虚弱で病気がちの人間が、自分自身と他者の負担になることです」(「乳児保護」、*Mutter und Kind*, Jg. 5, Nr. 1, Oktober 1912: 7)。

(12) 乳児保護協会自体は一九三三年まで存続するが、一九二三年のインフレによる深刻な財政難や、ヴァイマル期につぎつぎと制度化された公的乳児保護事業の確立により、その影響力は一九二〇年代半ばには失われつつあった。

(13) 乳児保護協会についての先行研究は、Stöckel (1997)；Woelk (2000)；Dahlmann (2001) が概観を与えているほか、Catsell Rüdenhausen (1990)；Fehlemann (2004) にも関連する記述がある。とはいえ、比較的恵まれた史料状況にもかかわらず、包括的な研究は今日までおこなわれていない。本章の分析の中心となる農村保健衛生指導婦についても同様である。史料状況、とりわけ未刊行史料についてはWoelk (1996: 307ff.)。なお、本論文に関する史料・文献収集においては、デュッセルドルフ大学医学史研究所の梅原秀元氏をはじめスタッフの方々に格別の便宜をはかっていただいた。記して感謝したい。

(14) シュロスマンの経歴については、*Auf neuen Wegen* (1927) およびRenner (1967: 61ff.) を参照。

(15) 乳児保護協会設立にいたる以下の経緯については、シュロスマン自身が専門誌上に詳述している (Schloßmann 1908)。また、Fehlemann (2004: 133ff.) も参照。

(16) 全文は、Schloßmann (1908: 240) に掲載。

(17) たとえば、エッセンのクルップ社、デュイスブルクのティッセン社、レバークーゼンのフリードリヒ・バイエル、デュイスブルクのフランツ・ハニエル、デュッセルドルフのカール・ルドルフ・ペンスケン、フリッツ・ヘンケルなど。

(18) 内訳の総計は三四〇であるが、年報では三五〇となっている。なお、会員数はその後微増を続け、戦後に四〇〇名を超えピークに達した後、急速に減少する（Dahlmann 2001: 55）。

(19) バウムの経歴については、Schaffrodt（2000: 13–43）がもっとも詳細。自伝 Baum（1950）も参照。

(20) 紙幅の関係上、中心的な事業のみをあげる。なお以下の叙述は、一九〇八年から一九一四年までの協会年報にもとづく。

(21) たとえば一九一二～三年には、年二回おこなわれた医師の研修コースに三二名、年に一回の獣医師コースには三一名、年六回の助産婦の研修には六〇名が参加している（*Jahresbericht* 1912/1913: 9）。

(22) この雑誌は当初助産婦向けに無料で配布されていたが、途中から一般の母親向けにも配布されるようになった（*Mutter und Kind*, Jg. 1, Nr. 1, November 1908: 1）。なお、創刊当初は協会単独で発行していたが、一九〇九年には「ヘッセン大公国乳児および母性保護のためのセンター」、一九一〇年からは「バーデン女性協会第六乳児保護部局」が共同発行主体として加わった。発行部数は一九〇九年末には六五〇〇部、一九一〇年八月には一万五五〇〇部。

(23) 一九一二～三年には年間六五のコースが設けられ、九七一人が参加した（*Jahresbericht* 1912/1913: 9）。

(24) バウムの念頭にはイギリスの訪問保健員、ディストリクト・ビジターなどがあると思われるが、なお詳細な検討が必要である。イギリスについては松浦（一九九三）を参照。なお、こうした職種を示す用語は当時においてはまだ一定せず、自治体や協会ごとにさまざまな呼称が用いられていた。日本でも、保健衛生の従事者が保健婦という名称で統一される以前には、訪問婦、指導婦、農村保健婦、社会保健婦、公衆衛生婦、社会看護婦、指導員、巡回看護婦、保健指導婦などさまざまな呼称があった（清水　一九八九：三三二）。ここでは、一般的な保健婦よりも広範囲の業務を担う専門職を意味する言葉として「保健衛生指導婦」を用いた。

(25) この二人についてのバウムの回想は、Baum（1934: 102）を参照。

(26) たとえばデュッセルドルフ郡は、一九一〇年以降、保健衛生指導婦雇用のために乳児保護協会から一人あたり七〇〇マルクの助成を受けている（*Jahresbericht* 1909/1910: 13）。当時まだごくわずかであった女性官吏としての地位は、バウムの強力な働きかけによるものであった。

（27）乳児保護協会年報に掲載された、一九〇九年九月のデュッセルドルフ郡の服務既定による（*Jahresbericht* 1910/1911: 16f.）。
（28）協会サイドも、こうした篤志の女性たちを育成するための研修コースを用意していた（*Jahresbericht* 1913/1914: 11, 14）。
（29）もっとも、一九一〇年まで漸次的に低下していた乳児死亡率は、翌一九一一年夏の記録的猛暑によってふたたび急上昇した。この事態はシュロスマンをはじめ協会幹部に大きな衝撃を与え、以後シュロスマンは、活動の対象を非嫡出児だけでなく嫡出児を含めた「県内すべての乳児」へと拡大することとなる。
（30）バウムは農村社会事業の組織化における第一人者として、当時の代表的専門機関、「ドイツ救貧慈善協会」の年次総会で、デュッセルドルフ郡の試みを紹介している（Baum 1916: 7ff.）。
（31）糖分が高すぎるため乳児栄養には不適とされていた。とはいえ、『母と子』誌上には、「母乳のかわりに、幼児の栄養補給に」というキャッチフレーズとともに、このスイス・ミルクの広告も掲載されている。
（32）ビタミンの欠乏による、いわゆる「くる病」。
（33）チューブ付き哺乳びんをめぐるフランスでの「闘い」については、岡部（二〇〇四）、一二二頁以下。
（34）たとえばこの地域では、乳児保護協会と同様のスタイルで組織化された「ニーダーライン公衆衛生協会」（一八六九年設立）などの先例がある（Labisch/Tennstedt 1985: 27ff, 32ff.）。
（35）農村保健衛生指導婦から発展した家族保護ワーカーについては中野（二〇〇四）、ソーシャルワーカーの職業化については中野（二〇〇三）を参照。
（36）乳児保護協会がおこなっていた数々の研修コースのなかから、一九一六年にはソーシャルワーカー養成専門学校「ニーダーライン女子アカデミー」が、さらに一九二〇年には自治体や学校、福祉事務所で従事する医師のための研修校として「西部ドイツ社会衛生学アカデミー」が、それぞれ設立されることになる。

第3章　農村における産育の「問題化」

一九三〇年代の愛育事業と習俗の攻防

吉長　真子

一　「自力で産む」世界から妊産婦・乳幼児保護事業へ

一九八〇年代以降日本では、病院で医師に「産ませてもらう」出産が主流となっていく状況の一方で、そのような出産のあり方を疑問視する女性たちによって豊かな出産史の研究が蓄積されてきた[1]。とくに、「とりあげ婆さん」に介添えを頼んだり、家族に抱きかかえられたりしながらも、「主体性をもって」、座産で「自力で産む」世界を体験してきた世代の女性への聞き取りを、新鮮な驚きとともに書き記した吉村典子（一九八五）と長谷川博子（一九九三）の研究は、近現代の出産史研究に大きな影響を与えたといえる。

しかしながら、過度に医療化した現代の出産をめぐる状況をもとにふり返ってみたときには評価できる側面が見いだされる「自力で産む」世界も、当時の母子にとっては、「ちょっとのことであっちとこっちが決まる」（長谷川　一九九三：一〇一、傍点は原文どおり）、まさに生と死の瀬戸際の世界でもあった。したがって、一九一〇年代ごろから日本の高い乳児死亡率が問題にされるようになると、国を挙げて調査、分析がおこなわれ、官民総がかりでさまざまな対策が実施されたのである（伊藤　一九九八、川越　二〇〇一）。そして都市部においては、産院、乳児院、保育所、健康相談所、牛乳配給所などの妊産婦・乳幼児保護施設がある程度普及し、児童衛生展覧会、児童愛護デーなどによる啓蒙活動にも力が入れられ、乳児死亡率は一九二二年の一八五パーミル（千分率）から一九三七年には九五パーミルへと顕著な低下を示した（伊藤　一九九八：五）。またこの時期都市においては、求めて育児書を読み、育児書に書かれた内容を忠実に実行する、高い「『教育』熱」をもつ新中間層の家族も数を増しつつあった（沢山　一九九〇）。

それに対して農村部の乳児死亡率は、一九二二年には都市部よりもかなり低い一六四パーミルであり、その後も低下を続けて一九三七年には一一七パーミルとなったが、都市部と農村部の乳児死亡率は逆転してしまったのである（伊藤　一九九八：五。参考までに二〇〇五年の日本の乳児死亡率は二・八パーミルである）。折しも一九三〇年代には、人口の供給源として認識されていた農村に恐慌や自然災害がうち続き、疲弊した農村への救済対策が講じられることとなり、妊産婦・乳幼児保護の問題も重視された。この時期の乳児死亡問題とその対策について考察した伊藤繁は、都市のような妊産婦・乳幼児保護施設の設置が不十分な農村においても乳児死亡率が低下したのは、公設産婆や巡回産婆（自治体や社会事業団体が産婆を雇い、受け持ち地域の妊産婦を巡回訪問して出産介助や健康相談をおこなう制度）がかなり普及しており、「都市に設置される産院とは異なって、これらの施設はかなり広域的に組織されているから、多くの妊産婦がその恩恵に浴した」ためであろうと推測している（同前：一一〇）。この時期、試験及第の「新産婆」の数が年ごとに増加し、乳児死亡率が低下したのは事実であり、両者のあいだに相関関係が認められるのは確かであろうが、果たして事態はそのように簡単に「恩恵に浴した」とまとめられるようなものだったのであろうか。

当時、無医村だけでなく無産婆村が問題となっており、一九三四年において産婆のいない町村が全国に二三五一町村もあった（財団法人中央社会事業協会　一九三四：二一七）。だが問題はそれだけでなく、村に産婆がいても、助産を頼む者は限られているのが一般的な状況であった。長野県は一九三三年当時乳児死亡率がとくに低い地域であったが、恩賜財団愛育会の調査では表1に示したように、資格をもつ産婆、医師の介助を受けた出産は四割弱にすぎない。このような状況の当時の農村で出産や子育てのありようを変えることは、実は非常に困難な事業なのであった。

表1　長野県下89町村の出産における助産人分類（1932年11月～1933年10月）

（単位：人；括弧内%）

助産婦	3,325	(36.3)
医師	318	(3.5)
経験アル家人	1,985	(21.7)
経験アル知人	2,878	(31.4)
其ノ他	628	(6.9)
不詳	19	(0.2)
計	9,153	(100.0)

出所：『石川県長野県乳児死亡状況調査（中間報告第一）』（恩賜財団愛育会　1936: 4）に百分率を加えて作成。

本章では、一九三〇年代の農村に妊産婦・乳幼児保護の観念と知識、および施設・専門家の普及を図った代表的な団体である恩賜財団愛育会の試みを具体的に紹介することを通して、当時の産育実態とその問題のされ方について検討することにしたい。そこで焦点になるのは、産育にまつわる習俗の存在である。そして本章の検討は、農村における妊産婦・乳幼児保護事業には周到な仕掛けが必要であったことを明らかにすると同時に、従来の民俗学が描いてきた村落共同体における産育習俗の固定的なイメージを、そのまま一九三〇年代の農村にあてはめることの妥当性について再考する作業にもつなげていくことを意図している。

二　恩賜財団愛育会の設立と地方進出

(1)恩賜財団愛育会の設立

内親王の誕生が四人続いていた天皇家に、一九三三年一二月、生まれながらの皇太子が誕生した。恩賜財団愛育会（以下、「愛育会」と略記）は、この皇太子誕生を記念して「本邦児童及母性ニ対スル教化竝ニ養護ニ関スル諸施設ノ資」（御沙汰書）として下賜された内帑金を基金とし、一九三四年三月に設立されたものである。所管は文部省と内務省であり、文部省が主管した（一九三八年の厚生省設立後は文部省と厚生省の共管）。そして「御沙汰書」の言葉にあるとおり、「児童及母性ニ対スル教化竝ニ養護」の事業（愛育会の設立後、「愛育事業」と総称されるようになった）を広くおこない、「愛育事業」に関する中央機関であろうとした（吉長　二〇〇二）。

愛育会の具体的な事業内容については、同年五月に設置された愛育調査会が協議、決定した。愛育調査会の委員長は理事長の関屋貞三郎、副委員長は常務理事の斎藤守圀であり、委員にはつぎの一四名が委嘱された。[2]医学関係から大西永次郎（文部省学校衛生官）、斎藤潔（聖路加病院）、西野陸夫（内務省社会局技師）、野辺地慶三（内務省防疫官）、広瀬興（中野組合病院長）、三田谷啓（三田谷治療教育院長）の六名、心理学関係から青木誠四郎（東京帝国大学助教授）、淡路円治郎（東京帝国大学助教授）、岡部弥太郎（立教大学教授）、倉橋惣三（東京女子高等師範学校教授）の四名、社会事業関係からは小沢一（浴風会保護課長）、賀川豊彦（社会事業家）、長谷川良信（マハヤナ学園）、原泰一（中央社会事業協会理事）の四名である。

調査研究は愛育調査会の活動の大きな柱であり、まずつぎの四項目の調査に着手した。①乳幼児の出生率・死亡率・死因と生活条件に関する調査、②乳幼児の身体発育規準調査、③乳幼児精神発育規準調査、④乳幼児保育方法調査、である。乳幼児死亡調査については、それまで把握されていなかった全国の郡市区町村別の統計について、内閣統計局の協力を得て調査集計し、一九三五年二月に愛育調査資料第一輯『昭和八年郡市区町村別、出産・出生・死産及乳児死亡統計』としてまず七府県分を刊行した（その後、一九三六年三月に第二輯、一九三七年二月に第三輯によって全道府県分を刊行）。一九三四年度中はその他、調査会委員を派遣しての保育所保姆講習会や講演会開催、内地外地罹災乳児への物品贈与、愛育事業従事者表彰等の事業がおこなわれた。

一九三五年度に入ると、保姆講習会（愛育事業従事者講習会）の開催に加えて、東京市と大阪市の百貨店高島屋における「こども愛育展覧会」（妊娠・出産・育児に関する資料を蒐集、作製して展示）の開催、リーフレット「妊産婦の心得と乳幼児の育て方」四〇万枚の全国配布、機関誌『愛育』の創刊、『愛育読本』（愛育調査会委員倉橋・斎藤・青木の共著）を三省堂から出版、小冊子〈愛育叢書〉の刊行開始（第一輯『妊産婦と幼児の食物』）、と進められた。また柳田國男に依頼して、妊娠・出産・育児に関する民俗資料調査にも着手した（恩賜財団愛育会　一九三六b：三～二五）。

(2) こども愛育展覧会

「こども愛育展覧会」は皇太子が三歳（数え年）になるのを記念し、「愛育精神の啓発涵養を図る」ことを目的に、一九三五年一一月一日から一〇日まで東京日本橋の高島屋で最初に開催された。主催は愛育会で、文部省と内務省が後援した（恩賜財団愛育会　一九三五）。内容は「展覧会要項」（綴A）[3]によると、「明朗日本の建設」と題した乳児死亡や愛育事業施設に関する諸統計、胎児発育の過程と妊娠・出産時の心得、産室における分娩具、新生児から学齢前までの児童の発育過程と諸注意（乳児の寝具、人工栄養品と衛生的な調理具、家庭に必要な薬品、年齢に適した食事や遊具、雛祭りなどの行事における衛生）が、実物や模型、図表によって解説とともに陳列された。さらに七五三祝（明治神宮参拝）や金太郎（熊と相撲の場面）、児童遊園のパノラマ、子育ての情景を描いた数種のジオラマ、母の愛育を示した「頼山陽の母」のパノラマのほか、ドイツの子供室（パノラマ）、外地および外国における育児用品、妊娠・出産・育児に関する古文献および絵画、年代別玩具の変遷を示す実物、「宮内省御貸下品」、託児所教化資料としての紙芝居や操り人形、と陳列品は多岐にわたり、図1のように展示された。そして附帯施設として相談室が開設され、最初の三日間には高島屋ホールにて講演会、映画会なども開催された。なお、展示物や陳列の内容、場内の様子などは、写真に記録されて『こども愛育展覧会記念帖』（非売品）に翌年まとめられている。それによると、展覧会には毎日二万から三万数千人もの入場者があった（恩賜財団愛育会　一九三六a）。

このように子どもや育児、母子保健をテーマにした展覧会（博覧会）はこれ以前にもあったが（川口二〇〇六）、愛育会では愛育調査会委員らによって研究された陳列内容や、多方面から蒐集したり、借り受けた育児用品を展示したことなどに特色があったといえる。さらに愛育会ではこの展覧会の全国移動開催を計画し、その第一回として、一九三六年一月七日から一九日まで大阪市の高島屋で「こども愛育展覧会」を開催した。今回も主催は愛育会で、後援には文部省・内務省・大阪府・大阪市が名を連ねた。東京での内容に図表等の補筆加正を加えたほか、大阪市立幼稚園園児製作による「お人形の家」が出品され、さらに附帯施設の教養相談では、健康相談、歯科相談、智能テストがおこなわれた。定休日一日を除く一二日間の入場人員は男性五万三一五七人、女性四万一七五七人、子ども二万七九九二人の合計一二万二九〇六人という盛況であった。とくに妊産婦・幼児の食事については、実物出品では調理が困難で腐敗の恐れもあるため模型に調整して出品したところ、熱心に足を留める者がもっとも多く、掛員に対する質問も活発であったという（「大阪に於けるこども愛育展覧会概況」綴A）。

図1 「こども愛育展覧会」会場略図

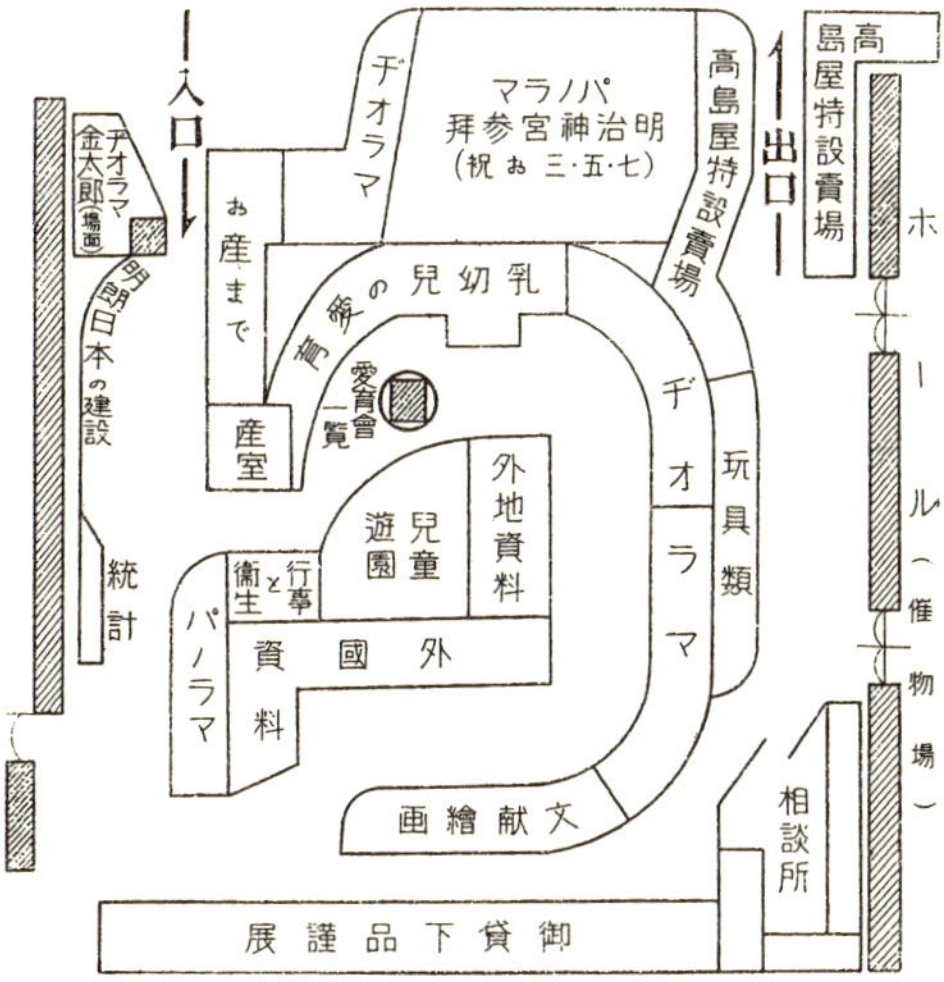

出所：恩賜財団愛育会（1935）。

(3) 事業の全国展開

翌一九三六年度は同様の事業を継続したが、地方での「こども愛育展覧会」開催用に陳列品無料貸出の便宜を図り、一五県および樺太の計二一カ所で開催したことや、愛育村・愛育班の指定を一〇県におこなったことにより、事業が広く全国的に展開される様相を示した。

「こども愛育展覧会」の陳列品については、これまでのものに立体統計と、季節ごとの遊びに興じる子どもたちのジオラマを追加し、玩具、衣類を補給整理したものを第一号とし、さらに第二号、第三号の陳列品セットを作製して、全国巡回の準備を整えた。そして道府県知事と全国の市長に陳列品貸出手続きについて通牒し、展覧会開催の希望受け付けをおこなった（「こども愛育展覧会陳列品貸出実施ノ概況」綴A）。五月から六月にかけて開催された展覧会の開催地、会場、開催日数、観覧者数は、宮城県栗原郡若柳町（若柳尋常高等小学校講堂、三日間、約四〇〇〇名）、兵庫県神戸市（神戸大丸、六日間、約一一万二〇〇〇名）、静岡県静岡市（田中屋百貨店、八日間、一万一八九二名）、山形市米沢市（米沢郷土館、五日間、約三五〇〇名）、熊本県熊本市（千徳百貨店、九日間、約二万三〇〇〇名）、神奈川県横須賀市（さいか屋百貨店、五日間、一万四六七四名）、山形県山形市（県物産紹介所機械館、三日間、五一〇八名）、広島県広島市（福屋百貨店、五日間、三万八三九一名）、山形県鶴岡市（私立荘内婦人会幼稚園、三日間、一一一七名）、山口県宇部市（神原小学校講堂、二日間、約四五〇〇名）、山口県山口市（八木百貨店、二日間、約四三〇〇名）、島根県松江市（興雲閣、五日間、四〇四三名）であり、「赤ん坊審査会」や「こども健康相談所」を附帯施設として実施した会場もあった。樺太での開催（樺太大泊高等女学校、一〇日間、一万四二四五名）は、八月におこなわれた（恩賜財団愛育会　一九三七：一〇～一五）。

五月から六月に各地の展覧会に陳列品の陳列・撤廃のために派遣された出張員による報告には、陳列の状況や観覧者の様子、そしてそれにもとづく感想、要望などが記されている。たとえば、ある出張員は久邇宮家「御愛用玩具」の「御貸下品」や、東京での展覧会のさい展示された皇太子、内親王「御愛用玩具」の写真「謹展」について、陳列場所や背景、敷物などに慎重に気を遣った様子を記したうえで、各地主催関係者や一般観覧者が口をそろえて漏らした感想は、「其ノ御玩具ノ御質素ニシテ、一般家庭ニ於ケル児童ノ玩具ト異ナル所ナシトテ、何レモ畏レ多キ念ヲ抱クト共ニ深キ感銘ヲ残シタルモノ」だったと報告している。展覧会入口を飾ったジオラマはどの会場でも好評だったようだが、図表については「医学方面、栄養方面、離乳方法に関し今少しく詳細にわたりたる図表を欲する意見各地共にありたり」、「図表は尚文字多き観あり」、「図表の内統計などは一部の専門家には解ると思ふが一般の母親達には解らないと思ふから解説を詳細に書いて欲しい」など、展示方法の工夫が要望されている。また、その他数件の報告に共通していた要望事項は、「展覧会の内容に就ては、観覧者をして単に漫然と見て通る丈に止めず、後日之れが何等かの参考に資せんが為め」、あるいは「熱心家は子供を背負ふれ〔ママ〕ま丶長時間の筆記に遂に背中では泣き出すといふ有様、亦男子の熱心家もあつて朝から順序を追ふて筆記するを見ました」ため「子供を泣かさず自分も苦しまずに、亦男子がはずかし想な姿態して筆記せずともすむ」ように、展示内容をパンフレットやリーフレットにして「廉価に頒つの要あり」という意見であった。また「食品模型の内容が少しく都会中心主義なるを惜しむの声を多く聞けり、調理法と共に材料其物をも少しく婦人雑誌的都会的なるものより、実際生活に即したるものに改善の要あるを覚ゆ」、「材料と価格の点に就いて相違があつて農村ではとても喰べられませんといふ人もあつた」、「衣服に於ても然り、地方人士には余りにも近寄り難き感あるは瞭然の事実」といった具合に、食品や衣服、そして玩具についても見本が地方、とくに農村向きではないということが強調されている（「こども愛育展覧会陳列品貸出実施ノ概況」綴A）。なお、これらの意見をもとに、同年八月には『こども愛育便覧』という小冊子が作成、販売され、展示内容についても後述するように工夫が施された。

そしてこれら出張員の報告のなかで注目すべきは、「今更言ふを要せざる所なれど、更にそれ以上に、我が愛育会の地方進出の第一回事業として一面宣伝的意義を多分に含むものと私考す」、「今展覧会は各地に置《〔ママ〕》き甚だ好評を拍《〔ママ〕》し且愛育会の存在も示し又非常に愛育会に対して関心をもたれた」とこの展覧会の意義を捉えていた出張員がいたことである（「こども愛育展覧会陳列品貸出実施ノ概況」綴A）。愛育会はこうしてこの年さらに地方進出の歩みを進め、全国各地の農山漁村に「愛育村」という名の指定村を置き、農村の乳児死亡率低減に有効な施策を模索して、愛育村事業を創設した。

これは愛育班（村内全戸を愛育班に編制し、医師・保健婦らの指導のもと、一般家庭の女性の愛育班員を訓練して受け持ち家庭を訪問させ、産前産後、出産時の注意や育児知識の普及を徹底させる）の設置を特徴とするもので、初年度は東京隣接県に三カ村と北陸地方二カ村の愛育村計五カ村、ならびに東北地方には応急措置として愛育班設置村を五カ村指定した。翌一九三七年度には四カ村、一九三八年度に三カ村と徐々に指定村を増やし、一九三九年度には一気に全道府県一カ村ずつの愛育村がいきわたり、その後も毎年数カ村ずつ新規の指定が続けられ、愛育会の主力事業として指導、運営がおこなわれた（吉長　二〇〇六）。

⑷リーフレット「妊産婦の心得と乳幼児の育て方」（農山漁村用）

そしてこの一九三六年度は愛育村事業の開始と歩調を合わせて、農村向けの事業がつぎつぎと展開された。たとえば、児童愛護週間にリーフレット「妊産婦の心得と乳幼児の育て方」が都市用と農山漁村用に編集しなおされて各四〇万枚配布されたり、〈愛育叢書〉の第二輯として倉橋惣三述『農繁期託児所の手引』、第三輯には広瀬興述『季節保育所の衛生』を出版するなど、事業対象として農村が強く意識されだしたのである。そして愛育村で配布する、妊娠中や育児の注意点、病気の応急手当などを平易に説明したリーフレット〈愛育の栞〉も、第一輯「子は宝国の力となる双葉」、第二輯「感冒は万病の因」、第三輯「つわりの話」が刊行された。また一方で、「こども教養相談所」と「こども健康相談所」が東京市内四カ所に開設されてもいる（恩賜財団愛育会　一九三七：二〇～三一）。

一九三六年に作成された広瀬興（恩賜財団愛育会愛育調査委員　医学博士）述「妊産婦《にんさんぷ》の心得《こゝろえ》と乳幼児《こども》の育《そだ》て方《かた》」（以下、ルビ・傍点は原文どおり）の農山漁村用は、「はしがき」に作成の意図をつぎのように記している。

> 日本《につぽん》の乳児《ちのみご》の死亡《しぬ》の割合《わりあひ》は大変多《たいへんおほ》いのです。それにはいろいろの原因《わけ》がありますが、最《もつと》も主《おも》なことは日本《につぽん》の一般《ふつう》の家庭《いへ》に育児知識《こどもをそだてるこゝろがけ》の充分徹底《よくわかつて》して居《ゐ》ないことだと思《おも》はれます。このちらしはその欠点《たりないところ》を幾分《すこし》でも補《つけたす》はんがため主《おも》に農山漁村《ゐなか》の方々《かたがた》の為《ため》に作《つく》られたものです

内容は「一、妊産婦《おさん》の心得《こゝろえ》」、「二、乳児保育心得《ちのみごのそだてかた》」、「三、幼児《こども》の保育心得《そだてかた》」の三章からなり、乳幼児期の身長・体重・頭囲・胸囲の発育標準値と、児齢ごとの牛乳の薄め方についての表も加えて、一枚にま

とめられている。「一、妊産婦《おさん》の心得《こゝろえ》」には、つぎのような項目がある。

イ、妊娠中《おさんまへ》の心得《こゝろえ》

一、出来《でき》るだけ早《はや》く、一度医師《いちどおいしや》か産婆《さんば》に診察《しんさつ》を受《う》け、病気《やまひ》の有無《あるなし》を検査《しらべ》してもらうこと、医師《おいしや》も産婆《さんば》も居《を》らぬときは、経験《けいけん》のある人《ひと》に相談《さうだん》すること。

四、夏《なつ》は勿論《もちろん》、冬《ふゆ》も日光《ひ》によく当《あた》ること、家内《うち》に風通《かぜとほ》しよくすること、湿気《しめり》を防《ふせ》ぐこと、殊《こと》に雪国《ゆきぐに》では平素《へいぜい》、窓《まど》を広《ひろ》く開《あ》けられる様《やう》に工夫《くふう》して置《お》くこと。

五、居室《すまゐ》と厩《うまや》が連《つな》がつてゐる家《うち》は殊《こと》に清潔《せいけつ》に注意《ちうい》すること、ふみ藁《わら》を度々《たび〱》換《か》へること、屎尿《ふんにょう》の流通《ながれみち》をよくすること。

六、適度《ころあひ》の仕事《しごと》は却《かへ》つて身体《からだ》によいが、重《おも》い荷物《にもつ》の上《あ》げ下《おろ》し、持《も》ち歩《ある》き、下腹《したはら》に力《ちから》を入《い》れるやうなイキミをすること、長《なが》い間《あひだ》しやがんでゐること、下腹《したはら》や脚《あし》を永《なが》く冷《ひや》すことなどはいけないから、家内《うち》のものは労《いたは》つて、成《な》るべくさせぬ様《やう》に注意《ちうい》すること。

十一、お産《さん》の用具《ようぐ》と嬰児《あかんぼ》の用品《ようひん》は前《まへ》もつて用意《ようい》しておくこと。

ロ、産時《おさんとき》、産後《さんご》の心得《こゝろえ》

一、お産《さん》で命《いのち》を亡《な》くする人《ひと》の大部分《おほく》は「産褥熱《さんじよくねつ》」と云《い》つて、お産《さん》や産後《さんご》の不潔《ふけつ》が原因《もと》です。お産《さん》に用《つか》ふる布《きれ》や水《みづ》、手当《てあて》を清潔《きれい》にすること。昔《むかし》の様《やう》に「産《さん》ぼろ」と云《い》つて使《つか》ひ古《ふる》しの汚《よご》れた布片《ぬのきれ》など用《つかつ》ゐてはいけない。必《かなら》ずよく熱湯《あついゆ》で洗《あら》つてよく日光《ひ》に乾《かはか》したものを用《つかふ》ゆること。

二、お産《さん》は思《おも》ひがけぬ難産《なんざん》となることがあるから、産婆《さんば》のある所《ところ》なら必《かなら》ず産婆《さんば》を呼《よ》ぶこと。

五、滋養《じやう》のあるものを何《な》んでも食《た》べること。昔《むかし》から「毒断《どくだ》ち」と云《い》つて、粥《かゆ》と塩《しほ》ばかりで数日《ごろくにち》を送《おく》ることなど、却《かへ》つて栄養不足《えいやうふそく》となり、乳《ち》が出《で》なくなり、嬰児《こども》の発育《そだち》を悪《わる》くするから三日目《みつかめ》位《ぐらゐ》から消化《こなれ》のよいものなら何《な》んでも食《た》べた方《はう》がよろしい。

このリーフレットの都市用については、広瀬興の肩書きが愛育隣保館館長と記されている、すなわち一九三八年以降のものしか筆者は確認できていないが、たとえば都市用では「医師《おいしや》も産婆《さんば》も居《を》らぬときは」、「産婆《さんば》のある所《ところ》なら」等の但し書きはなく、「お産《さん》の時《とき》は必《かなら》ず良《よ》い産婆《さんば》を頼《たの》むこと」といった文言になっている。また都市用の産前の心得では「程《ほど》よい運動《うんどう》が必要《ひつやう》で、平生身体《へいぜいからだ》を動《うご》かすことの少《すく》ない人《ひと》は家《いへ》の仕事《しごと》などを成《な》るべくした方《はう》がよろしい」とあり、「家内《うち》のものは労《いたは》つて」のような表現は見られない。さらに農山漁村用では東北地方によく見られる、窓がなかったり小さかったり、厩と一体になった家の造りについての注意もなされるなど、かなり農山漁村の実態にあわせた助言がなされていることがみてとれよう。また日常語でルビを振っているのは愛育村における配布印刷物と同様であり、文章を読みやすいよう、そして文字を読めない人に読んで聞かせる場合にわかりやすいよう工夫されているものと推測される。

⑸農村こども愛育展覧会

一九三七年度には、前述したような反省からそれまでの「こども愛育展覧会」が都会向きのものだったとして、展覧会の内容・規模を農村向けに編成しなおし、全国を巡回させる態勢を整えた。会場設備、陳列品の荷解きから陳列方法、荷詰めにいたるまでの詳細な注意点を解説した「農村こども愛育展覧会開催の指針」（綴A）には、「農村こども愛育展覧会」の趣旨として、

本展覧会の陳列品は一昨年来各地に開催して好評を博した「こども愛育展覧会」の資料中より特に農村愛育思想普及上、直接指導に役立つ方面に主力を置き「見て直ぐ役立つ」「農村の家庭で容易に行はれ得る」実際方面を特に強調し且つ巡回に便ならしむる様組合せたものである。

と謳われている。これは「独立した展覧会としては聊かその規模が小に失する憂ひがないでもない」、「一見陳列品が貧弱の様である」が、「手に入り易い」、「実用的なもの」の一例を示すためにはやむをえなかったとも説明している。会場の規模としては、だいたい小学校の教室（二〇坪）二室ぐらいあれば十分なように考えられていた。

陳列品の内容は、以前の「こども愛育展覧会」ではたとえば食品模型として離乳期の食物には、おじや粥と野菜のそぼろかけ、ブラマンジー、牛乳粥とほうれん草と麩の煮付、卵黄入り重湯、食パンの軟煮、野菜入りお粥が、幼児期の食物では、味噌汁といり豆腐（朝食）、五目飯と林檎のとも和へ（昼食）、鯖ボールとマッシュポテト（夕食）が用意されていた。妊産婦の食物としては、味噌汁と焼めざし（朝食）という献立もあるが、夕食には、「シチユウ」、「チヤウダーとチキンカツレツ」という例もある。間食には果物の類のほかに、ホットケーキ、ボーロ、キャラメル、落雁なども並んでいた（「こども愛育展覧会貸出品借用書」綴A）。それに対して「農村こども愛育展覧会」の離乳期の食事献立例として

は、お粥、葛ねり、お粥と野菜の煮付、お粥と豆腐の餡かけ、野菜のよせもの、幼児の食事献立は、味噌汁とでんぶ（朝食）、おじやと煮干の佃煮（昼食）、さつま汁と大根塩もみ（夕食）が、材料と調理方法を具体的に示して紹介され、調理して陳列するよう指示されていた（「農村こども愛育展覧会開催の指針」綴A）（表2）。

そのほか表2に示したように、産ぼろをせいろうと釜で消毒する方法や、乳児の体重のはかり方を見てわかるよう陳列品で示したり、妊娠中の家事の仕方に注意を促すなど、以前には見られなかった内容が含まれている。先に紹介したリーフレット同様、「農村こども愛育展覧会」では農村の実態にあわせ、農村でも実行できる内容や、農村で必要とされる注意点が研究されているということができよう。

一九三七年度中は、「都市こども愛育展覧会」は三市にて開催、一方「農村こども愛育展覧会」は町村長や小学校長との共催で九県二八町村にて開催された（恩賜財団愛育会 一九三八：一九〜二一）。またそれとは別に、愛育村に指定された村では発会式のさいに必ずこの展覧会を開催して、村民一般に愛育事業への理解を深めさせることが定められ、実行されていた。

そして、この一九三七年度には国民精神総動員下、愛育会はパンフレット『愛育班の栞』六万部とリーフレット「銃後と愛育精神」五〇万枚を作成して全国町村に頒布し、愛育班の活動を全国に勧奨した。また愛育村における指導教材となる〈愛育叢書〉は第四輯『農村を主にした妊産婦と幼児の食物』が、リーフレット〈愛育の栞〉は「お産の衛生」や「抱き方と負ひ方」、「はしか」、「おつうじとおしつこの躾」、「銃後の母」など第一二輯まで刊行された。一方で愛育調査会による研究調査も継続し、とくに愛育村において、妊婦および乳児をもつ母親による「愛育日記」記入、生活記録映画の作製、学校に依頼しての児童調査票記入等がおこなわれ、農村母子の生活状況の把握と研究が熱心になされた。また新潟市、金沢市には地方分室が設置された（恩賜財団愛育会　一九三八：七〜三二）。

(6) 愛育研究所開設

一九三八年度には、愛育会設立直後から愛育調査会で熟議されてきた、母子の保健・教育・保護に関する総合的研究機関としての愛育研究所が、麻布区盛岡町一番地の御料地の払い下げを受けて開設され

農村展覧會陳列方法一覧表

	圖表	所要間数	陳列品
1	健康で嫁いだ婦人も 妊娠の徴候 妊婦の栄養 お産から働くまで 母乳をよく分泌さすには （横標語）釜を利用せろ消毒法	三間	産ぼろ せいろう 釜 消毒器 産具
4	妊娠中の洗濯の仕方 妊娠中の拭掃除の仕方 娠娠中の掃除の仕方	二間	壁面のみにて使用棚なし 妊産婦の食事　二日分
5	新生児の発育 乳児の精神及身体発育　前期　中期　後期 幼児の精神及身体発育　前期　中期　後期	三間半	玩具別記 説明カード裏の番號順に依ること。 農村展覧會食事 別記の献立により作成陳列されたし。 尚料理の傍に其の材料の品名を示し各品を其の分量づつ皿に盛り、料理のそばにつけるとよい。

内容一覧

表２「農村こども愛育展覧会」

番号	2	3
題目	おむつのあて方	赤ん坊の目方を計れ
標語	（横標語）おむつは洗濯して作りませう	
所要間数	二間半	二間
内容	三角おしめ　三組 おしめ　三組 人形　四箇 （図表おむつのあて方の二と四程度のあて方を示すこと、三角おしめも同様） （人形でおしめのかけ方を示す）	体重計　秤に袋をかけ中に人形を入れて陳列す 乳児袋 人形 天秤 カンイ乳児袋　同右 人形 体重計（臺秤）　臺秤に人形をのせ陳列す 人形

番号	6	7	8	9
題目	小児病の徴候 体温計のあて方 蛔虫に注意せよ 乳幼児の傳染病の注意	トラホームの傳染 歯を磨く習慣をつけよ アルコール中毒の乳児に及ぼす影響	育児双六 よい負ひ方、悪い負ひ方 よい抱き方、悪い抱き方 乳児の栄養	愛育班の組織　壁面のみにて使用棚なし 愛育会一覧
標語				
所要間数	二間半	二間	二間	一間半
内容	虫下し薬 乳児糞便模型 寄生虫模型 吸入器 浣腸器 体温計 氷嚢 薬品（品名別記	トラホームの模型	衣服（品名別記） 人形　二箇 人形は適当に衣服をきせ用ふ	（愛育会発行図書）

出所：「農村こども愛育展覧会開催の指針」綴A。

た（本部事務所も文部省内からここに移転）。これは保健部と教養部からなり、附属施設として愛育医院（小児科・産科）、哺育室、教養相談室、特別保育室等が設置された（所長稲田竜吉、保健部長斎藤文雄、教養部長岡部弥太郎。産科は四〇年になって開設）。また、閉鎖された東京帝国大学セツルメントを引き継いで愛育隣保館が開設され、保育、講習、健康・教養相談などの事業がおこなわれた。そして機関誌『愛育』はもっぱら「家庭愛育ノ方面」に向け、それとは別に「社会的愛育事業ノ方面」に向けて、新たに『愛育新聞』が毎月発行されるようになった。五月と九月の「季節保育所特輯号」は一万部印刷され、全国の季節保育所に頒布された（恩賜財団愛育会　一九三九a：一四〜五七）。

愛育研究所開所以降、調査研究の中心はしだいに調査会から研究所へ移っていき、その内容も産科、小児科、栄養、保育に関する臨床的なものとなっていった。そして研究所の所員は愛育村へ、妊産婦・乳幼児健康相談、健康診断のスタッフや、講習の講師として出向くとともに、愛育村をフィールドにした調査をおこない、また愛育会が実施した保姆や保健婦の養成事業の実習地として愛育村を利用もした。

愛育会の初期の事業展開についての叙述はここまでとするが、乳幼児死亡調査から始まった愛育会の事業が、一九三四年という設立年から必然的に農村対策が重視され、農村に妊産婦・乳幼児保護の観念と知識を普及するためにどのように事業に工夫を施したかが理解されたであろう。しかし展覧会を開いたり、リーフレットや冊子を作成、配布したりという形式の啓蒙活動だけでは、農村の産育実態を簡単に変えていくことはできない。そこで愛育会が実効ある農村の乳幼児死亡対策として考案したのが、愛育村事業であった。

三　愛育村事業の展開――山梨県源村の事例から

ではつぎに、一九三七年に愛育村に指定された山梨県中巨摩郡源村（現、南アルプス市）を事例にして、愛育村事業の一九三〇年代における展開過程と、そこで生じた問題について検討することにしたい。

⑴源村の概況

源村は、甲府の西約一二キロに位置している。一九三九年時の総戸数は六一二戸、総人口（現住者）は三三八五人であり、職業別内訳は農業四九六戸、工業一九戸、商業三五戸、交通業二戸、公務・自由業一七戸、その他四三戸であった。農家の大部分は養蚕を主体とし稲作を副として経営していて、水田面積一一一町歩に対し桑園のほうが一四三町歩と多く、生産額も米一四万一一七〇円に対し繭は五六万八六八九円であった（中巨摩郡源村経済更生委員会　一九四〇：一～五）。

一九四一年三月、山梨県社会課が源村における愛育村事業を県下に紹介するために刊行した冊子『源村愛育事業に就て』には、源村愛育会副会長である輿水倉吉小学校長が源村をつぎのように紹介している。「御勅使川の氾濫はこの村を幾度となく疲弊のどん底にたゝきこんだ、村内の土壌は礫土である」、「平地が狭小でそれでなくとも米や蔬菜類を村外から移入してゐる此の村では此の痩せた土壌を鋤して水田、桑園の経営も竝大抵の苦労ではないのである」。だが「家族の割合に家の構えの大きいのは養蚕を主業とする関係であ」り、「事変後の生糸高で村民の現金収入も著しく良好となつた」ようで、「最近は総二階建の養蚕飼育に都合の好い母屋が目に見へて増へてきた」。そして「養蚕もすれば、稲もつくり炭も焼かうと云ふこの村の人達には『暇』といふものはない」という。とりわけ五月初旬から一二月一杯までは、春蚕の収繭が終わると田植え、夏蚕と並行して田の手入れ、秋蚕の出荷が終わっても、味噌・醤油の仕込み、畑の除草、山の草刈り入れ、そして稲刈り、麦蒔き、とその忙しさは「筆紙につくし難いものがある」。稚蚕の二、三眠ごろまでは男子はたいてい山稼ぎ、行商稼ぎなどに出かけ、「女子が主任者となつて働く」。朝は三時、遅くとも四時には起きる。夕食は八時か九時が普通で、食後給桑して床に就くのは毎晩一二時近くになる。養蚕中は午前と午後のお茶時と、三度の食事のほかは、家族と口をきく暇もないほどである。最盛期には副食物を調理する暇も、ゆっくり座って食事をする暇もない。四、五〇〇貫以上も収繭する家では臨時に雇人を使うが、「それ以下は近頃人も不足し労銀も非常に高いので、一家総動員で労働を強化して人不足をおぎなふことになる」(山梨県社会課　一九四一・一〜二)。

そして同書に感想を寄せた保健婦の川村代次は、つぎのように記す。

盛食期に入つた頃の養蚕時の忙しさは又格別、それこそ猫の手も借りたい忙しさに親達は時として子供の存在を忘れてしまひます。子供達は居間も寝室も蚕の為に占領されて汚い蚕室の一隅に遊びつかれては眠つてしまふのです。栄養等勿論考へる暇もなく、三度の御飯にお漬物が精々です。こんな時の病人や産婦等あらうものなら、それこそ目もあてられません。不注意から子供を死なせた例も少くありません。

このような農家の生活が、「農繁期の分娩が予定より平均して二週間も早く分娩後大部分の母親が母乳不足を来してゐる事実」をもたらしているという（山梨県社会課　一九四一：六八〜九）。愛育班のトップである班長の矢崎君代（きみよ）、副班長の飯野よねはそれについて、「本村中流以下の大多数の子女の他県に製糸女工として出稼し近頃は又軍需工場に各自働き居りし人々が嫁して農家の人妻となりますと其の環境が一大変化して農業に養蚕に休む暇なく労働する為に非常に過労となり、加へて栄養不良が原因する事が最も多い」と感じていた（同前：六三〜四）。村長の飯野道真呂も、

「犬猫でさへ自分のお産……然〔ママ〕かも五匹も六匹も生む子供を一々自分で始末してしまふのに人間の女ともあらうものが人手を借りねば自分のお産の始末がつかぬなど丶は実に犬猫にも劣る」と笑ひ、さては、「私達の若い時はお産して四日もすれば田の草とりにも行き、お洗濯もした」など丶、全く無茶なことを言ふ老人の多い此の地方で若い産婦たちがドンナにかその心身に無慈悲な鞭を加へられたか、想像するに難くないでせう。

と、嘆いている（同前：六〇）。したがって愛育村への指定の話が県からあったとき、このような村の現状を憂えていた人びとにとって、それはまさに朗報であった。

⑵愛育村への指定と事業の開始

母子愛育会に残されている文書によれば、一九三七年五月に愛育会から山梨県知事に対し愛育村設置に関する照会があり、翌月県は五カ村をあげ、そのなかで中巨摩郡源村を第一位として推薦した。そこでは源村について、「医師一名開業シ此ノ種事業ニ熱心ナリ、産婆一名アルモ開業セズ、村長積極的ニシテ且村長婦〔ママ〕人他一名高等教育ヲ受ケタル（女高師、女子大家政科卒業）指導者トナルベキ地位ノ婦人ヲ有ス」と記されている（一九三七年六月九日付、山梨県知事「愛育村設置ニ関スル件」綴B）。愛育会では幹事を派遣して候補村の視察、当局者との懇談をおこなわせたうえで、最終的に源村への指定を決定した。幹事の復命書には源村について、「村長ハ相当ノ手腕ラシク曽テ米国ニ在住セン経験モアリ社会事業ニ関シテハ理解モ認識モアリ且其妻女ハ当村ニ於ケル智識階級ニ属シ（女高師出身）主婦会、女子青年団等ヲ指導シツ、相当ノ成績ヲ挙ゲツ、アリ外ニ女子大学出身者ニシテ曽テ高女教師トナリ現在村居是亦子女ノ指導ニ努力シツ、アリ」、「農村ト称スレドモ山岳地帯非常ニ多ク〔……〕、然レドモ部落相互ノ距離ハ比較的近邇シ居リ相互ノ交通ハ便ナリ、甲府ヨリバスノ往復スルモノ一日五往復ヲ下ラズ道路平坦ナリ、従来村内ニ紛争ノ事態ナク平和ナル農山村ト認メラル」と記されている（「復命書」綴B）。愛育村の指定には、実験的なモデルとして他村への影響波及をめざす意図があったため、乳幼児死亡率が高いだけでなく、事業の遂行のしやすさが大きな意味をもっていた（吉長　二〇〇六）。

源村では七月に入って、県社会事業主事、村長、村会議員、区長、女子青年幹部、学校長、医師、産婆、有志婦人による協議懇談会を開催し、愛育村の指定を受けて事業を実施すること、村負担をだいたい二〇〇円から三〇〇円程度として計画すること、規約、事業計画を早急に作成することを決定した。

そして村会で愛育会事業実施を正式に決定し、事業開始を一〇月ごろと予定し村費補助一五〇円を計上した（一九三七年七月一〇日付、山梨県知事「愛育村ニ関スル件」綴B）。

「源村愛育会々則」には、本村各戸を以て会員となすこと、事務所は役場内に置くこと、「恩賜財団愛育会設立ノ趣旨ニ基キ妊産婦乳幼児ノ保護並ニ産育ニ関スル知識教養ノ向上ヲ以テ目的トス」等が定められた。源村愛育会役職員は、会長に村長、副会長には助役と小学校長、理事には村会議員一二名と区長四名、収入役、学務委員、青年団長、村医（嘱託医も兼ねる）、産婆のほか、八名の女性の名がある。幹事は女子青年団長、書記には小学校教員があたっていた。実働部隊となる愛育班の班長は矢崎きみよ（日本女子大学校卒、明治二四年生まれ）、副班長は飯野よね（村長夫人、明治二四年生まれ）であり、国防婦人会の会長、副会長のポストを逆にしたものであった。名簿によれば、第一分班から第一六分班までの分班長は明治一〇～三〇年代生まれを中心とする女性、各分班の一～五名の班員は、明治三〇～四〇年代生まれの者を若干含むが、多くは大正三～一〇年生まれの女子青年である（一九三七年一〇月二八日付、山梨県知事「源村愛育事業開始ノ件」綴B）。

一一月三日、愛育会発会式が源尋常高等小学校にて挙行された。会長（村長）挨拶、副会長（助役）による経過報告、恩賜財団愛育会派遣幹事挨拶、愛育班長挨拶に続いて、県知事（代理）・県会議長（代理）・県医師会長・県学校医師会長・県歯科医師会長・県小笠原警察署長による祝辞があり、源村愛育会の発足が単に一村における事業にとどまらず、県としてかなり重視していたことがうかがえる。農繁期にもかかわらず、参会者は約三〇〇名であった。発会式記念に宣伝を兼ねて、愛育会名入りの手拭一筋が来賓はじめ一般会員の全村各戸（六〇八戸）に配布された。そして、一一月一〇日の理事会で当年度の予算と事業計画が決定され、翌日開催された愛育班協議会で班員の分担が決定され、事業の実施に着手された（一九三七年一一月一七日付、源村愛育会長「発会式並ニ其後ノ経過報告」綴B）。

班員講習会は農閑期になるのを待って、一二月四日（午後一時〜四時半）に「愛育村ノ精神ト班員ノ任務」（本会幹事）、「胎内教育ニ就テ」（源小学校長）、五日（午前九時〜午後四時）に「小児ノ病気ト手当」と「妊産婦ノ心得ト手当」（山梨県病院医師）、六日（午後一時〜四時）に「乳幼児ノ保育」（愛育研究所員）と、三日間にわたっておこなわれた。受講人員は班員、役員を含んで一〇五名であった（一九三八年一月一八日付、源村愛育会長「班員講習会報告ノ件」綴B）。映写会・愛育展覧会・講演会は旧正月の翌年二月五、六日に開催された。そして一九三七年度中はほかに、班員例会（毎月第一日曜）、座談会、血液検査（県病院にて半額）、乳幼児健康相談・体重身長検査が実施された。その他、全会員の助産料の一部を会にて負担、また全会員の分娩時に脱脂綿二〇〇グラムを配布することが実現された（源村愛育会「自昭和十二年十一月至昭和十三年三月　諸報告」綴B）。

一九三八年度に入って、「一応お膳立ては出来上りましたが私達は一体どんなやうに動いて行つてよいか、始めは殆ど分り兼ねました」という状況だったため、源村愛育会では四月に愛育班長ら三人を「先進愛育村視察」と称して、源村指定の前年（愛育村指定の初年度）に指定を受け積極的に事業を展開していた神奈川県高部屋村に派遣した（山梨県社会課　一九四一：六一）。そして帰村後役員会で熟議のうえ、事業の拡大強化を図って保健婦を置くことになった。保健婦の資格が法律に定められたのは一九四一年の「保健婦規則」によってであったが、それ以前からさまざまなかたちで保健婦事業がおこなわれていた（大国　一九七三）。愛育会でも愛育村における保健婦の採用を重視しており、当時高部屋村では保健婦に産婆と学校看護婦の仕事も兼ねさせて、愛育村の中心的存在として活動させていた（『愛育新聞』三巻一号、一九三八：六～八）。そして五月、源村出身の川村代次が学校看護婦と兼任で保健婦に就任した。保健婦設置にともない村内の助産は一切無料ですることとなり、代わりに無事出産した産家では一円以上を愛育会に寄付することとなった。また毎月全村を保健婦が巡回出張診断をおこなうこととなり、その当日は班内の妊婦や乳幼児は分班長のところに集合して診断を受けたり健康相談をおこなうこととなった。また六月には農繁期託児所が小学校に設置された（飯野道真呂編集・発行『源村広報』四号、一九三八、綴B）。

一九三九年には県より模範衛生地区指定村にも指定され、健康相談所山梨県源出張所を開設、週一回健康相談をおこなうようになった。源村愛育会は、規定どおり一九四〇年三月をもって愛育会本会からの補助金（年額二〇〇円）を打ち切られたため、翌年度より社会事業法による補助金を厚生省から受け、独立した社会事業団体として事業を継続した。

⑶ 村民の理解

源村愛育会の役員たち、とくに村長、小学校長、愛育班長は当初から熱意をもって事業にあたったが、一般村民が愛育会の事業をすんなりと好意的に受け入れたわけでは決してなかった。愛育班長の矢崎きみよは、つぎのように回顧している。

女の人は自分のみじめさや低さを少しも自覚していないのです。それがあたりまえのことだと思っているのです。私共が農家の女の人達に愛育会の運動についてお話しても自分たちの生活には縁が遠い話だといつたような顔をする人が多くて、一向に身を入れて聞いても頂けません。愛育会なんていうのは暇な人たちのお道楽だと云わんばかりの人もある始末で、私もこれではいけないと思つて、自分で鍬をとつて百姓仕事をやりはじめたりしました。カイコのときの過重労働のことをお話していると『カイコは一月たつと金になるが、子供は二十年しなければ役にたたんからね』と云われてびつくりしたこともありました。（八原昌元　一九四九：三九）

また、

妊娠しても人目につくやうになれば仕方ないが、人目に付かぬ中は人に知らせたり産婆さんやお医者さんに見せることは意気地無しと云はれて居りましたので私共受持の所へ参りましてもなか〳〵教へてくれず、殊に老人の居られる家などでは産婆さんに取り上げて貰はずとも昔より間違ひはなかつた。第一産婆さん等に来て貰ふと寝具や其他の物から心配してかゝらねばならぬとつまらぬ事を申しまして産婆さんへのお礼は入りませぬからと勧めましてもいつか知らぬ間にお産などしてしまつた家もありました。したがつて班員の訪問も始めの中は何かとうるさがられましたものでした。

という状況だった。そこで小学校の教員が手分けして夜遅くまで常会に出席して手伝ったりもしたが、集まりが悪いため前日から出席を勧めて回ったり、学童による小学芸会を常会に盛りこむなど、常会への人集めにも苦労したという（山梨県社会課　一九四一：六二）。

川村保健婦は小学校内の事務所を拠点にして、午前中は学童の養護と事務整理、午後は部落に出張して妊婦の集合診断に、助産に、沐浴、病人の看護と忙しい勤務をしながらしだいに各家の人たちと親しく接する機会を得ていったが、「そこに、観たり聞いたりしたのはあまりにも多くの誤れる育児状態、母親の不健康な生活状態」であった。

> 妊娠中の禁魚肉食、過激労働（働く程分娩が容易であると誤信してゐる）腹帯の強度緊縛（胎児の発育を抑制する為に用ふるものと誤信してゐる）等で、分娩は殆ど座産であつて、産婆にかゝるのは智識階級か、所謂一人でお産の出来ない意気地のない人（?）《〔ママ〕》である。そして分娩は最も不潔なものとされ、使用する産ぼろも不潔なものを選ぶ。分娩後は早く離床する程、働き者の嫁として賞められ、産前の休養等、思ひも及ばない。分娩後毒断は更にひどくなつて、お粥に味噌漬け以外は禁じられると云ふ有様である。

そして「盲目的の愛情より」、母乳を「児の欲するが儘に与へたり」、何歳になっても乳房を含ませていたり、離乳方法も子どものために特別に食事をつくることなく最初から大人と同じものをそのまま与え、さらに「小児の湿疹等も全幼児の八〇％を占めてゐるが治療すると身体を弱くすると云つて自然治癒迄放任して置いたり、麻疹等も神病と称して医療を嫌ふ風習がある」というのだ（山梨県社会課　一九四一：六六八）。

そこで川村保健婦は、「これ等の風習、迷信を打破し盲目的の母性愛より自覚した正しい母の愛を認識せしめるには先づ育児智識を理解し得る程度の母親教育とそれを実行出来得る環境の中に置かねばならない」と、母親教育の必要性を痛感した。農閑期を利用して、講習会、部落座談会、展覧会を開いたり、「愛育の栞」、「妊産婦の心得」などを配布したりしたが、こうした会に集まってくるのはいつも同じ人たちであり、印刷物を読むような人は育児に対して相当理解ある人ばかりである。「農村の母親達は一家の主婦として忙しい上に、かうした会合に出席する事を非常に臆劫に思つて出て来なかつたり、配布した印刷物等頭から読まふといたしません」ので、本当に指導を必要とするような人までには徹底しない。そこでこうした人たちには、「先づこちらから家庭に入つて行く必要があり、家庭の実情に接すると共に、その家庭の実際に即した指導方法をとる事が最も近道であり、肝要な事であると共に、又かうした会なり印刷物を配布しても、其の後どんな程度に家庭に於て実行されてゐるか否かを調査する必要もあると思ひ」、戸別訪問を開始した（山梨県社会課　一九四一：六六〜七）。

いくら理想的な育児でも、それが実生活とかけ離れて実行不能のものであったら、せっかくの訪問指導も何の意味もなさない。そこで、たとえば離乳期や産婦の食事については、家にある手近のものを利用して簡単に作れるようなものを選ぶ。母乳不足の家庭には高価でかつ容易に手に入りがたい牛乳を勧めるよりも、母体ならびに乳児の栄養品として山羊乳を得るために、飼育の容易な山羊を勧める。離乳方法も家庭に応じて経済、労力など考慮に入れ実行できる範囲のものを教える。そして農村の母親たちは話しただけではなかなか実行してくれないので、実際にやって見せることが必要。病人の家庭訪問などをして医療を要する場合、貧困家庭であったりした場合には、ただ医療の必要性を説くばかりでなく、方面委員なり健康相談所などと連絡をとって医療費の軽減を図るなどの心やりも必要。また農村に働く保健婦として、お産を取り扱うことは母親ともひとつの繋がりを得、その後も何かと相談を受けるようになるので、ぜひ必要なことであった。

このように川村保健婦は家庭訪問する一方、班員を通じてつねに受け持ち家庭へ注意を与え、異常がある場合にはただちに報告させ、連絡をとるように努めた。こうして「漸次一般母親の育児思想も向上して」きたが、「一つ困つた事」がもちあがった。それは「或一部分の無理解なお姑さんの存在でした。家庭内でも相当権威と因習の根強く沁み込んでゐるお姑さん、或は長年の経験主義で行くお姑さんには育児の任に当たるのは姑であり、「妊産婦の養護の立場からも重大な役割を持つ姑の教育は大切な事であります。ことに農繁期に入ると、留守がちの母親に代わって折角の母親達の意見も一蹴されてしまふのです」。ことに農繁期に入ると、留守がちの母親に代わってありますので」、けれど姑教育等と正面から云つたのでは悪結果を招きますので」、敬老会を部落別に開いて地位の高い人に講話してもらったり、学童の唱歌遊戯のなかに育児・衛生思想を鼓吹したりした。「又かうしたお姑さんの家庭訪問の際には無駄足だと思つても根気よく訪問する事が大切で何回も訪問する中には先方もこちらの熱意に折れて出る様にな」ったという。そして手近な実例をあげたり、すぐに効果の現われるような方法をとり、よい結果が出ると信用してくれるようになるが、「けれどかうした伝統的風習は短期間に改善する事は至難であつて、指導者の熱意と根気が必要であります」と述べている（山梨県社会課　一九四一：六八）。

姑世代の女性の問題については、愛育班長の矢崎も記している。

愛育会の主意が母性並に乳幼児保護にあります関係上若い人達の母体の為め胎児の為め乳児の為めに古来の風習を破りより多く栄養を取るやう、産後は充分休養を取つて後働くやう或は子供達の発育の為めにはこのやうになど、注意致しますので始めは御老人などの誤解を招き愛育会は老人のことはかまわぬと一寸おつむりを曲げられ、之れではお嫁さんがかへつて苦労の種を増すものと敬老会の名を借りて先づお姑さんの啓発に務め新旧合同して愛育事業の達成に励むやうになりました。

（山梨県社会課　一九四一：六二）

このように、「愛育の崇高な母性愛を村全体に及ぼし、隣保的精神によつて母性の教化と幼乳児の養護をはからうと云ふ尊い愛育精神も当時の村人達には充分理解されず、或一部分の人達から好奇的の眼を以て見られたり、無理解な人々より反感を買つたりし」ていたが、「暇ある度に部落に出て愛育の精神を説く班長さん方や班員の方々」の熱意と努力によってしだいに村民の理解が得られ、好意の眼を向けられるようになったと、川村保健婦は指定から三年後に記している（山梨県社会課　一九四一：六五）。

しかし一九四〇年になっても、栄養不足問題を取り上げ養鶏の奨励をしたが、卵を食べずにみな売ってしまう、あるいは子どものツベルクリン反応検査が陽性に出たら、「愛育会でこの様なことをするから結核と云われるのだ」と叱られたりと、苦労は続いたようである(4)（小笠原保健所管内母子愛育会連合会　一九七四年：一〇）。

四　産育習俗に対する視線

一九三九年恩賜財団愛育会が愛育村の組織・事業について解説し、各地の愛育村での実践例を掲載して作成した冊子『愛育村の組織と事業』において、愛育村事業実施の結果「改善の実著しいもの」を以下のように記している。

分娩時に於ける陋習の矯正（坐産が臥産になつた。出産は凡て産婆又は医師に依つて扱はれるやうになつた。出産用品が消毒されるやうになつた等）
産褥時に於ける食餌の改善（理由なき食忌みの廃止等）
人工栄養の改善（単に米粉のみでなく、牛乳等を与へるやうになつた等）
離乳期に於ける栄養の改善（適当なる時期に母乳を廃止する等）
其の他健康相談時に母親が進んで乳幼児を伴ひ来るやうになつたとか、村内伝染病患者が減少したとか、季節保育所が増加したとか、東北地方に於ては万年床の廃止、出産を明るい室で為すやうになつたとか等々種々挙げられるが、これらは母性並に児童に対する養護観念の進歩と見ることが出来、この点愛育村事業は概ね成功してゐると云ひ得る。（恩賜財団愛育会　一九三九b：三三〜四）

個々の愛育村の乳児死亡率については指定前五年間と指定後の数字を示しているが、「事業実施後僅かに三ケ年」で事業の成績を「明確なる数字を以ては表示し難い」と記しているように、乳児死亡率が大幅に低下した村、微減した村、逆に増加した村などさまざまである[5]（恩賜財団愛育会 一九三九b：四四〜五）。だが愛育村に指定された村において、程度の違いはあったにしても、乳幼児・妊産婦保護の観念が喧伝され、出産や検診が専門家の手によってなされるようになり、愛育班員として活動した女性たちに育児・衛生知識が植えつけられたのは確かであろう。

そして先ほどの川村保健婦の手記にもあったように、愛育村事業遂行にあたってまず打破しなければならないと考えられたものが、「迷信、風習（陋習）」であった。ほかの愛育村の指定時におこなわれた産育実態調査の報告からも、習俗に対する否定的な捉え方がみてとれる。それは源村の例からもわかるように、愛育会本会だけでなく、県社会課の担当者や、村の指導層に共通するものである。たとえば、一九三九年度愛育村に指定された長野県上水内郡三水村の「妊産婦取扱上ニ於ケル従来ノ慣習」には、つぎのような報告がある（一九四〇年二月一九日付、長野県知事「恩賜財団愛育会指定村推薦ニ関スル件」綴C）。

イ、産婆保健婦ノ有無ト利用状況
　巡回産婆一名アルモ旧来ノ因習アリテ産婆利用状況悪シク所謂「取上ゲ婆サン」（結婚当時ノ親分）ニ依リ行ナハレツ、アリテ衛生、育児、保護、等ノ認識一般ニ低シ
ロ、産前産後ノ休養状況

産前産後ノ休養少ナク妊婦ハ出産当日迄労働ヲナシ出産後モ約一週間位ニシテ作業ヲ始メル風習アリ甚々遺憾ナリ

ハ、出産時ノ弊風

未ダ坐産ノ習シアリ尚衛生認識甚々欠クル者多数アリテ産婆ヲ利用セズ「スベ」（藁）等ノ中ニ直接産ミ落ス様ナ者見受ケラル

又産婦ノ食物ハ古来ヨリ「ボタ」（米ノ粉ヲ湯ニテ溶カシタルモノ）ヲ唯一ノ栄養トシテ与ヘル習アリテ其ノ他ハ一切与ヘザル向多ク種々ノ迷信等ニ依リ改善ヲナサズ

然シ近年巡回産婆ヲ利用セル者ハ一部良好ナル成績ヲ収メツヽアレリ

この村には親分子分の関係が維持されており、産婦の親分の手によって出産の介助がなされていることがわかる。そしてその存在が、巡回産婆という専門家を利用しない非衛生な出産方法につながるため、産婦の食事、労働状況と同様に問題視されている。

同じく一九三九年度指定の大阪府中河内郡西郡村についても、指定以前の慣習がつぎのように記述されている（「昭和十六年三月　西郡村愛育会概要」綴D）。

イ、産婆の有無並に利用状況

産婆二名ありて産婦は之を利用せるも只出産時のみに止まりて他は昔ながらの取り上げ婆さん（特に本村にては洗ひ婆さんと称す）に頼る悪習慣あり

ロ、産前産後の休養状況
二週間乃至一ヶ月の休養をなし居れり
ハ、出産時の弊風の有無
出産直後より洗ひ婆さんを迎へ毎朝産婦を盥にて浴湯せしめ（寒中にても）肩及び腰を按摩するの奇習あり之れを一週間乃至二週間継続して行ふ、其折赤ちゃんをも洗ひ婆さんの足にはさみて沐浴せしめる非衛生的悪習慣あり

出産時には有資格の産婆を利用するものの、産後すぐから産婦と乳児の按摩や沐浴などの世話をなす「洗ひ婆さん」の行為が、「奇習」、「悪習慣」と決めつけられている。

では、このように愛育会にとって、村々、家々で受け継がれてきた産育習俗すべてが「科学的」「合理的」「衛生的」でないとして否定されるべき「迷信」「陋習」であったのかというと、実は、ことはそれほど単純ではない。愛育会が「近代的」な産科学や育児方法のみを志向していた団体でないことは、前述の一九三五年東京高島屋で開催された「こども愛育展覧会」に、江戸時代の産科書・子育て書などの古文献と玩具、母子の姿や子どもの風俗を描いた浮世絵、さらには上古より慶応四（一八六八）年にいたる育児に関する史料を年代順に編纂した稿本『日本育児史料』、そして各地で採集した子守唄や、頼山陽とその父母にまつわる遺品が展示されていたことからもうかがえる（恩賜財団愛育会　一九三五：一七〜三九）。機関誌『愛育』にも、柳田國男がたびたび寄稿していることや、郷土玩具、地方の伝統行事などの民俗記事の掲載が多く見られることが注目される。

さらに愛育会は一九三五年、柳田國男の発案を受け、「全国各地ニ於ケル妊娠、出産及育児ニ関スル行事、伝説、習俗等ハ漸次廃絶ニ傾キ僅ニ古老ノ記憶ニ留マリ全ク湮滅ニ帰セムトスルノ現状ニ在ルヲ以テ本会茲ニ見ル所アリ之ヲ調査シ以テ母子愛護教化ノ資ニ供スルノ必要ヲ認メ」（恩賜財団愛育会一九三六b：二二）たとして、全国道府県の学務部および外地の担当課を通して調査員を各三名程度委嘱して、たいへん大がかりな習俗調査を開始した。調査細目には「明治以前に於ける」堕胎・間引きの風習までも含めた、妊娠・出産・育児の多方面にわたる祈願、儀式、縁起、贈答、処置ほかの習俗が設定されていた(6)（恩賜財団母子愛育会編　一九七五：一一）。

しかしある意味愛育会の事業は、これらの習俗を「湮滅」して「科学的」な出産・育児を普及することにあったのではなかっただろうか、という疑問がわいてこよう。愛育会における役職をもたない柳田がこのように愛育会に深く関与したのは、理事長関屋貞三郎と親交が厚かったためであり、また柳田が幼い子どもを愛し強い関心をもっていたからだと、柳田門下の大藤ゆきは説明している（恩賜財団母子愛育会五十年史編纂委員会編　一九八八：七一〜三）。だが、それだけで愛育会と民俗学の関係を語ることは、単純にすぎるであろう。愛育会が産育習俗に「見ル所アリ」、「母子愛護教化ノ資ニ供スル」と認めた動機は、いったい何なのであろうか。

われわれは民俗学の研究蓄積から、歴史的に農山漁村には産育をめぐる独自の共同体秩序が存在しており、育てると決めた子どもの子育ては共同体による丁寧な社会的保護のもとにおこなわれた、という印象を受けがちである。しかし、愛育班の根本精神は、子供はその親の子供であると共に、村で生れた以上村の子供である、日本の子供である。だから村の人全部が一緒に力を合せて村の子供を立派に育てるために努力するといふ、所謂隣保共助の精神である。（『愛育新聞』創刊号、一九三八：六）

という具合に、この時代、産育をめぐって「隣保共助の精神」が強調されねばならない事態が生じていることをどう理解したらよいのだろうか、という点にもこの問題は関わってくる。この「隣保共助の精神」は、農山漁村経済更生運動ですでに強調されていたものであり、一九三〇年代後半には農村社会事業の基調理念ともなった。そして「五人組」制度の復活も図られ、愛育班の組織もそれに由来していると推測される（吉長　二〇〇六）。沢山美果子は、柳田が一九三五年に雑誌『愛育』に発表した「小児生存権の歴史」を引いて、柳田は「社会の子として子どもの生存権を捉える捉え方はむしろ近代社会のなかで弱まっていると指摘」したと解釈している（沢山　二〇〇五ｂ：二二八）。とすれば、愛育会が愛育村事業で「隣保共助の精神」を強調した背景には、愛育班、愛育村の組織によって産育をめぐる新しい紐帯をつくりあげなければならない、あるいは共同体を復興しなければならないような危機が農村に起こっているという認識があったということであろう。そのために古来からの産育習俗を調査して参考にする必要が生じたと考えることはできよう。ただしその新しい紐帯なり共同体意識は、古来からの産育習俗ではなく、「科学的」「合理的」「衛生的」な出産や育児を浸透させるのに役立つものでなければならなかったはずである。

さらにここで問題としたいのは、たとえば乳幼児期の子どもに限定した場合、「産育をめぐる独自の共同体秩序」なるものが、かつての農村に果たして本当に存在していたのだろうか、という疑問である。産育習俗といえば、子どもの成長過程の節目ごとに入念な生育儀礼がおこなわれ、共食と贈答が繰り返される、あるいは取り上げ親、乳付け親、名付け親、拾い親などの擬制的親子関係を結ぶ、といったことがまず浮かんでこよう。それは確かに出産や子どもの成長を共同体全体で受けとめる行為に違いないが、実際の子育てに手を貸すこととは次元が異なる。七歳以降には子供組、若者組といった「群れの教育」が存在するが、では出生してから七歳前の子どもに対して、共同体としての組織的関与が実質的に何かあったであろうか。

原ひろ子もかつて、「日本の文化の中で、労働のために乳幼児の世話をする人手がないばあい、それが近隣仲間やムラの中での共同保育によって解決されず、『エジコ』や個人単位の『子守り』、『乳母』に依存したのは、なぜであろうか」と疑問を提出している（我妻・原　一九七四：四八〜九）。木下龍太郎にも、同様の指摘がある。

数え年七歳は「子どもが人間として承認され」（柳田国男）、一人前の子どもになる関門であった。そのことは、逆に、村共同体のなかでの集団生活における七歳以下の子どもの存在の希薄さを物語っている。（国民教育研究所編　一九六八：六六）

「ゆひ」などの共同的慣行のうちに、ただ乳幼児の保育についてだけは協力の痕跡が見出されえないのは注目すべき事実ではなかろうか。（同前：七一）

これらの指摘を、本章で明らかにしてきた農村における妊産婦・乳幼児保護事業がぶつかった困難さと重ねあわせると、ひとつには、農村の母親には自分の身体や子育て、衛生に気を配るだけの生活の余裕がなかったということがいえよう。もっとも、愛育調査会委員の西野陸夫が「俗に三週間を就褥期間と考へて居る古来よりの風習も現在の農村では之を見ることが出来ない」と指摘しているように（『愛育新聞』二巻一一号、一九三九：二）、産婦の休養を促す「風習」がかつてはあったということはできる。そしてそれが消えていったのは、産育習俗が尊重されなくなったというよりも、女性の農業労働負担の変化によるものと考えるほうが適当のようである[7]。

そして第二には、妊娠中や出産時における医学的配慮、乳幼児の月齢・年齢ごとの発達の筋道の理解やそれにともなう医学的・教育的配慮といったものは、一九三〇年代の農村においても、そのような配慮が必要だという観念自体が存在しないような、まったく新しい知識であったということである。したがってそれをもちこむことは、源村の事例に見られるようにかなりの軋轢をともなうものであった。若い世代にはあるいは学校教育や社会教育、出版物などを通して、そのような知識がすでに浸透しつつあったかもしれない。だが姑世代を納得させるには、愛育村事業のような村がかりの強制力をもった事業が必要だったのではないか。そしてそのような産育のありようの変化を強力に後押ししたのが、先の愛育班についての引用文で「村の子供」が「日本の子供」という視点と関わって強調されていたように、国家の人口政策と「母性」の賞揚、そして恩賜財団という愛育会の性格であったといえよう。そこにこの時期興隆して「伝統」を創り出していった民俗学（大塚　二〇〇七）が関与していったこともまた、必然であったと考えることができる。

註記

（1）出産を含めた性と生殖をめぐる歴史研究の動向については、沢山（二〇〇五a：一〜二七）を参照されたい。

（2）事業の概要については、『母子愛育会五十年史』（一九八八）を参照のこと。調査会委員の分類および所属は、学校名の略記を補正した以外は同書の表記にしたがった。なお、翌一九三五年に南崎雄七（内務省衛生局技師）と中川友長（内閣統計局統計官）も嘱託された。

（3）以下、恩賜財団母子愛育会日本子ども家庭総合研究所所蔵の綴所収文書を使用した場合、『こども愛育展覧会』を綴A、『山梨県愛育村ニ関スル書類　源村』を綴B、『長野県三水村』を綴C、『大阪府西郡村』を綴Dと記す。

（4）源村愛育会の一九三七年度から四九年度までの事業内容については、「保健文化賞受賞候補者調書」の抄録が『山梨県史』（二〇〇〇：八五三〜六九）に転載されているので参照されたい。なお、「愛育会館」建設を実現するほどの気運盛り上がりの転機となったのは、一九四二年六月の侍従差遣であった。源村母子愛育会は矢崎きみよを中心に戦後も熱心に活動を続け、近隣町村にも影響を与え、白根町へ、そして南アルプス市への市町村合併を経ても合併した自治体全域で愛育班活動をおこなっている。一九七九年に亡くなった矢崎きみよは、白根町連合愛育会会長、小笠原保健所管内愛育連合会会長、山梨県愛育連合会会長を歴任し、「愛育の母」として慕われ続けた（白根町母子愛育会50周年記念誌編集委員会編　一九九〇）。

（5）山梨県源村の乳児死亡率については年ごとの振れが大きく、愛育村指定後に顕著に低下したとは言いがたい。斎藤修の検討によれば、源村の乳児死亡率は年々の低下傾向が指定後にいっそう急になったわけではなく、一九二八年以降戦後初期まで全国および山梨県平均よりも一貫して低く推移している（山梨県　二〇〇六：二五五〜六）。

（6）この調査結果の整理は一九三九年までにほぼ終了したが、資料集の刊行は一九七五年になって実現された。今日、産育習俗といえば筆頭に挙げられる資料である（恩賜財団母子愛育会編　一九七五）。

（7）この時期の農家の労働については、養蚕の導入によって農業経営の集約化、農業労働時間の増大、農閑期の縮小が生じ、その過程で女性の労働負担が重くなり、そのことが出産期の女性の健康や乳児死亡にも影響を与えていることが指摘されている（斎藤　一九九一、大門　二〇〇五）。

第4章　戦時人口政策の再検討

「人口政策確立要綱」の歴史的位相

高岡　裕之

一　問題の所在

(1)戦時人口政策をめぐる研究状況

日本の総人口は、二〇〇四年の一億二七八三万人をピークとして減少局面に入った。国立社会保障・人口問題研究所が二〇〇六年に発表した最新の将来推計人口によれば、二〇五〇年の総人口は九五一五万人（中位仮定）となり、一億人を割り込むことが見込まれている。一九世紀以来、増加を続けてきた日本の人口は、二一世紀初頭にいたってついに減少に転じたわけであり、今後日本社会が「人口減少社会」を経験することは避けられない。

こうしたなかで、人口減少の主たる要因となっている出生率の低下傾向に歯止めをかけるべき「少子化対策」が浮上してきているが、日本社会のなかにはそれが「人口政策」として実施されることへの根強い警戒意識が存在している。その背景となっているのが、第二次世界大戦下において「産めよ殖やせよ」というスローガンのもとにおこなわれた「人口政策」の経験であることは間違いない[1]。人口増殖を目標に国家が個人の生活に介入した戦時人口政策の歴史的経験は、日本人の「人口政策」のイメージを強く規定し、国家の姿勢をチェックする基準としての役割を果たしているといえよう[2]。

ところで、右のように今日の「人口政策」観にも大きな影響を与えている戦時人口政策ではあるが、意外なことに、「人口政策確立要綱」(一九四一年一月閣議決定)に体現される戦時人口政策構想を、正面から扱った歴史学的研究はいまだ存在していないといってよい。もちろん戦時人口政策に論及した文献は数多いが、その多くは「人口政策確立要綱」の解説にとどまり、その歴史的性格を具体的に検討したものではない[3]。人口の質的強化を目指す政策(「国民優生法」や「国民体力法」)については一定の研究が蓄積されつつあるが、これらの政策はもともと人口の量的増強を主眼とする戦時人口政策とは異質の文脈で登場したものであり、そこからは戦時人口政策の核心が見えてこない[4]。また、家族政策・女性政策の観点から戦時人口政策を分析する研究も進展しているが、こうした研究では家族や女性に直接関係する方策のみが取り上げられる傾向にあり、そこからはずれる問題については十分な検討が及んでいない[5]。その結果、戦時人口政策に関しては、その内容の一部がクローズアップされる一方で、それがどのようなプロセスを経て登場してきたのか、またその全体構想がどのようなものであったのかといった基本的問題が、依然として曖昧なままになっているのである。

以上のような研究状況をふまえ、本章ではすでにさまざまな角度から論じられている戦時人口政策の個別具体的な内容ではなく、「人口政策確立要綱」として提示された戦時人口政策構想のグランド・デザインとその史的文脈に焦点を絞って検討を加えてみたい。なお分析にあたっては、そもそも戦前の人口問題研究のあり方がほとんど明らかにされていないという現状を考慮し、一九三〇年代における人口政策論の検討から考察を始めることとするが、本論に入る前に、あらかじめ近代日本における人口のあり方を最低限の範囲で確認しておきたい。

(2) 近代日本の人口変動

近年の人口学研究においては、近代日本もまた、ヨーロッパと同様の「人口転換」を経過してきたことが確認されるようになっている。「人口転換」とは、いわゆる「多産多死」段階（高出生率・高死亡率段階）から「少産少死」段階（低出生率・低死亡率段階）への移行のことであり、そのプロセスにおいては、①死亡率の先行的低下（死亡転換の開始）、②出生率の追随的低下（出生力転換の開始）という「多産少死」段階を経るものとされる。ヨーロッパの場合では、一九世紀前半に早くも出生率低下が始まったフランスを例外として、おおむね世紀転換期前後に出生力転換が生じ、第一次世界大戦後には多くの国が「少産少死」段階への移行をとげていた。

近代日本の人口変動についても、こうした人口転換のパターンを念頭においた推計が積み重ねられ、近年ではそれをベースとした人口転換の把握がなされるようになっている。阿藤誠による整理（図1）はその代表的なものであり、ここでは明治初期から一九二〇年までが死亡率の先行的低下段階、一九二〇年代以降が出生率の追随的低下段階、それに大戦後の一時的なベビーブームとそれに続くベビーバストの時期を経ることにより、人口転換が完了したという理解が示されている（阿藤 二〇〇〇）。こうした研究成果をふまえれば、日本は一九二〇年代から多産少死段階の後半段階、すなわち少産少死段階

図１　日本の人口転換（普通出生率，普通死亡率，自然増加率の推移）

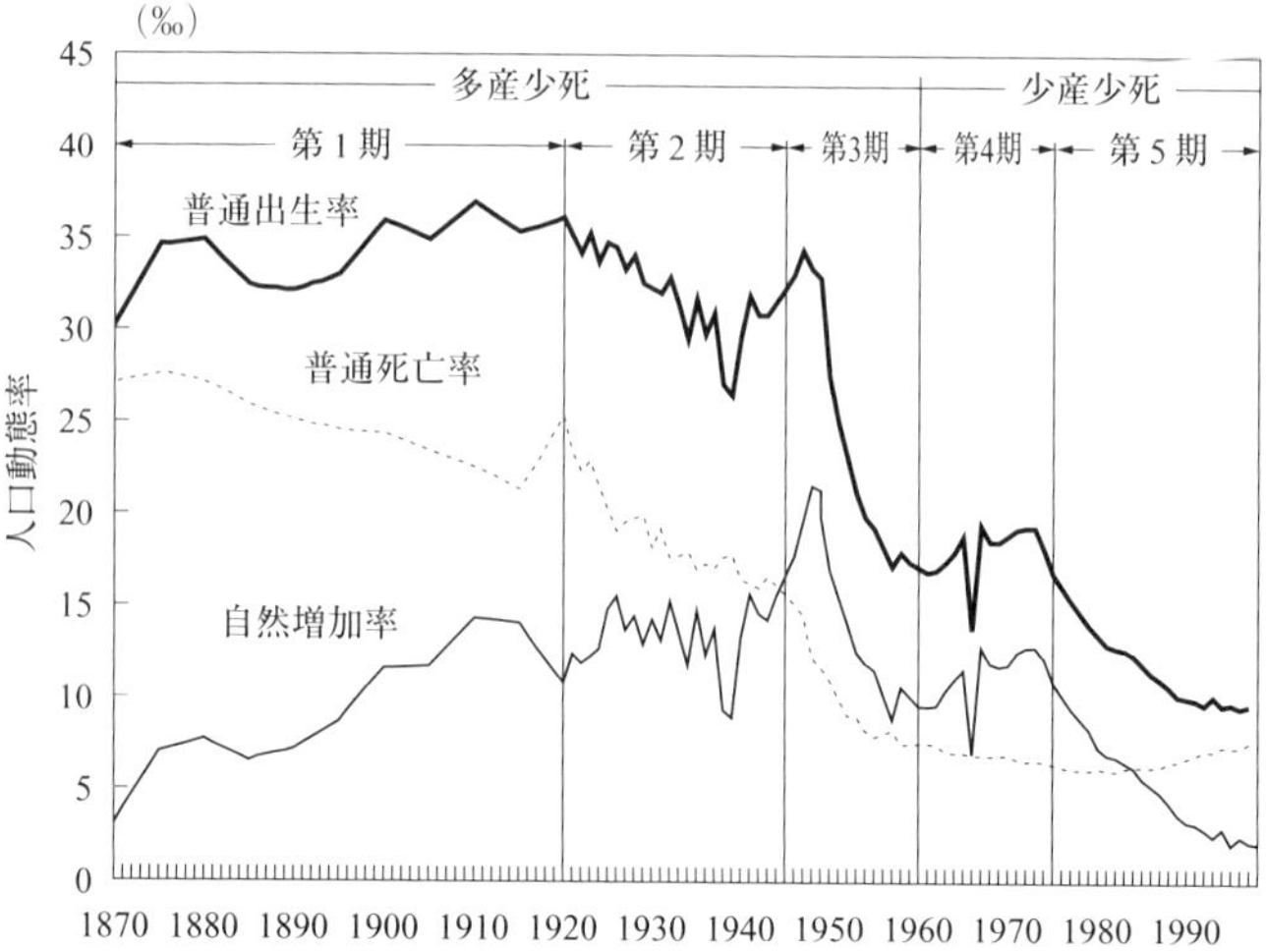

出所：阿藤（2000: 90）。

へ向けた本格的な移行段階に突入していたということになる[6]。

しかし右のような知見は、あくまでも二〇世紀の日本における人口転換の軌跡を見届けたうえでなされた研究成果にもとづくものであり、同時代の人びとが目にしていた人口動態は異なったものであった。日本において久しく標準的人口推計とされていた内閣統計局推計は図２のようなものであり、これにもとづくと明治以降における出生率・死亡率双方（とりわけ出生率）の上昇と高水準での安定化が強調され、一九二〇年代にようやく両者の低下傾向がみられるようになったにすぎない。それゆえ日本の人口が将来どのような推移をたどるのかということは必ずしも自明のものではなく、欧米においては「日本人が、『東洋的の出生率』で増殖し、而かもその死亡率は『西洋的水準』で降下する故に、将来の人口増加は無限なりとして之を恐れる」議論も登場していたという

図２　内閣統計局推計による人口動態率の推移

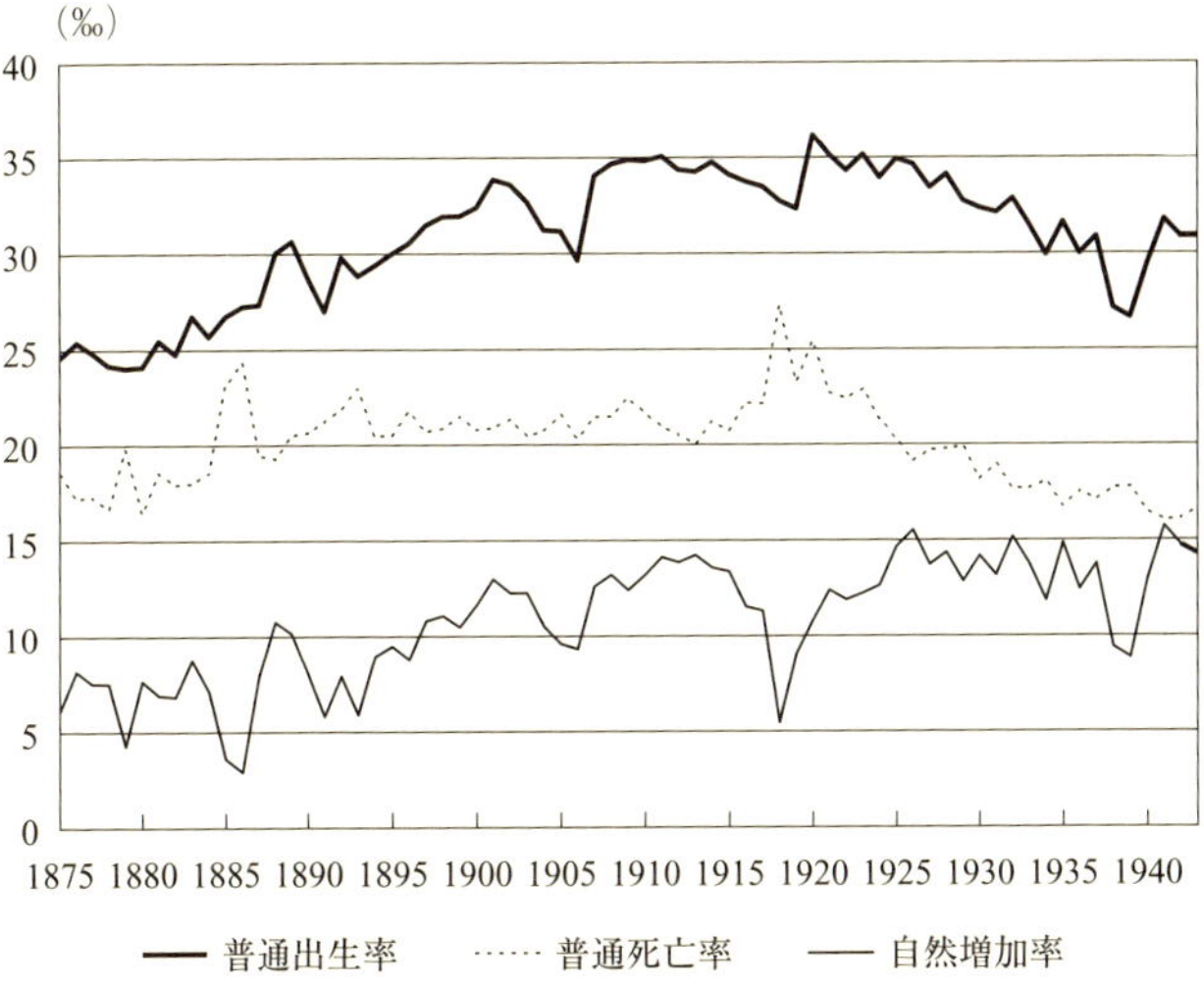

出所：筆者作成。

図３　人口自然増加数の推移

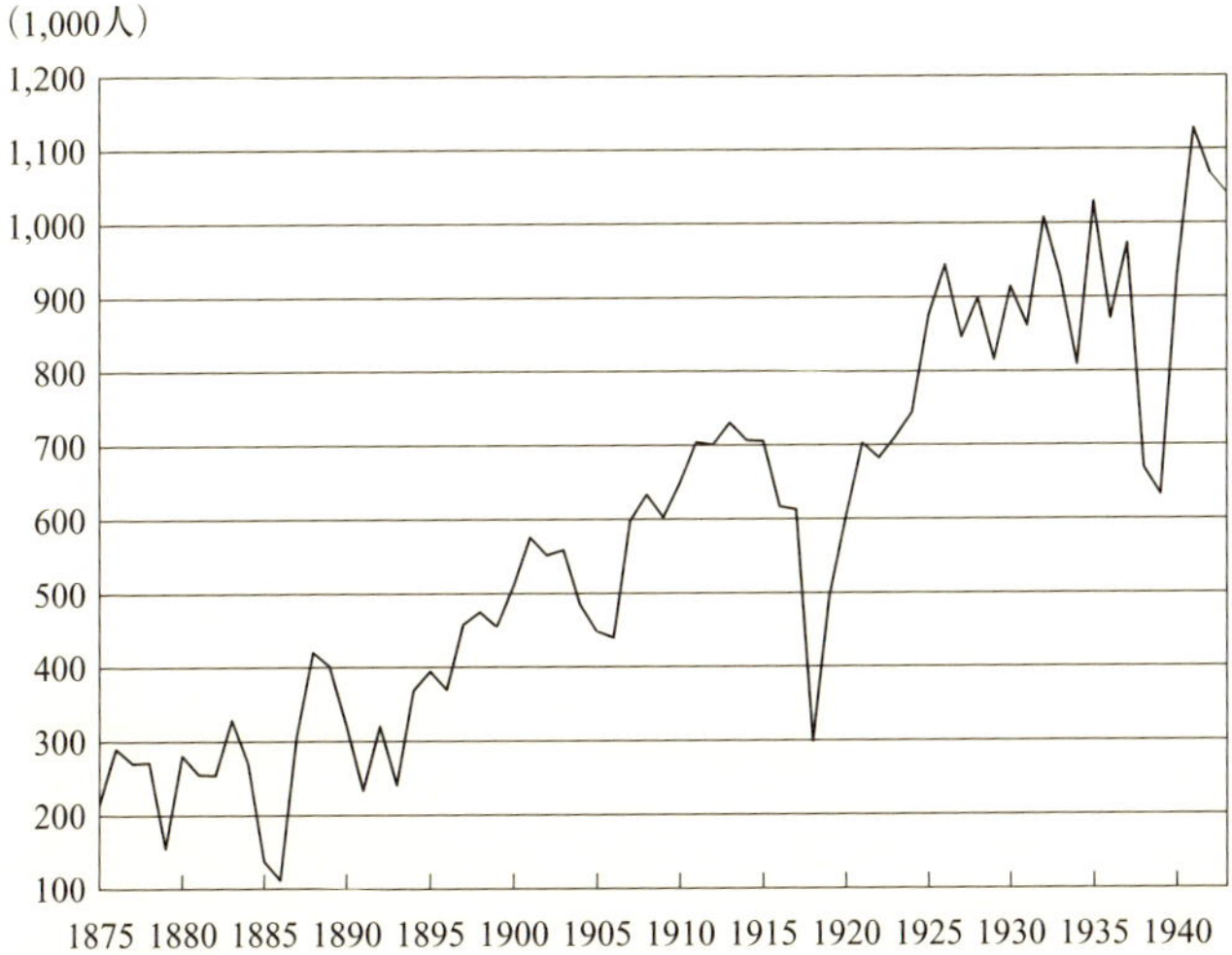

出所：筆者作成。

（上田　一九三三：一〜一二）。

たしかに、日本の総人口（内地人口）は増加の一途（明治初年におよそ三五〇〇万人だった総人口は一九三五年前後に七〇〇〇万人と倍増）をたどっていた。とりわけ一九二〇年代後半からは、年間の自然増が九〇万から一〇〇万人に達するようになり（図3）、このことが経済不況下の失業問題を背景に、「過剰人口」問題として社会的関心を集めるようになる。そして日本における人口問題研究は、このような「過剰人口」問題との関連でスタートすることとなったのである。

二　一九三〇年代の人口政策論

(1)上田貞次郎の商工主義的人口政策論

前述のように、一九二〇年代半ばには当時の人口変動を背景に、「過剰人口」問題が社会的関心を集めるようになり、一九二七年には人口問題を扱う初の政府機関として人口食糧問題調査会が設置される。この調査会は浜口内閣の行政整理方針により一九三〇年に廃止されるが、同調査会のメンバーと内務省社会局により常設人口問題研究機関設置の努力がなされ、紆余曲折の後、一九三三年一〇月に財団法人人口問題研究会（事務局＝内務省社会局内）が創立されることとなった[7]。

こうして発足した人口問題研究会は、一九三〇年代における人口問題研究の中心となったが、そこにはさまざまな立場の人びとが集まっており、彼らの議論は決して一様なものではない。しかし、一九三〇年代の時代状況のなかでとりわけ重要な位置を占めていたのは、研究会の中核メンバーとして「指導理事」をつとめた上田貞次郎、那須皓という二人の研究者であったといえる。

このうち一九三〇年代を代表する人口問題研究者として知られるのが、東京商科大学（現、一橋大学）教授だった上田貞次郎（一八七九～一九四〇年）である。一九二〇年代に自由通商主義の主唱者であった上田は、満洲事変後に人口問題への関心を強め、門下生らとともに人口問題の共同研究に着手する。それは上田が、満洲事変の背後に「過剰人口」の圧力を見いだしたためであり、また満洲事変の結果、「満洲移民によつて我国の人口問題は解決せられ、日満関税同盟によつて我国は世界に孤立したる自給自足の経済区域を作り得るかの如く論ずるものさへ」現われるという状況に危機感を抱いたからであった（上田　一九三三：五五）。

このような上田がまず手をつけたのは、不明瞭な状況にあった日本の将来人口を推計することであった。この過程で彼は、当時の人口増加が出生率の低下を上回る死亡率（とくに乳児死亡率）の低下によることを確認し、「従来多産多死の国と称せられた我国も今や少産少死の時代に入りつゝあることを断定して差支えない」とした（上田　一九三三：三六）。そして妊孕年齢婦人数の増大と出生率の低下が相殺するものと見なし、毎年の平均出生数を二一〇万人と仮定したうえで、日本の将来人口が一九七〇年前後に八〇〇〇万人程度（後に九〇〇〇万人に修正）で停止するという見通しを得る。これは日本の将来人口に関する最初の本格的な統計学的研究であると同時に、日本の人口もまたヨーロッパと同様の推移をたどるであろうことを統計学的に予測した最初の研究であり、その成果は「日本の人口問題研究に……新たなる、そして最も強固なる礎石を供する……画期的業績」と高く評価されることとなった

（南　一九三六：一七）。

ところで、上田が右のような推計をおこなったのは、錯綜を極めていた人口問題をめぐる議論に統計的な判断基準を提供するためであり、そこからまず引き出されたのは、日本の人口問題の焦点は、遠い将来の人口停滞にあるのではなく、向こう二〇年間に一〇〇〇万人に達するであろう生産年齢人口（一五～五九歳）＝労働人口の増大に対し、いかにして職業を保障するかということにあるという、「過剰人口」問題の再定置であった。

そのうえで上田は、人口問題解決策としての産児制限の無効を説き（将来の失業予備軍はすでに生まれてしまっている）、移民政策についてはその量的限界を指摘することによって、「我国人口問題の解決は農村に生ずる過剰労働力のはけ口を作ることであり、従って国民経済の工業化による外ないので……人口の都市化は必然の結果」であると主張した（上田　一九三七：一八）。また彼は、日本の工業化を促進するうえで、日満ブロック論や大アジア・ブロック論は「空論」にすぎず、「平和外交」「経済外交」による国際貿易の振興をはからねばならないとも論じている（同前：二三六～八）。

このような上田の人口政策論は、人口問題＝過剰労働人口問題とする立場から、国際協調下における工業化・都市化の促進を通じた人口扶養力の増大、すなわち農業国（一九三〇年の時点で有業人口の四七パーセントが農業）から工業国への転換を説くというものであり、ここではこうした上田の人口政策論を、商工主義的人口政策論と呼ぶこととする。

(2) 那須皓の農本主義的人口政策論

他方、以上のような上田と対極的な位置関係にあったのが、東京帝大農学部教授であった那須皓《しろし》（一八八八～一九八四年）である。よく知られるように那須は農政問題の権威であり、一九三〇年代においては悲観的意見の多かった満洲農業移民の可能性と必要性を論じ、満洲移民計画を推進した理論的指導者であった(8)。

こうした那須らが推進した満洲移民が、軍事的目的とともに農村の「過剰人口」対策としての目的をもっていたことはよく知られている。しかし確認しておくべきは、那須自身は満洲移民によって「過剰人口」問題が「解決」されるとは主張していなかったことである。なぜなら当時、移植民によって生じた「空位」は新たな人口増加によって補塡されるというのが人口学の通説であり、また毎年一〇〇万人規模に達しつつあった人口増加の圧力を移植民によって解決することは到底不可能と目されていたからである。それゆえ那須も、「移植民は大々的に之を行ふものと致しましても、その効果たるや、一時的に国内の急迫せる人口圧力を緩和すると云ふに止まるのでありまして、決して永遠の解決策と目する訳には参らぬ」と、「過剰人口」対策としての移民の限界を認めており（那須　一九三四a：二四）、「過剰人口」問題との関連では、満洲移民による「満洲国」の強化が、「日本内地への原料供給地としての或は内地の工業製品の市場としての経済的意味を十分に発揮せしめ、これに依つて内地の商工業の発展力を培ひ、内地の商工業の振興とその人口支持力を増加する」と、日満ブロック経済の効用を強調していた（那須　一九三七：八八）。

むしろ那須の議論で注目されるのは、彼が人口問題を論じるさいに、「民族的滅亡の防止」を「第一に我々の注意すべき要項」として強調していたことである（那須　一九三七：八〇）。前述したように、一九三〇年代には上田らの研究によって、長期的には日本の人口もヨーロッパと同様の推移をたどることが統計学的に指摘されるようになっていたが、那須はこうした研究をふまえつつ、「今日欧米各国の人口増加停止が近き将来に予想せられ、我日本に於てもさう云ふ懸念があると致したならば、我々としては矢張り相当に大和民族と云ふもの、頭数を維持し、出来る限り増して行く……ことを考へて行かなければならぬ」と論じていたのである（那須　一九三四b：二四）。

こうした観点に立つ那須は、出生率の低下傾向が「都会に居住する人間が絶対数に於て殖えて来る……又国民総数に対する比率に於ても殖えて来ることに関係」していることを指摘し（那須　一九三四b：一六）、国民の大多数が都会生活を送るようになれば「民族主義的の立場から……大いに憂慮すべき事態が起る」こと（同前：二五）、それゆえ「農村が衰へると云ふことは、我々日本国民の増加率を殺ぐ……民族的自滅の第一歩」であると、農村人口維持の民族的意義を主張した（那須　一九三四a：四三）。また満洲移民についても、それによって「一時的緩和と雖も空位が生じ、空位が又埋められると云ふことが……社会に活気を齎す……又空位を埋めるべく人口増加を促進すると云ふことに依りまして、民族的発展の基礎を培ひ、種族衰滅の憂を少くする……効果」をもつ、「大和民族」の発展策であることを強調している（那須　一九三七：八八）。

要するに那須は、人口問題のなかに「民族」という観点を持ち込む（那須の関心に即していえば農村問題のなかに「人口」と「民族」いう観点を持ち込んだというべきだが）ことにより、高い人口増加率をもつ農村に民族的意義を付与し、またそうした農村人口を維持することとの関連で満洲移民の重要性を訴えていたといえる。このように民族主義的観点から農村人口の維持や満洲移民の意義を論じる那須の議論を、ここでは農本主義的人口政策論と呼んでおきたい。

(3) 満洲大量移民国策と内務省社会局の人口政策論

以上のように一九三〇年代には、上田の将来人口推計に代表される人口問題研究の本格的進展がみられるようになっていたが、人口政策論の方向性をめぐっては商工主義的人口政策論と農本主義的人口政策論という対極的な議論が展開されていた。それは人口政策の主眼を当面の「過剰人口」対策に置くか、将来の「民族的衰退」の危機を重視するかという対立であったが、そのベースにあったのは人口増加の中心であった農村の危機にいかに対応すべきかという産業政策論・社会政策論上の対立であり、またその解決との関連で満洲政策をどのように評価するかという満洲問題をめぐる対立であったといえる。つまり一九三〇年代の人口政策論とは、満洲事変後の大日本帝国のあり方をどのように構想するかという問題と不可分なかたちで提起されていたわけであるが、むしろこうした問題への関心の高まりこそが、この時期における人口問題研究の推進力であったとも考えられる。

それでは右のように分極化した人口政策論に対し、国家の対応はどのようなものであったのか。この点に関してまず注目されるのは、二・二六事件後の一九三六年八月、広田弘毅内閣によって満洲に対する大量移民国策が決定され、二〇年間に一〇〇万戸（五〇〇万人）の農業移民を送出するという、いわゆる「二十箇年百万戸移住計画」が始動するようになったことである[9]。この計画は、それを主導した関東軍にとっては「満洲国」支配の強化策にほかならないものであったが、それに同調した拓務省や農林省にとっては、「相対的過剰人口、その結果としての土地飢饉を基本的性格とする日本農村の体制を打開せむとするもので、試験移民発足当時に於ける農村恐慌の救済策なる応急目的に比し数歩前進せる土地問題の恒久的対策」（喜多　一九四四：二一七）という意義をもつものであったとされている。

しかしこうした動向は、国家政策のレベルにおいて、農本主義的人口政策論が主流となったことを意味するものではない。「二十箇年百万戸移住計画」は「過剰人口」対策として説明されるものであり、そこに那須のような民族主義的人口論の観点は見いだせない。さらに人口食糧問題調査会以来、人口問題を事実上管轄していた内務省社会局の場合は、商工主義的な人口政策論をその方針としていたことが、一九三七年一〇月、内閣統計局との連名で発表された『我国人口増加の実情と国民生活の将来』という文書からうかがうことができる（内務省社会局・内閣統計局　一九三七）。

この文書は、「我国の人口増加の趨勢は……将来久しきに亘って持続さるべきもの」という基本的立場を明示しつつ、一九二〇年以後の出生率低下については、「欧州諸国の如くに既に救済の途なき迄の悲観すべき状態に立到つてゐるのでは毫もなく、其の兆が見られると云ふ程度であつて、之が対策を講ずるには未だ十分の余裕があり」、日本においては「人口の停滞若くは減退の懸念は先づない」とする。そしてこうした判断を前提に、「今後国民竝に為政者に課せられる重要な任務は、国民の生活水準を低下することなくして此の増加人口に対処すること」であると、人口政策の課題が過剰労働人口対策として設定されている。

またその対策に関しては、満洲農業移民を国家的・民族的意義をもつものとして保護奨励することは当然としつつも、一般的にみて移民数を急速に増加することは、日本の「国民性」や国際情勢からみて相当困難があるとし、「国民生活の将来を左右すべき根幹をなすものは、産業政策と社会政策である」

という見解が示される。そして産業政策の内訳としては、「工業が殆んど唯一の適当なる増加人口の吸収部門」であるがゆえに、「如何なる困難をも克服して工業部門……の拡大に努むべき」ことが提言される一方、農村については、「都市に新鮮なる血液と健全なる人的資源を提供する民族的意義を有する」ゆえに、「農業の振興に努め、少くとも其の急速度の崩壊を極力防止しなければならない」とされている。

右のように社会局の人口政策論は、商工主義的人口政策論と農本主義的人口政策論の折衷的色彩をもつものであったが、「過剰人口」対策として「工業部門」の拡大を重視するその論理の基軸は、明らかに商工主義的人口政策論にあったといえる。そして社会局は、こうしたビジョンに立ちつつ、生産年齢人口に対し職業を配分調整すること、「保護政策」「福利政策」をもって生活標準低下を支えその向上をはかること、「適切なる工場立法竝に労働立法によつて、産業部門に於ける不健全なる人口収容を調整すると共に、健全なる人口収容力を拡大すること」など、人口政策との関連における社会政策確立の重要性を強調していたのである。

以上のように、二・二六事件後に動きをみせるようになった国家の人口政策は、必ずしも統一された認識にもとづくものではなく、またいずれにせよ、そこにおいて人口増殖が具体的政策課題として認識されていたわけではなかった。しかし、商工主義的人口政策論に基軸を置く内務省社会局の人口政策論にしても、人口の永続的増加に対する楽観的見通しを前提とするその論理は、何らかの事情によってその見通しが動揺すれば、もしくは「過剰人口」状態が解消すれば、容易に人口増殖対策へと転換する可能性をはらむものであったといえる。こうした意味において、人口増殖論を特徴とする戦時人口政策の論理は、一九三〇年代の人口政策論の展開のなかに準備されつつあったのである。

三　戦時人口政策構想の形成

(1) 人口増殖論への転換

すでに検討したように人口の増殖は、一九三七年の時点においても、いまだ具体的な政策課題としては認識されていなかった。このような状況が変化するのは、厚生省が設立[10]された一九三八年中のことであり、一九三九年度に入った段階では、人口増殖論への転換がはっきりと示されるようになる。そしてその転換をもたらしたのは、日中戦争の長期化・総力戦化が確定的となるなかで、人口問題をめぐる諸条件が一変したという事情であった。

まず日中戦争の拡大は、「過剰人口」認識を解消するものであった。日中戦争はその当初より、大量の兵力動員と軍需産業の拡充を通じて、各方面に労働力不足を生じさせていた。しかしこうした事態は、戦争が短期で終結すると考えられていた関係上、あくまで一時的な現象とみなされており、「過剰人口」認識そのものはなお持続していた。それが変化するのは戦争の長期化が明確となるなかにおいてであり、一九三八年の末ころには人口対策の焦点は「人的資源ノ需給調整竝ニ維持培養ニ努メ、軍需生産ノ拡充ニ遺憾ナカラシムル」こと、すなわち労働力＝「人的資源」の確保にあるとされるようになる（人口問題研究会　一九三九：四二）。

また日中戦争の長期化は、人口問題の民族的意義を前面に押し出すことになった。こうした動向は多方面で生じているが、とりわけ注目されるのは農業政策論の領域であり、そこでは従来那須によって唱えられてきた農本主義的人口政策論が、大槻正男（京都帝大経済学部教授）らによって、よりエスカレートしたかたちで主張されるようになる。すなわち大槻は、一九三八年に入ったころから、「軍〔事〕力に不可欠な強健敢為な壮丁、並に資本主義産業の発達に必要な有為な労働力の、永続的給源としての農村人口維持政策としての農業政策」の必要性を提唱すると同時に、「我が国の近年に於ける人口の増加率、就中出生率の低下は、先進欧米諸国と同一経路を辿るものとして識者によつて深く憂ひられてゐる」ことや、「東洋の永く安定勢力たるためには、尠くとも一億の内地人口を必要とするであらう」ことをあげ、「人口の自然増加率、出生率の依然として大なる農村を、我が国人口の給源として培ふこと」の重要性を強調するようになる（大槻　一九三八a：一二～三）。こうした観点に立つ大槻は、ドイツやイタリアの「重農政策」を引き合いに出しつつ、「我国に於ても、視野を眼前の問題に限らず、我民族の、国家の永続的繁栄を企図する限りナチス・独逸、ファシスト・伊太利の採りつゝある人口政策は、日本的な形に於て当然に考慮せられなければならない」と論じ、「人口増殖政策を、凡ゆる犠牲に於て堅持せねばならない」とも主張している（大槻　一九三八b：七九～八一）。この大槻の議論にみられるように、日中戦争下の農業政策論では、人口増殖論とセットになった農村人口保全の主張が、しだいに大きな流れを構成するようになるのである(11)。

とはいえ人口増殖論への転換のうえで決定的な意味をもったのは、戦争の長期化が出生率の動向に与える影響が危惧されるようになったことである。日中戦争の影響が反映された一九三八年五月以降の出生率は大幅な減退を示し、同年の人口増（自然増）は前年に比して約三〇万の減少となることが見込まれるようになる。しかしこの段階でより深刻な問題とされたのは、こうした戦時下の出生減が長期的な出生率の動向に与える影響であった。この点について舘稔（人口問題研究会研究員、人口問題研究所〔後述〕設立にさいし同所研究官に就任）は、つぎのように述べている。

人口増殖に対する戦争の影響の程度は、一つには、戦争が人口動態の如何なる時代に発生したかによつて大いに異る。日露戦争当時と今日とでは人口動態の時代は全く相違してゐる。出生率低下は既に十数年以前から始つてゐる。我が国現下の人口動態は世界大戦前の欧州文明国、就中独逸のそれに酷似してゐる。……戦争は出生減退の原因ではないが重大な促進要因であること、出産減退は必然的に驚くべき加速度性を内蔵すること、一度低下した出生の恢復は極めて困難なること等に就いては諸説殆ど一致し、且〔第一次大〕戦後の経験が之を立証してゐる。人口減退の危機に臨んで欧州文明国は今にして出生増加策を採つた時期の遅きに過ぎたことを告白している。以上の諸事項を吟味し、我が国現下の人口動態を観れば、今こそ出生率維持増加政策を採るべきの時期と断ぜざるを得ない。（舘　一九三九：三三）

明らかなように、ここでは当時の日本の人口動態が、第一次世界大戦前のヨーロッパ（とりわけドイツ）に近い状況にあるとの認識のもとに、戦争が出生率減少を加速させたヨーロッパの轍を踏むことを避けるため、「出生率維持増加政策」の採用に踏み切るべきことが主張されている。

右のような人口学的判断は、厚生省の政策方針に対して規定的影響を及ぼすものであった。すなわち厚生省は、一九三九年四月、社会局に「人口問題ニ関スル統轄事項」を所管事項に含む生活課を新設したが、そこで「人口問題ノ核心」とみなされていたのは、「今ニシテ出生率維持増進ノ対策ヲ講ゼズ之ヲ勢ノ趨クママニ放任センカ民族発展上近キ将来ニ於テ、質及量ノ低下ヲ促進シ所詮大和民族ノ衰滅ヲ招来スルニ至ル」という問題であり、同課はこうした見通しにもとづき、「出生率ノ維持増進ヲ図リ、死亡率ノ低下ニ努メ以テ健全優秀ナル人的資源ノ増殖涵養ヲ図ル」ことを人口行政の基本方針に据えている（厚生省社会局生活課 一九三九）。かくして日本における人口行政は、戦争が将来人口に及ぼす影響に対する強い懸念を根拠として、人口＝「大和民族」＝「人的資源」の増殖を目指すものとしてスタートすることとなったのである。

(2) 人口問題研究所の戦時人口政策構想

以上のように戦時人口政策の基調である人口増殖論への転換は、厚生省が人口行政を発足させた段階で明確となっていた。とはいえ、それはあくまでも人口行政の基本方針が定まったというにすぎず、そこに政策の具体的構想がともなっていたわけではなかった。なぜなら複雑多岐にわたる人口問題に対応する人口政策の立案には、専門的見地からする調査研究が不可欠とされたからであり、そしてその役割を担うものとされたのが、一九三九年八月に設立された人口問題研究所（八月二五日官制公布、現、国立社会保障・人口問題研究所）であった[12]。

人口問題研究所は、一九四〇年一月の「出生力調査」（全国一〇万組の夫婦を対象）を皮切りに各種の調査を実施することになるが、同研究所における人口政策の具体的構想の検討はこうした調査の結果を待たずして着手されている。現在確認できる人口問題研究所作成の人口政策案は、一九三九年一一月と記された「現下ノ人口政策ニ関スル意見」（人口問題研究所　一九三九）、同じく一九四〇年八月と記された「人口政策要綱（第一次）」（人口問題研究所　一九四〇）の二つである。

これらのうち「現下ノ人口政策ニ関スル意見」（以下、『意見』と略）は、①「立論の基礎」、②「死亡率低減策」、③「出生増加策」、④「国民体力向上策」、⑤「精神運動」の五章からなり、そこで提示された具体的対策は延べ四一項目に及ぶ。他方、『人口政策要綱（第一次）』（以下、『要綱』と略）は、①「出産奨励政策」、②「死亡率改善・体力向上政策」、③「人口再分布政策」、④「精神運動及教育政策」の四章から構成されるものであるが、そこにおける具体策は四五項目へと増大している。

それでは、こうした人口問題研究所の構想は、戦時人口政策構想の成立過程のなかでどのような位置を占めるものだったのか。この点を「人口政策確立要綱」との関係で検討するために、同要綱の内容を項目化し、それらと『意見』・『要綱』の内容を対照させてみると（表1）、「人口政策確立要綱」で中心的位置を占める「人口増殖策」のほとんどの部分が、少なくとも『要綱』の段階において出揃っていたことが判明する。つまり「人口政策確立要綱」にみられる具体的な対策案の多くは、すでに一九三九年一一月から一九四〇年八月ごろまでのあいだに、人口問題研究所によって立案されていたわけである。

とはいえ『意見』・『要綱』と「人口政策確立要綱」とのあいだには、なお大きな相違点があることを無視することはできない。なぜなら「人口政策確立要綱」には、『意見』・『要綱』の段階ではみられない具体的数値目標などが盛り込まれており、戦時人口政策のグランド・デザインはそのことによっては

表1　戦時人口政策構想の成立過程

人口政策確立要綱の個別項目			A	B
全体目標		昭和35年の内地人総人口を１億とする		
人口増殖策	出生増加	**10年間に婚姻年齢を３年早め，１夫婦の出生児数を平均５児とする**		
		不健全なる思想の排除	○	○
		家族制度の維持強化		
		団体・機関による結婚紹介・斡旋・指導	○	○
		結婚費用の軽減，婚資貸付制度の創設	○	○
		現行学校制度改革における人口政策の考慮	△	○
		女子教育における母性の育成		○
		20歳以上の女性の就業抑制		△
		結婚を阻害する就業条件の緩和改善	○	○
		租税政策による扶養家族多き者の負担軽減と独身者の負担加重	○	○
		家族扶養費負担軽減を目的とする家族手当制度の確立	○	○
		多子家庭に対する物資の優先配給，表彰	△	△
		妊産婦・乳幼児保護制度の確立と産院・乳児院の拡充	○	○
		出産用衛生資材の配給確保	○	○
		避妊・堕胎等の人為的産児制限の禁止	○	○
		花柳病の絶滅	○	○
	死亡減少	**20年間に死亡率を３割５分低下させる**		
		保健所を中心とする保健指導網の確立	○	○
		保健婦の設置，保育所の設置，農村隣保施設の拡充	○	○
		結核対策の確立徹底	○	○
		健康保険制度の拡充強化	○	○
		環境衛生施設の改善，とくに庶民住宅の改善	○	○
		過労の防止と休養の確保		○
		栄養食の普及，団体給食の拡充	○	○
		医育機関および医療・予防施設の拡充と予防医学の研究・普及		○
資質増強策		国土計画の遂行による人口の構成・分布の合理化		△
		内地人人口の４割を農業に確保		
		青少年の錬成を目的とする教科の刷新と体育施設の拡充	○	○
		都市青少年の心身錬成の強化	△	△
		青年男子の心身鍛練のための団体訓練制度の創設		
		各種厚生体育施設の増加と健全簡素な国民生活様式の確立		
		優生思想の普及と国民優生法の強化徹底		○
指導力確保		満洲国人口の一定割合に相当する内地人人口の移住とその移民計画		
		東亜共栄圏に対する内地人人口の配置とその移民計画		

註：1）右欄Ａは『現下ノ人口政策ニ関スル意見』，Ｂは『人口政策要綱（第一次）』。
　　2）欄中の太字は基本目標。
出所：筆者作成。

じめて明確となったと考えられるからである。そこで以下では、こうした「人口政策確立要綱」の性格に留意しながら、そこに示された戦時人口政策の論理について検討してみたい。

四　「人口政策確立要綱」の論理

(1)「基本国策要綱」と「人口政策確立要綱」

先述のように「人口政策確立要綱」(以下『確立』と略)には、人口問題研究所の個別の政策案を引き継ぎつつ、それらを通じて達成されるべき目標を提示したものであった。そしてこのような『確立』のあり方は、それが第二次近衛内閣の「基本国策要綱」(一九四〇年七月二六日決定、八月一日発表)の具体化として策定されたという事情に関わっている。

「基本国策要綱」とは、第二次近衛内閣がその発足にあたり、「庶政百般ニ亘リ速ニ根本的刷新ヲ加ヘ万難ヲ排シテ国防国家体制ノ完成ニ邁進」すべく策定した「国策」の大綱であり、その後における「新体制」＝全体主義的総力戦体制の起点となった歴史的文書である[13]。この「基本国策要綱」によって人口政策ははじめて「国策」として位置づけられ、「国是遂行ノ原動力タル国民ノ資質、体力ノ向上並ニ人口増加ニ関スル恒久的方策特ニ農業及農家ノ安定的発展ニ関スル根本方策ヲ樹立ス」ることが、「国内態勢ノ刷新」に関する重要項目として定められることとなった。

また、こうした「人口政策ノ確立」に関する具体的処理については、企画院および厚生・農林・拓務の各省を起案担当官庁とし、ほかに内務・陸軍・海軍・商工の諸省が協議に関与するという分担が、八月一日の閣議で決定されている[14]。これらのうち『確立』作成の直接の主体となったのは企画院であったが、その理由は、右のように人口政策が複数の官庁の所管にまたがる「総合国策」として位置づけられていたためである。

このような「基本国策要綱」にもとづく『確立』は、ただ漫然と人口増殖を目指すというものではなく、「日満支ノ強固ナル結合ヲ根幹トスル大東亜ノ新秩序」(「基本国策要綱」)建設に向けた戦時「総合国策」としての性格をもつものだったといえよう。

(2) 目標としての人口一億

以上のような文脈のなかで成立した『確立』(一九四一年一月二二日閣議決定)は、四つの目標(「一、人口ノ永遠ノ発展性ヲ確保スルコト」「二、増殖力及ビ資質ニ於イテ他国ヲ凌駕スルモノトスルコト」「三、高度国防国家ニ於ケル兵力及ビ労力ノ必要ヲ確保スルコト」「四、東亜諸民族ニ対スル指導力ヲ確保スル為其ノ適正ナル配置ヲナスコト」)の達成を目指すものであり、そしてこれらを達成するために掲げられたのが、よく知られているように、昭和三五年＝一九六〇年の「内地人」総人口を一億とするという全体目標であった。

ところで、『確立』に関する従来の説明では、もっぱらこの目標のなかの「一億」という数値が着目される傾向にある。しかし『確立』で重要な意味をもたされていたのは、「一億」という人口数そのものではなく、昭和三五年という時期の方であった。このことを理解するためには、まず右のような目標

図4　中川推計による将来人口

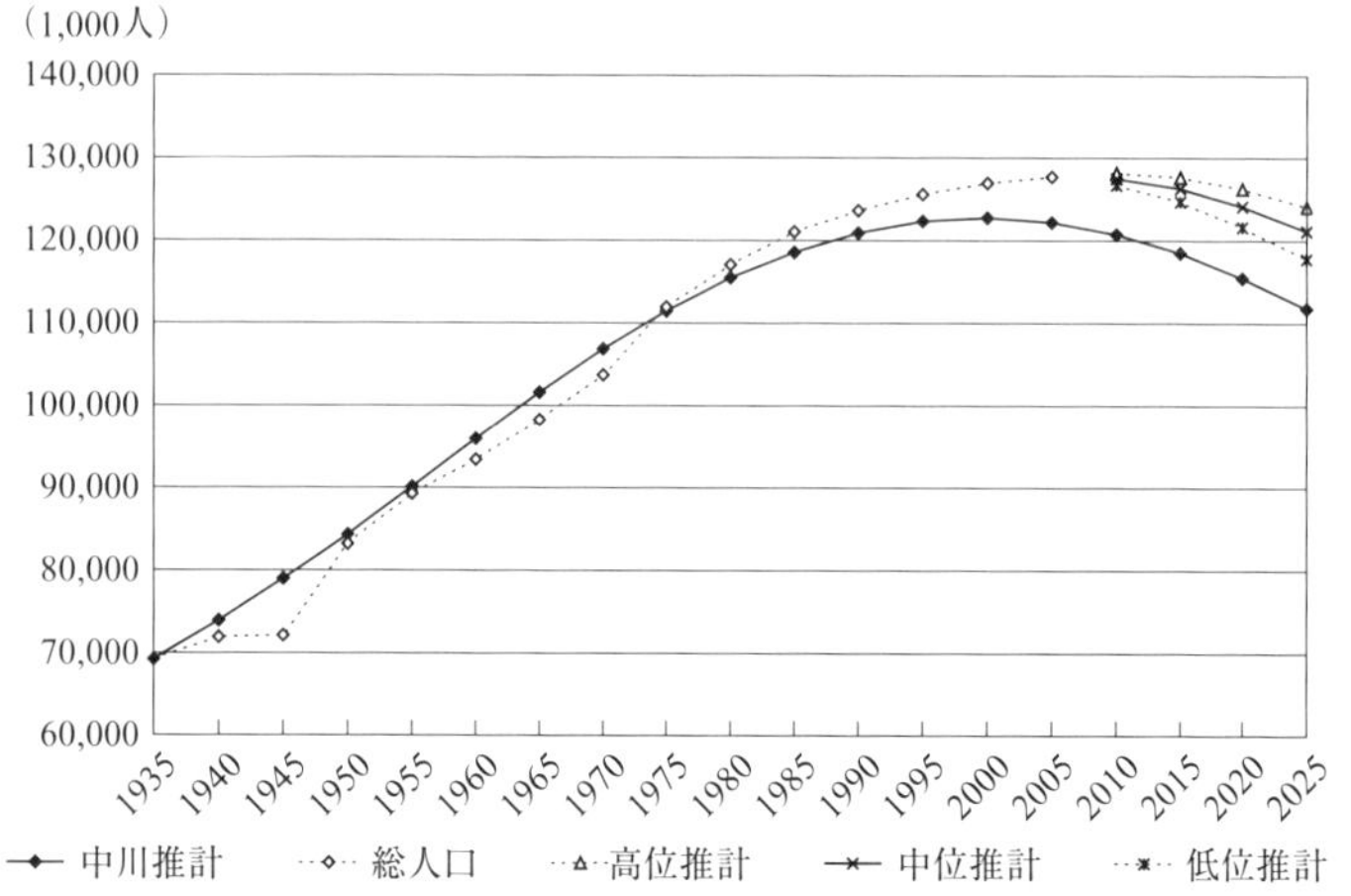

註：2010年以降の推計値は，国立社会保障・人口問題研究所2002年推計による。

設定の前提となった将来人口推計に触れておく必要がある。

前述したように、一九三〇年代には上田貞次郎によって出生率・死亡率双方の動向を組み込んだ将来人口推計がなされるようになっていたが、それがなお暫定的なものであることは上田自身が認めるところであった。これに対して戦時期の人口政策論の基礎とされたのは、中川友長（人口問題研究所調査部長）による推計であり、そこでは日本の総人口は一九六〇〜五年の間に一億人を超えるものの、昭和七五年＝二〇〇〇年の約一億二二七四万をピークとして減少に転ずることが見込まれていた（中川　一九四〇）。こうした中川の推計を実際の人口推移および現在の将来推計と比較してみると、戦後における様々な条件の変化にもかかわらず、両者が近似した曲線を描いていることが判明する（図4）。つまり戦時期の日本では、二〇世紀の終わりから二一世紀にかけて、「日本の人口がだん〱に年寄りばかりが多くなるとともに、その増加の勢ひが次第に弱まってきて、つひに減少の道をたどることとなる」(企画院　一九四一：三六）ということが、統計学的に予測されるようになっていたのである。

他方、『確立』のいまひとつの前提となっていたのは「国策」遂行上の要請であり、こちらの側では一九五〇年の所要人口を八五〇〇万〜八六〇〇万とする見積もりが提示されていた。[15] しかしこれは、中川推計における一九五〇年総人口＝約八四三四万と大差ないものであり、そもそも一〇年後というタイムスパンは、人口増殖の観点からすれば短すぎるものであった。

『確立』が掲げた一九六〇年に一億人という目標は、こうした事情をふまえて設定されたものであり、その第一の目的として掲げられたのが、「一、人口ノ永遠ノ発展性ヲ確保スルコト」、すなわち「日本の民族の老衰と衰亡の起る危険性を政策の力を以て取り除く」(美濃口　一九四一b：八）ことであった。『確立』にもとづいて算定された計画人口を、中川推計（および実際の人口動態）と比較してみると（図5）、計画人口の人口増加率は、一九五〇年代に入って中川推計と大きな差を有するようになっていることがみてとれる。一九六〇年に一億人という目標のねらいとは、このような高い人口増加率（約二一〜二二パーミル）の実現にあり、そしてこのことを通じた人口減少に向かう長期的傾向の是正にあるとされたのである。

右のように、『確立』における一九六〇年に一億人という全体目標は、人口学的見地から根拠づけられたものだったのであり、このことは兵力動員の当事者である陸軍が、「本目標ハ仔細ニ検討スレハ自然ノ傾向ト大ナル差アルモニアラス、其ノ真ニ企図スル所ハ寧ロ人口運動其ノモノノ根本的是正ニ存スル」(陸軍省兵備課　一九四二：三九）と理解していたことからも裏づけられる。とはいえ、『確立』が

図5　「人口政策確立要綱」の計画人口

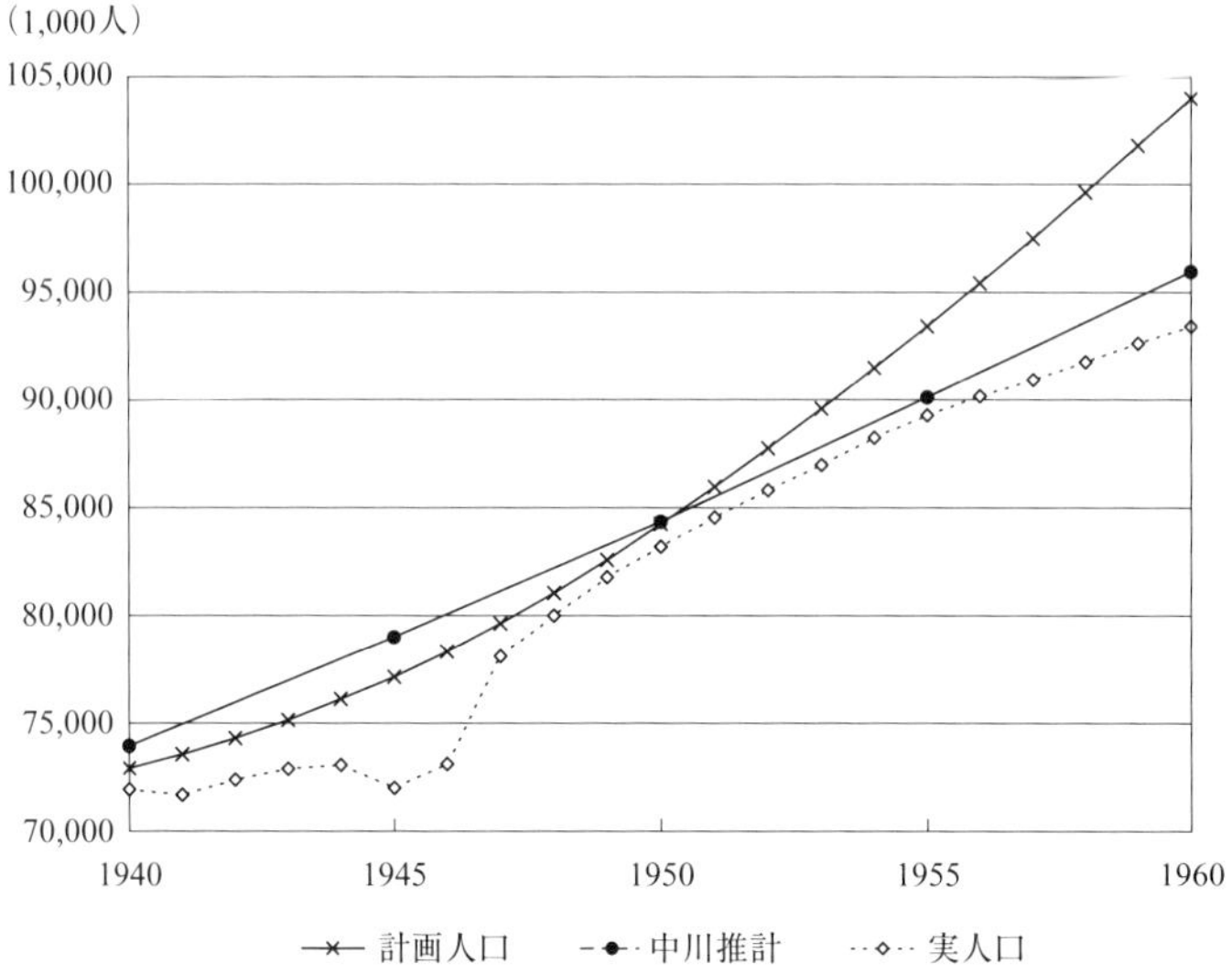

註：計画人口の数値は，厚生省研究所人口民族部（1942），789頁掲載の「内地人人口計画数」（表）による。

「国策」遂行上の要請を無視していたわけではなく、一九六〇年に一億人という目標の達成を目指すことが、おのずと他の目標（「二、増殖力及ビ資質ニ於イテ他国ヲ凌駕スルモノトスルコト」「三、高度国防国家ニ於ケル兵力及ビ労力ノ必要ヲ確保スルコト」「四、東亜諸民族ニ対スル指導力ヲ確保スル為其ノ適正ナル配置ヲナスコト」）の達成につながると考えられていたといえる。

　なお『確立』では、以上のような全体目標を達成するための「人口増加ノ方策」において、「出生ノ増加ヲ基調トスル」方針が打ち出されている。これは『確立』の主眼が人口減少に向かう長期的傾向の是正であったことからすれば当然の方針であり、その目標としては、「今後ノ十年間ニ婚姻年齢ヲ現在ニ比シ概ネ三年早ムルト共ニ一夫婦ノ出生数平均五児ニ達スル」ことが示された。これは当時の女性で二四歳、男性で二八歳であった平均初婚年齢をそれぞれ二一歳、二五歳とし、かつ一夫婦あたり四人とみられていた平均出生児数を五人とすることによって、実質的に出生率を二八～二九パーミルから三二～三三パーミルの水準へと引き上げようというものであり、こうした目標については大正一四（一九二五）年の「妊孕力」を回復するという説明もなされている（美濃口　一九四一b：九）。

他方、死亡減少についても軽視されていたわけではなく、「一般死亡率ヲ現在ニ比シ二十年間ニ概ネ三割五分低下スルコト」という目標が掲げられていた。それは当時一七パーミル程度であった死亡率を、一一～一二パーミルの水準まで引き下げるというもので、その実施にさいしては乳幼児死亡率の改善と結核の予防に重点を置くとされていた。

『確立』の画期的な点は、以上のような昭和三五年＝一九六〇年の総人口目標一億人、およびそれを達成するための出生増加目標と死亡減少目標を具体的に提示したことにあり、そして先述した人口問題研究所の構想は、こうした目標を実現するための具体的方策として位置づけられることとなったのである。

(3)農業人口四割確保と国土計画

『確立』においては、すでに述べたような目標に向けた「人口増加ノ方策」とともに、七項目にわたる「資質増強ノ方策」が掲げられている。しかしこれらのうち、第一項「国土計画ノ遂行ニヨリ人口ノ構成及分布ノ合理化ヲ図ルコト、特ニ大都市ヲ疎開シ人口ノ分散ヲ図ルコト、之ガ為工場、学校等ハ極力之ヲ地方ニ分散セシムル如ク措置スルモノトス」、および第二項「農村ガ最モ優秀ナル兵力及労力ノ供給源タル現状ニ鑑ミ、内地農業人口ノ一定数ノ維持ヲ図ルト共ニ日満支ヲ通ジ内地人人口ノ四割ハ之ヲ農業ニ確保スル如ク措置スルコト」は、「体力」増強を中心とする他の項目とは明らかに異なる性格を帯びている。

事実経緯からいえば、これらは「人口ニ関スル計画ニ付テハ人口ノ量的質的増強ト之ガ地域的職能的ノ適正ナル配分ヲ図ル」とした「国土計画設定要綱」（一九四〇年九月二四日閣議決定）、および「農業及農家ノ安定的発展ニ関スル根本方策」（「基本国策要綱」）として策定された「農業政策要綱」案（一九四一年一月九日経済関係七相会議に付議、未決定）における農業人口「定有」[16]方針に対応するものであり、本来的に人口の「質」と「量」双方に関わる問題として捉えられていた。それが「資質増強ノ方策」に含められたのは、当時国民の「体力」問題との関連で都市人口対策が至上命題化していたからであり[17]、このような『確立』の分類をそのまま受けとめることは、その作成者たちがこれらの条項を人口増殖目標の達成を左右する、死活的条件と見なしていた事実を見過ごすことになる。

そもそも右のような二つの条項が重要視されたのは、すでに繰り返し述べてきたように都市と農村の人口動態が同一ではなく、かつ戦時下の工業化が農村から都市への大規模な人口移動を引き起こしていたからである。企画院調査官として『確立』作成の責任者となった美濃口時次郎によれば、当時の日本で進行していたのは農業国から工業国への移行の第二局面（「第二の産業革命」）、すなわち軽工業国から重化学工業国への転換であるとされていた（美濃口　一九四一a）。こうしたなかで「日本に於ける農業人口の割合は、こゝ一両年の後には、疑ひもなく四〇%以下に低下することになり、恐らくは数年を出でずして、三分の一位にまで低減する」というのが美濃口の見通しであり、そして彼は、その結果として「日本は人的資源の問題について、西欧諸国が今日において経験してゐるがごとき困難に恐らくは近き将来において逢着することになるに相違ない」と判断していた（美濃口　一九四〇：二五）。

なお、前節で触れたように、日中戦争下の農業政策論では、人口増殖論とセットになった農村人口保全論が台頭するようになっていたが、その背景にあったのも右のような戦時下における農業人口の急激な減少であった。つまり戦時農業政策論の人口政策論への傾斜とは、戦時下における農業人口の減少を国家的・民族的観点から阻止することを目指したものであり、「基本国策要綱」が人口政策を「農業及農家ノ安定的発展ニ関スル根本方策」とのセットで策定すると定め、農林省を『確立』の起案官庁のひとつとしたのも、こうした農業政策論の動向を受けてのことであったといえる。

かくして『確立』は、人口政策的観点から農業人口「定有」の比率を決定する役割を担うことになるのであるが、そこで提出された「内地人人口ノ四割」という数字は、美濃口によれば、「今日の農業人口の割合を其儘維持する」ことを意図したものであった（人口問題研究会　一九四一：五八）。その根拠については、『確立』が掲げる諸方策によって都市の生活様式が一新され、「農業人口とほとんど違はないやうな、高い出生率になるまでは、今日の農業人口の割合を今日以上に減少しないやうにしなければ、出生率を増加するどころか、それを維持することすら、よほど困難である」ためと説明されている（美濃口　一九四二：一二）。

しかし美濃口とともに『確立』作成に携わった舘稔（一九四一年より企画院調査官を兼任）によれば、都市住民の出生率向上の可能性はきわめて悲観的なものであった。すなわち舘は、人口構成の異なる都

表2　市郡別標準化動態率

（単位：‰）

年	市部			郡部		
	出生率	死亡率	自然増加率	出生率	死亡率	自然増加率
1920	27.05	26.88	0.17	37.36	23.61	13.75
1925	26.62	21.54	5.08	36.82	19.83	16.99
1930	25.74	19.59	6.15	36.26	18.88	17.38
1935	25.83	17.63	8.20	38.64	17.75	20.89

出所：舘（1942: 5）。

市と農村の人口動態を観察するには、標準化の手法を用いる必要があるとし、この方法によって一九二〇年から一九三五年にいたる「市部」と「郡部」の人口動態の差異を浮き彫りにした（舘・上田　一九四〇）。その結果が表2であり、舘はこうした分析結果をもとに、①「市部」と「郡部」の増殖力には「常識以上の懸隔がある」こと、②「郡部の死亡率は引き下げられねばならないし、又、引き下げることが可能である」こと、③しかし「市部」の出生率はさらに減退することはあっても、今後それが維持されることすら「事実上殆ど考へ難い程困難であらう」という認識を提示している（舘　一九四二：六〜七）。つまり舘は、「近代的出生減退」が都市社会のあり方に深く規定されており、容易に操作できるものではないことを十分理解していたわけである。

こうした見地に立つ舘にとって、戦争の拡大が人口の「都市集中の恒常的傾向を未曾有の規模を以て激成」する一方、都市に対する「人口供出の急速激甚なる地域を未曾有の規模を以て拡大」しつつある現状は、「之を勢ひの趨くまゝに放任するに於ては、一方には農村人口のデモグラフィ的弱化を促進することによつて、他方には都市に集中したる人口の増殖力を引き下げることによつて両々相俟つて一国人口の増殖力に重大なる影響を与ふる」憂うべきものであった（厚生省研究所人口民族部　一九四二：四二八〜三〇）。それゆえ彼は、「出生率改善の前提要件として、婚姻年齢の引き下げ、結婚促進の諸方策、妊産婦保護施設等いづれも必要であるが、最も基本的なる問題は適正なる人口の地域的配置計画である」とし（同前：七九三）、企画院における国土計画の策定に人口政策の立場から参与していったのである。

以上のように、『確立』が掲げた大都市人口の分散と農業人口四割の確保という方針は、国土計画・農業政策の方針と連動しつつも、基本的には都市人口の増大を危惧する『確立』作成者たちの人口学的判断によって導かれたものであったと考えられる。しかしこうした事情は、『確立』の作成者たちが、みずからが掲げた「人口増加ノ方策」の限界を認識し、究極的には農村の人口増加率に依拠しようとしていたことを示すものであろう。このような意味において、国土計画・農業政策とリンクした二つの条項は、『確立』における「最も基本的」な「人口増加ノ方策」でもあったのである。

(4)「人口政策確立要綱」における大規模移民構想

すでに検討したように、『確立』は「人口ノ永遠ノ発展性ヲ確保スル」ために一九六〇年の総人口目標一億人を掲げ、また、その基盤として総人口の四割を農業人口として確保しようとする点に大きな特徴があった。しかし『確立』には、いまひとつの重要な方針が存在していた。それは『確立』が掲げた基本目標のひとつ、「東亜諸民族ニ対スル指導力ヲ確保スル為其ノ適正ナ配置ヲナスコト」に対応した、以下のような条項である。

第六、指導力確保ノ方策

指導力確保ノ方策ハ東亜共栄圏内ノ各地域ニ於ケル政治、経済、文化等ノ各社会ノ指導ニ必要ナル皇国民族ノ配置ヲ目標トシテ計画ス

之ガ為メ採ルベキ方策概ネ次ノ如シ

（イ）日満支不可分関係強化ノ趣旨ニ則リ人口ノ一定割合ニ相当スル内地人人口ヲ其ノ地域ニ移住セシムルコト

之ガ為メ一層大規模ノ綜合的移民計画ヲ樹立スルト共ニ、日満ヲ通ジテ之ガ遂行ニ必要ナル措置ヲ講ズルモノトス

（ロ）其ノ他ノ東亜共栄圏ニ対シテモ其ノ指導ニ必要ナル内地人人口ノ配置ヲナスタメ之ニ必要ナル移民計画ヲ樹立スルコト

こうした条項は、『確立』を収録した各種の史料集のほとんどにおいて欠落させられている。その理由は『確立』公表のさいにこの部分が伏せられていたからであり、いわばこれらの条項は、『確立』における秘密条項であった。

それではこのような「東亜共栄圏」に対する人口「配置」計画は、『確立』における他の目標といかなる連関性をもつものだったのか。結論からいえば、『確立』がきわめて大規模な海外移民をともなうことは、右のような条項が存在しなかったとしても、他の方針のあり方から必然的に導き出されるものでもあったといえる。なぜなら『確立』は、総人口の四割を農業人口に確保することを掲げていたから、昭和三五年＝一九六〇年の総人口一億人が達成されたあかつきには、四〇〇〇万人の農業人口が存在し

ていなければならない。ところが、日本の農村人口がすでに収容力の飽和点に達していることは当時の共通了解であり、一九四〇年当時の「内地」農業人口（約五五〇万戸、農業就業者数＝約一三六〇万人、推定関係人口＝約三〇〇〇万人）は耕地面積に比してなお「過剰」とみられていた。ここに生じる最低でも約一〇〇〇万人にのぼる不足分を埋めるとされたのが移民であり、『確立』の農業人口確保方針が「内地人口」の四割ではなく、「内地人人口ノ四割」を「日満支ヲ通ジ」て「農業ニ確保スル」と述べられていたのはこのためである。すでに述べたように、農業移民に関しては、一九三六年の時点で一〇〇万戸の農家（＝五〇〇万人）を二〇カ年で満洲へ送出するという「二十箇年百万戸移住計画」が始動していたが、『確立』の論理はさらにそれに倍する規模の農業移民計画を内在させていたわけである。

ところが、『確立』の論理がはらんでいた人口移出の必然性は、右のような農業移民にとどまるものではなかった。それは日本「内地」の収容人口限界が、九〇〇〇万人にも及ばないと考えられていたからである。この問題に関する指導的理論家であり、舘稔の「畏友」でもあったという野間海造（東京帝大農学部助教授）は、『確立』公表直後に刊行された自著において、「たとへ今後世界情勢が変換し、経済条件が好転し……更に相当の技術の進歩を予定しても……農村人口は絶対的にも相対的にも増加し得ない。工業中最大の人口を吸収して呉れた軽工業は大部分外地及び大陸に移動するであらう。重化学工業も相当大陸へ移るものとみる。鉱業開発の余地は戦時を除いては有り得ない。かくて人口吸収上主要なる生産活動につき分析してもその人口包容の将来性は極めて悲観的結論に到達せざるを得ない」とし、日本本土の最大人口収容力を八〇〇〇万人（後に八三六〇万人と修正）と算出していた（野間　一九四一：三八一）。そしてこうした検討をおこなった野間は、「日本の人口が一億に到達した場合でも、一億

表3　「内地人」の配置計画
（単位：万人）

地　域	人　口
内地	8,450
朝鮮	150
台湾	60
満州	1,000
中華民国	200
南方圏	140
合　計	10,000

出所：西水編（1975: 147）。

表4　「内地人」農業人口の保有目標

地域	内地人総人口（万人）	農家戸数（万戸）	関係人口（万人）	比率（%）
内地	8,600	500	2,850	33.1
満州		150	750	
朝鮮	1,400	20	100	71.4
南方		30	150	
合計	10,000	700	3,850	38.5

註：西水編（1975: 194）の表を一部修正。

人を日本内地で包容出来ないと云ふことをはつきり認識して……先々十年、二十年、五十年先を考へて、我が民族が中核として他民族を率い東亜共栄圏を発展させ、日本民族の発展にも役立てると云ふことを考へなければならぬ」こと、そしてそのためには「凡そ千七、八百万若くは二千万の人口を在外人口として持たなければならぬ」ことを強調していたのである（人口問題研究会　一九四二：一八）。

『確立』に内在する右のような論理は、アジア・太平洋戦争勃発後、対象範囲を「大東亜共栄圏」へと拡大した国土計画[18]における「内地人人口」配置計画として具体化されていった。すなわち、企画院が一九四三年段階で作成した国土計画「中央計画素案」においては、一九六〇年の内地人口が朝鮮人一五〇〇万人を含む八六〇〇万人と設定され、『確立』の目標である一億人との差に相当する一五五〇万人を表3のごとく配置するとしていた。また、それとは数値に相違がみられるものの、「内地人農業人口」の保有目標は表4のようなものとされており、総人口に対するほぼ四割の「農業人口」を「大東亜共栄圏」全体を通じて確保することが計画されていたことがうかがえる。

このように『確立』が掲げた一九六〇年の「内地人」総人口一億という目標は、一四〇〇～一五〇〇万人にも及ぶ史上空前の人口「再配置」計画＝大規模移民構想へとつらなるものであった。そしてそれは、「東亜諸民族ニ対スル指導力ヲ確保スル」という方針のみならず、「人口ノ永遠ノ発展性ヲ確保スル」ことを第一に掲げた『確立』の論理的帰結でもあったのである。

(5) 戦時人口政策の歴史的位相

以上検討してきたとおり、『確立』に体現される戦時人口政策構想は、総力戦体制の要請を背景にもちつつも、基本的には人口学的見地から組み立てられたものであったといえる。そしてこのことを前提とすれば、従来とは異なる戦時人口政策についての見方が可能となる。

その第一は、戦時人口政策の基調とされた人口増殖の問題である。従来の研究では、往々にして人口増殖方針が明治以来の国是と見なされ、戦時期に人口増殖政策が登場することはなかば自明視されていたように思われる。しかし本章で検討したように、戦時人口政策の前提となっていたのは、日本の人口が今日でいうところの「人口転換」の過程にあるという認識であり、やがて訪れるであろう「少子高齢化社会」、「人口減少社会」への恐れであった。こうした認識は、一九二〇年代からの出生率の低下傾向という現実に裏打ちされたものであり、一九三〇年代の人口問題研究の進展のなかで培われた「科学的」な認識でもあった。戦時人口政策における人口増殖方針とは、こうした認識の広がりを前提に、「人口転換」を阻止すべく登場した歴史的産物であり、それはかつて「人口転換」が「人口革命」とも呼ばれていたことにならえば、反「人口革命」ともいうべき政策構想だったのである。

また第二に、こうした反「人口革命」の動きのなかで、とりわけ重要な位置を占めていたのは、農業人口＝農村社会の保全の論理であった。本章で検討したように、反「人口革命」の主張は、一九三〇年代の農本主義的人口政策論のなかにいち早く姿を見せていたことが特徴であり、さらに日中戦争期においては農業政策論そのものが人口政策論としての色彩を帯びるようになった。このことは当該期の日本が、工業化社会・都市社会への本格的な移行期にさしかかっていたことの反映にほかならず、そこに生じた危機意識が農村の人口政策的意義の強調と、農業人口「定有」の主張を生み出していたといえる。こうした農業政策論の動向は、戦時人口政策の諸方針に直結するものではなかったとはいえ、新体制期における人口増殖政策の「国策」化を促した有力な要因であったことは確実である。他方、『確立』の作成者たちも、都市社会のあり方と「人口転換」が深く結びついているという認識をもち、社会の都市化に対する危機意識を共有していたのであり、こうした点からすれば、戦時人口政策を深部で規定していたのは、日本社会が直面していた農村社会の解体＝工業化・都市社会化の動向であったといえるだろう。そして戦時人口政策とは、大都市の分散と農業人口四割確保の方針を打ち出すことによって、こうした動向に歯止めをかけることを目指すものでもあったのである。

しかし第三に、右のような性格をもつ戦時人口政策構想は、大量の人口を「共栄圏」へと送出することを前提に成り立つものであった。最後に検討したように、『確立』における農業人口四割確保の方針は、当初から農業移民構想をともなうものであったし、一億人という『確立』の全体目標そのものが、日本本土の人口扶養力をはるかに超えるものと考えられていたのである。戦時人口政策とは、「東亜共栄圏」・「大東亜共栄圏」という支配圏拡大政策と不可分一体のものとしてはじめて成立しえた、それゆえ戦争の敗北とともに崩壊せざるをえない、特異な「内地人」＝「大和民族」の「再生産戦略」だったのである。

註記

(1) たとえば、二〇〇七年一月の柳沢厚生労働大臣発言（「女性は子どもを産む機械」）をめぐる『朝日新聞』のコラム「政態拝見」（二〇〇七年二月二〇日）は、「少子化対策ならぬ人口政策」の例として一九四一年一月の閣議決定「人口政策確立要綱」を取り上げ、「出産という個人的な選択を、国家の都合に合わせ」ようとする一点で、柳沢発言には戦時人口政策と通底するものがあると批判している。

(2) こうした事情は必ずしも日本に限られたことではなく、一九七〇年代以降、多くの「先進諸国」で出生率の低迷が明確となったにもかかわらず、「出生奨励策」の採用がためらわれてきた理由のひとつは、それが第二次世界大戦前の国家主義・人種主義と結びつけられやすい点にあるとされている（阿藤　一九九六：三五）。

(3) 戦時人口政策についての基本文献は厚生省の「正史」（厚生省二十年史編集委員会　一九六〇、厚生省五十年史編集委員会　一九八八）であるが、その内容には問題が多い。いくつか存在する日本の人口政策史も、戦前・戦時期の人口政策論を事実に即して分析したものではない（小林　一九七六、岡崎　二〇〇二）。近年では社会保障史からのアプローチもみられるようになったが、その関心は戦後へとつながる「日本型福祉国家」（鐘　一九九八）や「社会保障パラダイム」（増山　二〇〇四）に向けられている。

(4) 戦時期の優生思想・優生政策を論じた研究は数多いが、「人口政策確立要綱」との関連では廣嶋（一九八一、一九八三）、松村（二〇〇〇）が有益である。また「国民体力法」については、高岡（二〇〇六b）を参照されたい。

(5) 家族政策・女性政策の観点から戦時人口政策を扱った研究も数多いが、ここでは最新の研究として荻野（二〇〇五、二〇〇六）をあげるにとどめる。

(6) ただし、人口転換モデルに忠実な図1のような理解に対しては、梅村又次、斎藤修らの批判がある。この点については斎藤（一九九六）を参照のこと。

(7) 人口問題研究会については、人口問題研究会（一九八三）および高澤（一九九二）を参照のこと。

（8）那須皓と満洲農業移民の関わりについては、満洲開拓史刊行会（一九六六）を参照。

（9）「二十箇年百万戸移住計画」については、満洲開拓史刊行会（一九六六）および浅田（一九七六）を参照。

（10）厚生省の成立過程については、高岡（二〇〇六ａ）を参照のこと。

（11）大槻を含む戦時農政論の動向については、足立（二〇〇三）および高岡（二〇〇八）を参照のこと。

（12）人口問題研究所については、人口問題研究所（一九八九）および高澤（一九九二）を参照のこと。

（13）「基本国策要綱」の背景については、古川（一九九二）を参照のこと。

（14）「基本国策要綱」の「人口政策ノ確立」の分担については、稲葉正夫ほか編（一九六三：三二一～二）や防衛庁防衛研修所戦史室（一九七三：四三二～三）掲載の史料にもとづき、当初は厚生省が関与していなかったとする研究もある。しかし「公文類聚」所収の「基本国策要綱及之ニ基ク具体問題処理要綱」では、本文のような分担が明記されている。

（15）一九五〇年の所要人口八五〇〇万～八六〇〇万が『確立』作成の前提であったことは、「美濃部洋二文書」（マイクロフィルム）所収の『確立』第一次案（一九四〇年一〇月二四日）冒頭に記載されたメモから確認できる。この数値は、「第一軍事上所要量、第二産業上所要量、第三東亜共栄圏に於ける我が民族の地位上の所要量」の三点から算出されたとされ（人口問題研究会　一九四一ｂ：九）、舘稔によれば、その算出主体は人口問題研究所であったという（舘　一九四三：一〇六）。

（16）以下、戦時人口政策と連動した農業政策の動向については、高岡（二〇〇八）も参照されたい。

（17）戦時下「体力」問題の焦点が都市人口対策にあった点ついては、高岡（二〇〇六ｂ）を参照されたい。

（18）戦時下国土計画の概要に関しては、岡田（二〇〇三）を参照のこと。

第5章　「生命のはじまり」をめぐるポリティクス

妊娠中絶と「胎児」

荻野　美穂

一　避妊 vs 中絶という構図

妊娠と新しい生命の誕生（の予測）は、それにかかわる当事者たち、あるいは彼女らを取り巻く、小は家族から大は国家や国際社会にまで及ぶ周囲の状況に応じて、温かく歓迎されることもあれば、好ましからざるリスクとして回避がもくろまれることもある。後者の場合、古くから用いられてきた手段としては、子殺し（間引き）や捨て子、堕胎（人工妊娠中絶、以下「中絶」）や避妊があるが、このうち現代において、日本を含む多くの社会で程度の差はあれ容認されているのは、避妊と中絶であろう。

だが多くの場合、この二つの手段に与えられる評価には違いがある。宗教上の信念から中絶はもとより一切の人為的手段による避妊をも認めない立場を除けば、一般的には、出生を回避したい人が避妊をおこなうことは正当かつ責任ある行為と見なされる。それに対して中絶は、反対派の主張するようにどんな事情があっても許されない悪、「殺人」とまでは断罪されないにせよ、やむをえない場合にのみ許される二義的な手段、できればそれに頼らないことが望ましい「必要悪」と見なされるのである。

この違いをもたらす基準線は、出生回避の手段が講じられる時点ですでに妊娠が開始しているか否か、すなわち「胎児」存在の有無にある（ここでは便宜上、受精卵や初期胚も含め、子宮内で細胞分裂を繰り返して成長し、やがて赤ん坊として生まれてくるはずのものを、発達段階にかかわらず「胎児」と呼ぶ）。避妊は、まだ受胎が起きていない段階で「胎児」が存在するようになることを未然に防ごうとするのに対し、中絶はすでに存在を開始した「胎児」を取り除く行為であり、その点が中絶に対してよりネガティブな評価が付与される最大の根拠となっている[1]。そこには「胎児」をどのようなものと見なすのかという定義の問題がぬきがたく関係している。「胎児」は、本来人為的に除去することが許されない価値ある何ものか、「生命のはじまり」として尊重されるべきことが前提されているのである。

だが、このように「胎児」存在の有無を基準として避妊と中絶を画然と分けたうえで、「胎児」の存在ゆえに中絶という行為は悪であり、避妊をより望ましい出生抑制手段と見なすという感性、さらには中絶を「子殺し」と呼んでそれをおこなう女性を責めるという態度は、日本社会において一貫して強かったのではない。堕胎と避妊と間引きの境界が明瞭でなかった江戸時代は言うまでもなく、近代に入り西洋にならって刑法に中絶を犯罪と規定した堕胎罪が設けられた後でも、民衆にとっては堕胎は望まない妊娠を処理する手段として水面下で根強く支持され続けた。たとえば、一九一四年に三〇銭の報酬をもらって一九歳の日雇い稼ぎの女性に堕胎をおこなったことが露見し、懲役五カ月の刑に処せられた秋田県の六一歳の農婦は、つぎのように供述したと記録されている。

私は幼少の時母から腹に這入って居る子供を下すには三寸許りの長さで太さ人差指位の竹に麻糸を付けてそれを子宮内に奥深く入れて置けば自然に子供が下りるものだと云ふことを聞て居ります……昔は小供《〔ママ〕》が余り沢山居ると云ふと一人や二人は下しても神様は罰を当てんもんだと云ふ事で随分腹の中の小供を下したものであります。（岡本　一九二九：八七一。原文のカタカナ部分は平仮名に改めた。）

こうした民衆世界ではそもそも中絶と避妊を明確に区別し、前者ではなく後者によって望まない妊娠と出生を回避するほうが望ましいとする発想自体が希薄であったし、また具体的な避妊の方法についてもほとんど知識や手段が存在してはいなかったのである。

　その一方、同時期の知識人層の先端的女性のあいだでは、避妊と中絶の区別を認識したうえで、それぞれの行為をどのように評価するかをめぐって議論が闘わされる場面も見られた。一九一五年、原田皐月が『青鞜』誌上に発表した「獄中の女より男に」という短編小説によって同誌は発禁処分を受けた。その作品では、男と同棲中に妊娠し、堕胎をして逮捕された女性が裁判官に対して、まず、「私が凡ての点に於て未だ独り前の母になる丈けの力がないのを承知し乍ら妊娠しない様に注意しなかった」こと、すなわち避妊を実行しなかったことを後悔していると語った後、さらにつぎのように堕胎をするか否かは女自身に決定権があるべきだとする意見を述べて、裁判官の激怒を買うのである。

女は月々沢山な卵細胞を捨てゝゐます。受胎したと云ふ丈けではまた生命も人格も感じ得ません。

全く母体の小さな附属物としか思はれないのですから。本能的な愛などは猶さら感じ得ませんでした。そして私は自分の腕一本切って罪となった人を聞いた事がありません。（折井　一九九一：一五三）

ここでは避妊と堕胎は一応区別されてはいるが、「胎児」は月経とさして違わない女性の体の一部としてイメージされ、堕胎に過剰な意味を付与することは拒否されている。堕胎は避妊とまったく同じではないが、ほぼ等価なもうひとつの選択肢として、その正当性、妥当性が主張されていると言えよう。

この原田の小説をきっかけとして、『青鞜』同人と周囲の人びとによるいわゆる「堕胎論争」が展開されたのだが、そのなかでとくに興味をひくのは平塚らいてうの意見である。少し前に恋人奥村博史との同棲生活で妊娠と出産を経験したばかりのらいてうは、自分はかつて「いつも子供を怖れ且つ避けて」おり、妊娠したと気づいたときには「堕胎の空想に矢張り第一に襲はれた」と述べる。そして「そんなに子供を産むことに不安と恐怖があるならば、避妊法を行へばいいぢゃないか」という意見に対しては、「私もまた或時は避妊の実行者でした」と認めつつ、つぎのように避妊に対する激しい拒否感を述べる。

然るに何事でせう。避妊といふことを主観的に見た私の感情は、私の内的な実感はこれとは全然相容れないものがあるのです。といってそれは罪悪感ではありません、併し実際にあたって瞬間的に感ずる烈しい醜悪の感です。……私達恋するもの等の二個の異れる人格が結合、融和し、自他の存在を忘却する霊肉の法悦、絶対の境地の前に立ちながら、同時にその結果として現はれるかも計り知り難い未来の子供のことや、その種族に及ぼす影響などに自分達の瞬間の全き意識を分ち与へて、しかも或用意をするといふやうなことを。これは私にはどうしても自分を侮蔑し、ふたりの愛を汚辱する堕胎よりも寧ろ或意味で恐るべく、厭ふべき醜い、そして苦しい行為としか思はれません。

（折井　一九九一：一六五〜六）

一方、堕胎については、女性が個人としての生活と母としての生活の両立し難さについて十分に思慮したうえで堕胎を選択するような場合、「只それが生命を侮蔑した不自然なことだからといふおほざっぱな理由から、一般的にそして絶対的に許しがたい罪悪であると断定し去ることはどういふものでせう」と、堕胎を単純に罪悪視することに疑問を呈し、堕胎が法律で犯罪行為とされていることは知っていても、堕胎を考えたときには「良心のいたみ」などは感じなかったと述べている（折井　一九九一：一六八〜九。傍点原文）。このようにらいてうにあっては、出生回避手段としての避妊は不自然で嫌悪すべき行為として、むしろ堕胎よりも下位に位置づけられていたのである。

一九二〇年代に入ると、二二年にアメリカのバース・コントロール運動の指導者マーガレット・サンガーが来日したのを契機に、三〇年代前半ごろまで民衆、とくに労働者階級に避妊法を教えることによって貧困をはじめとする社会問題の緩和を図ろうとする産児調節運動がさかんに展開されるようになった。そのなかで運動家たちは、たとえばつぎのような「科学的」な言説を用いて避妊と堕胎のあいだに線を引き、避妊のほうが堕胎よりも進んだ、正しい出生抑制手段であるという考え方を広めようとした。

科学的人工産児調節法、即ち避妊は、堕胎とは全然区別しなければならぬ。人間に於ては男性精液が直接に女性の卵細胞に相会し結体する時に胎児が形成される、この両細胞の結体を受胎、妊娠と称する、出産は定則として満九ヶ月後なりと雖も児の形成は実にこの瞬間に生ずるのである、堕胎は既に形を為せるもの即ち胎児人間になりつゝある生物を破壊することであって、それは如何なる方法でも大に拒絶すべき行為である、然し避妊はこれに反し女性の卵細胞に接触せんとする男性の精虫を化学的若しくは機械的に之れを防止するに過ぎないものである、故に何等の罪悪不徳義を行ふものではない。幼児殺しの消滅するのは堕胎方法の巧妙に発達した時、そして堕胎の消滅は避妊知識の普及した時にのみ予期し得るものである。（野田　一九二三：三二～三）

ここには、「人間になりつゝある生物」である胎児存在の有無によって堕胎と避妊とをはっきりと区別し、序列化しようとする姿勢が打ち出されているのがわかる。ただし、こうした差異化の論理がはたしてどれだけ当時の一般の人びとに浸透しえたかについては、かなり疑問がある。たとえばプロレタリア作家の松田解子による『女性線』（初版一九三七年）は、当時の無産者運動の一環として東京の労働者地区にあった産児制限相談所をモデルにした小説であるが、そこに相談に訪れるのはすでに妊娠した女性ばかりで、「手の下しようもないところまで来ためいめいのからだの後始末についての懇願」に、すなわち堕胎をしてくれる先を紹介してもらおうとやってくるのであった（松田　一九九五：八一）。

その後、戦時下になると人的資源増産のための「産めよ殖やせよ」政策が至上命令となり、国民優生法や人口政策確立要綱のもとで避妊と中絶はともに「国家目的に添わない」行為として禁圧された（荻

野　二〇〇六）。だが敗戦後は一転して過剰人口が問題化し、中絶と避妊にはそれまでとは異なる役割が振り当てられるとともに、中絶という行為や「胎児」に対する意味づけも変遷していくことになる。

二　中絶が公認されるとき

一九四五年、戦争に敗れた日本では、旧植民地を失って国土は四割減となったうえ、経済は壊滅状態、住宅難、食糧不足も深刻の度をきわめていた。海外からは引き揚げ者や復員兵ら約七〇〇万人が帰還し、彼らの結婚や家庭復帰によって出生率が急上昇し、戦後ベビーブームが出来した。日本に進駐したGHQ／SCAP（連合国軍最高司令官総司令部）は、人口問題とそこからくる世情不安が占領統治の大きな障害になることを恐れ、日本政府に対して受胎調節（避妊）の導入などの人口増加抑制策を講じるよう圧力をかけたが、政府の対応ははかばかしくなかった（詳細は、荻野　二〇〇一 aを参照）。その間に国民のなかには、目前の食糧難、生活難に対処するために子捨て・子殺しや堕胎に走る者が少なくなかった。刑法堕胎罪は無視され、堕胎を求める女性は助産婦や産婦人科医ばかりでなく、「頼れるものはワラでもいいというせっぱ詰まった心境から、軍隊帰りの衛生兵、ハリ・マッサージ師、眼科医や耳鼻科医」、あるいは獣医にまですがり、その結果死亡に至る場合もあった（ドクトル・チエコ　一九八四：二一八、太田　一九七六：三五九）。また一九四八年には、東京牛込で産婆会長をつとめる女性が夫と共謀し、養育料をとって貰い受けた赤ん坊二〇四名のうち一〇三名を殺した寿産院事件も発覚した。

優生保護法はこうした戦後の混乱のなか、一九四八年六月に成立し、九月から施行された。最初の法案を提出したのは戦前からの産児調節運動家である太田典礼と加藤シヅエ、福田昌子の三人であったが、実際に成立した法案は産婦人科医でもある谷口弥三郎議員の手が加わったものであった。成立当初の同法は、前身である国民優生法の性格を受け継いで優生政策としての性格が強く前面に出ており、優生学的理由による以外の中絶の適応は、分娩後一年以内、またはすでに数人の子がいる場合の妊娠で、かつ分娩によって母体の健康を著しく害する虞れのある場合、および暴行や脅迫の結果としての妊娠に限定され、さらに認可を得るためには事前に地区優生保護委員会による審査を経ること、という条件が付されていた。しかし制定直後からもっと門戸を広げよという社会的要求が強く、翌一九四九年には早くも改定されて、中絶の適応のひとつに経済的理由が加えられた。一九五二年には評判の悪かった事前審査制も廃止され、都道府県の医師会が指定した産婦人科医（優生保護法指定医）が直接に中絶の可否を認定する制度に変更されて、手続きが一挙に簡便化された。さらに「経済的理由」の内容についても、当初は生活扶助を受けていることなどが想定されていたのが、判断は指定医の裁量のみに一任されることになり、実際上フリーパスと同様になった。このように日本では敗戦後の現実のニーズの強さに押されるかたちで、つぎつぎとなしくずし的に実質的な中絶の自由化が実現することになったのである。

優生保護法の制定と二度の改定を経て中絶届け出件数は一九五〇年以降急増し、五三年には年間一〇〇万件を突破、五五年には出生一七三万件に対し、中絶は一一七万件を超えた。だが、当初から中絶の実数が届け出件数を大きく上回っていることは公然の秘密で、年々届け出数の二倍ないし三倍の中絶がおこなわれていると言われた（石垣　一九六一：二四一）。すなわち実際には、出生数よりも中絶数のほうが多かったと考えられるのである。こうした中絶件数の増加にともなって出生率は急速に低下し、一九四七年の三四・三（人口一〇〇〇人あたり）から一九五七年の一七・二へと、一〇年間でほぼ半減した。その多くは中絶自由化による効果であり、戦後の過剰人口問題を緩和し、復興とその後の経済発展への道を容易ならしめたという点で、優生保護法が果たした役割は大きかったと言わねばならない。

しかし中絶が急増するとともに、手術後の合併症や死亡例などの健康被害が増えていった。指定医以外の開業医によるヤミ中絶も少なくなかった。また、中絶後の女性は通常の出産をした女性よりも短期間でふたたび妊娠しやすく、その結果、年に二回、三回と頻繁に中絶を繰り返すことになりやすいことも報告された（古屋ほか　一九五三）。そこで政府もようやく重い腰をあげ、一九五一年一〇月、吉田内閣の閣議においてつぎのように、国の方針として受胎調節の普及を進めていくことを確認した。

> 人工妊娠中絶は、逐年増加の傾向を辿っている。人工妊娠中絶は、母体の生命及健康を保護するために必要ではあるが、なお母体に及ぼす影響において、考慮すべき点が若干残されているので、受胎調節の普及によって、かかる影響を排除することがより妥当な方策である。（太田　一九七六：三七七）

注意したいのは、ここでは中絶は「母体の生命及健康」保護のために「必要」な措置とされていて非難されてはおらず、ただ母体に対する「若干」の影響を考慮する必要があるとされているだけで、後にみるような「胎児」やその生命についてことさらに強調するという姿勢はまだ見られないことである。

この閣議決定の後、国民に受胎調節、すなわち避妊の実行による出産抑制を浸透させようとする上からの動きが加速する。一九五二年の優生保護法の改定では受胎調節実地指導員の制度が設けられ、助産婦・保健婦・看護婦に認定講習を受けさせて避妊指導にあたらせることになった。国立公衆衛生院の古屋芳雄は、戦中は「産めよ殖やせよ」政策の中心人物のひとりであったが、戦後は「家族計画」、すなわち合理的な生活設計にもとづいた生殖管理の必要性を熱心に主張するようになり、農山漁村に設けたモデル村や炭鉱、さらには生活保護世帯に対する避妊指導に邁進した。一九五四年には、翌年に東京へ第五回国際家族計画会議を招致したことに合わせて、それまでバラバラに活動していた民間団体の統合がはかられ、日本家族計画連盟と日本家族計画普及会（現、日本家族計画協会）という専門組織が発足した。

同じころから、厚生省の関連組織である財団法人人口問題研究会の指導のもとに、日本鋼管をはじめ、国鉄、東芝電気、日立造船、豊田自動車、その他多数の従業員を擁する大規模企業体において「新生活運動」が展開され、従業員世帯の主婦たちに対して組織的避妊指導がおこなわれるようになった。主婦たちは、集団での講習会や実地指導員による家庭訪問・個別面談を通じてそれぞれの家庭に合った避妊方法の指導を受け、中絶ではなく避妊によって計画的に出産を調節するよう教えられた。さらに家計簿のつけ方に始まり、合理的、近代的な家政運営についても講習がおこなわれた。この新生活運動の立案と実施における中心人物のひとりが、次節に登場する厚生省人口問題研究所の篠崎信男である。

新生活運動は一九六〇年代初頭まで続き、その間に子どもは計画的に二人程度出産し、主婦は貯蓄に励んで教育資金や家電製品、マイホームの購入を目指すという「近代家族」が、国民のあいだに規範として広まった（荻野　二〇〇一a、二〇〇三b、田間　二〇〇六）。このような官主導の家族計画運動のプロセスを経て、避妊はようやく戦前・戦中のような不自然あるいは不道徳なものではなく、むしろ「文化国家」の「新生活」にふさわしい、新しい国民道徳としての位置づけを獲得していったのである。

当時の避妊法には、コンドーム、ペッサリー、定期禁欲法（オギノ式）、避妊ゼリー、スポンジなど、多様なものがあった。モデル地区や企業体における受胎調節指導では、当初ペッサリーとゼリーの併用が勧められたが、やがてコンドームが首位を占め、オギノ式、またはコンドームとオギノ式の併用がこれに次ぐというパターンが優勢となっていった。ペッサリーは女性自身がゴム製の器具を膣内に挿入する方法で、医師や指導員によるサイズ測定と挿入法の指導を受ける必要があった。これに比べてコンドームは手軽でわかりやすく、男に避妊の責任を持たせるという効果も期待できた。また、製造元から大量に仕入れたコンドームを企業が社員家庭に実費配布したり、コンドーム販売の手数料が家族計画普及団体や指導員の収入源となったことも、コンドームが広く普及したことの一因であったと考えられる。

しかし、このように一九五〇年代以降、家族計画の手段としての避妊が推奨されるようになったとはいえ、すべての国民がただちに避妊というハビトゥスを身につけるのに同意したわけではなかったし、実際に避妊をおこなっていたつもりでも、さまざまな理由で失敗して望まない妊娠が起きてしまい、結果的に中絶にいたるケースも珍しくはなかった。たとえば一九六四年に福岡県の七カ所の公団住宅で実施された家族計画調査によれば、六五・二パーセントの人が受胎調節を実行しており、その方法はコンドームとオギノ式で六三・八パーセントを占めていたが、避妊実施者のうち六四・四パーセントが避妊に失敗した経験があり、さらにそのうち五五・二パーセントが中絶によってその失敗を処理していた。

この報告の著者は、豊かで人間的な生活を目指す「団地人」の一見合理的な生活は、実際は「中絶によってささえられている」のであると指摘している（橋本　一九六四：七）。

こうしたなかで中絶の届け出件数は一九五五年をピークにしだいに低下へと転じはしたが、年間一〇〇万件を下回るのは一九六二年、五〇万件を切るのはようやく一九八七年のことであった。この間、中絶件数の圧倒的多数を占めていたのは二〇歳代後半から三〇歳代の女性で、当時のこの年代の日本女性の未婚率の低さから考えれば、その多くが既婚女性、すなわち主婦層であった。毎日新聞社が隔年で実施していた家族計画世論調査によれば、五〇歳未満の既婚女性で「人工妊娠中絶を受けたことがある」と答えた人の割合は、一九五〇年代末から八〇年代後半にいたるまでずっと三〇パーセントから四〇パーセントのあいだで推移しており（「その他・無回答」も加えればさらに高くなる）、出生回避手段として中絶に頼った経験を持つ人びとの多さを示している（毎日新聞社人口問題調査会　一九九二：七八）。

このように日本では、戦後の窮乏と人口過剰という「国家非常事態」への対応を迫られるなか、緊急避難措置的に中絶の非犯罪化がおこなわれ、その後なしくずし的に自由化が進行するという経緯があった。この点は、キリスト教会の根強い反対のもとで中絶が厳しく規制され、産む、産まないの自己決定権を求めて女たちが激しい運動を繰り広げた結果、ようやく一九六〇年代末から七〇年代に入って中絶の合法化が進んだイギリス、フランス、アメリカなどの欧米諸国との大きな相違点であったといえる。

ただし、この時期に、ほかにも中絶を出生コントロールの重要な手段として採用した国が存在しなかったわけではない。ソ連では一九二〇年に世界ではじめて中絶が合法化され、三六年、スターリン政権下でふたたび犯罪化されたが、スターリン死後の五五年に再度合法化された。続いてブルガリア、チェコスロヴァキア、ルーマニア、ポーランド、ハンガリー、ユーゴスラヴィア、東ドイツなどの東欧諸国でも中絶の合法化が進んだ。それは女たちの身体的自己決定権の尊重といった理由からではなく、外での労働と家庭生活とを両立させるための手軽で効率的な方法として、国家によって中絶が容認されたのである。これらの国々では、その後経口避妊薬ピルやＩＵＤ（子宮内避妊具）などの新しい避妊法が登場してからも、避妊よりも中絶が主要な出生回避手段として用いられる傾向が続いた（ソ連では一九七四年、ピルの使用自体が禁止された）。こうした社会主義諸国における避妊と中絶の位置づけについてダグ・ステンヴォルは、「中絶は当局によって相対的に許容度の高い出生抑制手段として扱われたのに対し、避妊は不自然で効果がなく、危険なものと見なされてきた」と述べ、ソ連では何十年にもわたって、中絶は「たとえば歯を抜くことのような、もちろん不愉快には違いないものの、日常的な医療措置のひとつとして受けとめられて」きたという、別な研究者の言葉をあわせて紹介している（Stenvoll 2006: 8）。

三　優生保護法改定運動と「胎児」の焦点化

戦後の日本は諸外国も驚くほどの短期間に出生率の大幅低下を実現し、復興期から経済成長期へと順調に歩みを進めていった。だが、この「成功」が中絶に依存していたこともよく知られており、一九五九年にインドでの国際会議で出生率半減について報告した北岡寿逸は、「それはすべて堕胎によるものではないか」との一斉射撃を受けた（「つるしあげられた堕胎天国」『週刊文春』一九六〇年五月九日号）。

こうしたなかで家族計画運動関係者のあいだからも、中絶がなかなか減らないことへの苛立ちと非難の声が強まっていった。日本家族計画普及会の国井長次郎は、「世界の国々が驚嘆するほど短時間の内に出生率が下ったのは、じつは人工妊娠中絶という手荒いぬけ穴があったからである。毎年二百万件、終戦以来今日まで少なくみつもっても千五百万件の中絶が行われたといわれる。このおびただしい堕胎によって西欧の文化国家と肩をならべたのだが、こうみてくるとインチキだといわざるをえない」と述べ、「まだ家族計画は中絶手術だと思いちがいしている人もいる」状況のもとでは、「こんごの家族計画は明らかに中絶との闘争である」と宣言した（国井　一九五八）。

一九五九年の日本家族計画全国大会では、中絶の問題が日本家族計画連盟会長古屋芳雄が座長をつとめるシンポジウムのテーマに据えられ、日本の出生率低下の原因は「その約七、八割が中絶の効果で、二、三割が家族計画の効果ではないか」という分析結果が示された。この数字を紹介した国立公衆衛生院の久保秀史は、さらにつぎのように述べている。

> 中絶による障害が非常に減ったと致しましても、最後に一つだけどうしても残る問題があるはずだと思います。それは何かと申しますと、まだ胎児だとはいいながら、少なくとも放っておけば自分の子供として生れるであろうわが子を殺すという事実だけは、いかに障害がなくなりましても永久に消え去らないのであります。……約八〇〇万の命を――もしそれにやみを加えるならば少なくと

も一二〇〇万～一三〇〇万から一五〇〇万にのぼる幼い生命がやみに葬られておるという事実は、なんといっても放置しておくことの出来ない問題であると思うのであります。我が国の出生率の今日までの低下が、この一五〇〇万に上る生命の喪失によって実現している厳粛な事実に対して、世間はあまりにも無関心すぎるのではないでしょうか。（古屋ほか　一九五九：六～七）

このシンポジウムでは中絶だけでなく優生手術（不妊手術）が増加していることも問題視され、都立墨田病院の古沢嘉夫は、中絶を数回繰り返した後、「受胎調節の代用」として不妊手術に走る場合が多く、「優生手術の増加が正統な受胎調節普及のじゃまをしているのじゃないか」、「家族計画普及運動に努力していく上の意気を阻喪させる」との懸念を表明した（古屋ほか　一九五九：八～九）。

また、かつて優生保護法案の提出者のひとりであった日本家族計画連盟副会長加藤シヅエは、「今日はあまりにも簡単に、歯医者で歯でも抜くようなつもりで、中絶手術にちょっと買物籠を下げてゆくというようなことが平気で行われて」いると女たちの態度を非難したうえ、著しい生活困窮による中絶はもはや例外的になったとして経済的理由による中絶の制限を提案し、拍手を浴びた。

この優生保護法を時限法というようなものにして、三年くらいはこの状態でおいてももう三年後には経済的理由なんかで簡単に中絶はできなくなるというふうにこの法律を変えてしまうかもしれない、というような時になったらどうでしょうか。そうしたら、それは大へんだ、それじゃやっぱり予防の方を一生懸命やらないといけないだろうということになるのではないか。（古屋ほか　一九

五九：一四）

また、『婦人公論』の特集「堕胎天国ニッポン」のなかで医事評論家石垣純二は、優生保護法改定による規制緩和こそが産婦人科医に「フリー・ハンド」を与えたのであり、経済条項の字句には「知能犯の陰を感じる」と谷口弥三郎の謀略を示唆するとともに、政府の姿勢に対しても怒りをぶちまけている。

まことにT議員たちに好都合なことに、政府は年にわずかジェット機三分の一台分の予算しか家族計画に割かず「人工流産の激増から母体を守るための運動」などと閣議決定をして過去十年、受胎調節運動をつづけてきながら、人工流産の有害について一本の映画もスライドも一冊のパンフレットも造らず、むしろ人工流産の有害にはふれたくない姿勢である。そして今日すべて閑古鳥の鳴いている優生保護相談所に最大の金を使ってきた。そのピント外れのおかげでどの県も人工流産は減らない。閣議決定の「人工流産を減らそう」とする運動は、十年の歳月と八億の国費をかけて失敗に終った。（石垣　一九六一：二四六）

このように一九五〇年代末には家族計画関係者たちのあいだから、優生保護法下での中絶の蔓延を糾弾し、「幼い生命が闇に葬られている」と膨大な数値をあげて「胎児」という存在にスポットライトを当てることによって中絶に対する嫌悪感や罪悪感を喚起し、それをテコに中絶の規制強化と避妊の普及を目指そうとする動きが始まっていたのである。

また同時期から週刊誌などのメディアは、中絶への規制が厳しいアメリカなどから観光を装って中絶を目的に日本を訪れる女たちが多いことを、一種の「国辱」としてさかんに指摘するようになった。

アメリカ婦人の間では、わが国はアボーション・パラダイス（堕胎天国）という名でうらやましがられている。アメリカでは毎年十万人の私生児が生まれているのに、厳重な法律によって中絶は禁止されている。この法律の目をくぐって手術をした時は、その費用が最低でも百ドル（三万六千円）なかには四千ドル（百四十四万円）もふんだくられる女性もいるわけで、ふつう一千ドルが相場だといわれる。だから、近ごろでは日本で手術すれば医師は度重なる経験で熟練しているし、人目をはばからなくてもすむと考え、青い眼の婦人たちが二週間の休暇をとり、はるばるサック・ドレス〔当時流行していた、ウェストがずんどうなワンピース・ドレスのこと――筆者注〕におなかをかくして太平洋を飛行機で渡る。旅費と手術費を合わせても三百ドル足らずだから、帰りにトランジスター・ラジオや真珠の頸飾りを土産にしてもアメリカで手術するよりけっこう安くつくというのである。中絶ブームもとんだところで外貨をかせぐことになったわけなのだが、決して賞められた話ではない。（「二十秒に一人の合法殺人――海外にとどろく堕胎天国ニッポン」『週刊現代』一九六〇年三月二〇日号）

一方、一九三〇年に谷口雅春が大本教から離れて始めた新興宗教の生長の家でも、一九五九年ごろから婦人組織の白鳩会が中絶防止をかかげた「人命尊重運動」に着手し、国会への署名請願などをおこなった。この運動は一九六一年には生長の家全体の運動となり、生長の家宇治別格本山に「全国流産児無縁霊供養塔」が建立された。六二年、白鳩会が後述の「いのちを大切にする運動」大会に合わせて発行したパンフレットは、つぎのように中絶とそれをおこなった人びと、とりわけ女たちを非難している。

戦争がいけないものとされている最も大きな理由は、申すまでもなく、戦争は狂気のごとく大量殺人をやってのけるからです。あの大東亜戦争ではわずか三年有半でなんと約百八十五万の尊い生命を失ったのでした。／ところで、十六年経った今日、あの戦争すら遙かにおよばない大量虐殺が、今なお日本の何処かで平然と行われていると申したら皆さんはさぞ驚かれるに違いありません。ところが今現に、年間二百万から三百万にもおよぶ大量殺人が、全国到るところで絶え間なく繰り返されているのです。何かと申しますと、それは人工中絶つまり堕胎なのです。／年間二百万から三百万といえば一分間に四人から六人の割合で胎児が殺されているのです。つまり十秒ごとに、母胎に宿った小さな生命が、無惨にも器具によって刻まれ、ひきずり出され、血まみれのこまぎれのまま汚物同然に捨て去られているのです。／堕胎はいうまでもなく殺人です。しかも親がわが子を殺すのです。……母胎に宿った小さな私たちの子孫の過半数を、日本の母は自らの手で虐殺しているのです。そしてこの虐殺の上に大人たちの安逸な生活を築き、その犠牲の上に大人たちの肉体的享楽を謳歌し、やれ岩戸景気だ、やれレジャーブームだなどと、これではあまりに非道過ぎます。人権の尊重も何もあったものではありません。（生長の家白鳩会　一九六二：一〜二。／は原文改行のしるし、以下同様）

ちなみにこのパンフレットの末尾には、「この堕胎防止運動の主旨に賛同される方々」として、元首相夫人鳩山薫、池田首相夫人、日本社会党河上委員長夫人、平塚らいてうのほか、宮沢喜一や三木武夫、中曽根康弘を含む計六六名の国会議員の名があげられている。

そのなかで一九六二年六月三日の『朝日新聞』が「野放しの『中絶』是正」という見出しで、厚生省が優生保護法改正を考慮中と報じた。これは厚生省の正式見解ではなく、人口問題研究所の篠崎信男をバックに、厚生省事務次官の太宰博邦が発言したものであった。篠崎は週刊誌の取材に対して中絶蔓延にみられる倫理観の欠如を嘆き、「ぼくは、理事をしている家族計画連盟に競輪の金まわしてもらうように予算ぶんどってきたから、それで〝水子祭り〟やってやろうと思って、着着準備すすめているんだ」と、「胎児たちの供養」を計画していることを語った。また太宰は、「今のままだと生産年齢人口は十年後には半分になってしまいますよ」、「たとえば企業のある部分で人がいなくなるということが起こったり、年寄りでも身体障害者でも働いてもらわなきゃならんということが起こったりするわけで、たんに道徳の問題じゃありませんよ」と、労働力の安定確保のためにも中絶の規制が必要だと主張した(「人工中絶法改正の狼煙——世界一ニッポンの覆われた功罪」『週刊新潮』一九六二年六月二五日号)。

篠崎はこの言葉どおり、「いのちを大切にする運動連合」を立ち上げ、同年八月には厚生省後援のもと、新宿の厚生年金会館で「いのちを大切にするつどい」第一回大会を開催した。当日のプログラムには、日本家族計画連盟、日本家族計画普及会、日本母性保護医協会、日本助産婦会、主婦連合会、日本婦人有権者同盟をはじめとする各種法人組織、全日本仏教婦人連盟、日本基督教婦人矯風会、生長の家白鳩会、全日本カトリック医師会、カトリックアクション同志会他の宗教関連組織など、計二九の団体と、日本通運、日本鋼管、日本電信電話公社、東武鉄道、日本国有鉄道、東芝電気等々、九つの企業体の名が並んでいる。これらはいずれも家族計画運動に熱心に取り組んでいた企業体であるが、とりわけ国鉄は、「『いのちを大切にしよう』というポスターを東京をはじめ全国各地の駅構内に無料で掲示をされた外、本運動の趣旨を各管理局を通して国鉄従業員の家庭に通達」するというかたちで運動に協力したとされている（いのちを大切にする運動連合　一九六四：三）。

翌一九六三年八月四日に第二回大会が開催され、プログラムによればそのさいの参加団体は四三、協賛企業は一二に増加していた。NHKをはじめとするテレビや新聞でも大会についての報道がなされ、また大会と同日に新宿区戸山町の清源寺では無縁仏水子供養祭が開催された。さらに、一六日には大阪でも大会が開かれ、佐藤大阪府知事夫人が運動の関西本部長を引き受けたほか、中馬大阪市長夫人、小田原商工会議所会頭夫人、中山マサ元厚生大臣をはじめ、各界の名士が多数参加したとされている（いのちを大切にする運動連合　一九六四：七〜八）。この運動大会は一九六四年八月に東京で第三回まで開催されたことがわかっており、そこでも「人工妊娠中絶が安易に行われている現状に対して、優生保護法の改正が論議された」という（「第三回いのちを大切にする運動東京大会開く」『家族計画』一二五号、一九六四年八月二〇日）。

また一九六三年には、産婦人科勤務の助産婦でクリスチャンの西岡曖子により、中絶の実態を訴える『これをあなたは見ていないのだ』（太平書房）が出版された。日本家族計画協会（一九六二年一〇月に普及会から名称変更）の機関紙『家族計画』は、中絶後、生きて生まれて泣いている赤ん坊が放置され、亡くなる様子を述べた場面を紹介した。

翌朝、先生に赤ちゃんが真夜中に息を引きとったことを告げた。「そうか。どうかすると二、三日生きていることがあるよ。その時は引き出しの中に入れておくとすぐ片がつくよ」私はおそろしさにブルッとふるえた。そして悲しさがこみあげてきた……。(「人々を驚かしたある小さな本」『家族計画』一一四号、一九六三年九月二〇日)

このように一九六〇年代前半には、家族計画関係者と生長の家やカトリック教会などの宗教勢力とが力を合わせるかたちで、「胎児の生命尊重」の名のもとに中絶と優生保護法を弾劾する運動が立ち上げられた。「いのちを大切にする運動」は、当初は中絶だけでなく、交通事故死や不慮の事故死、自殺、「鍵っ子」問題まで、多様な「生命軽視」の風潮に言及していたが、やがて生長の家が一九六四年、優生保護法改正早期実現を目指して政治結社政治連合を結成し、六七年にはカトリック教団との提携のもとで優生保護法改廃期成同盟を結成するに及び、運動の目標ははっきりと優生保護法改定に絞られた。同盟の趣意書は、優生保護法は「既に人類の歴史はじまって以来最大量の殺人(胎児も人間である!)を公々然と行うことを許すという悪結果を日本にもたらし」たと非難し、大量中絶の結果、出生率が世界最低を記録し続けているばかりでなく、「若年労働者の不足、人口の年令構成の老令化、風紀の頽廃、青少年非行の激増等々の社会的歪」が生じたと述べている(優生保護法改廃期成同盟 一九六七:二)。

政府も、この年の二月に佐藤栄作首相が閣議で労働力不足に関連して「人工妊娠中絶が行き過ぎの傾向にある。医療行政面の指導を強化すべきだ」と発言し、厚生省は一九六八年の白書で優生保護法の経済条項削除を検討していることを明らかにした。同じ年、生長の家の支援を受けて参議院議員に当選した玉置和郎らによって優生保護法議員懇談会がつくられ、一九六九年三月には参議院自民党政策審議会ではじめて優生保護法改正問題が正式に議題として取り上げられた。こうして改定へ向けての地固めが進められていき、ついに一九七二年五月、厚生省によって改正案が第六八国会に提出されるにいたった。

改正案は、それまでほとんどの中絶の根拠となってきた経済的理由を削除し、「母体の精神又は身体の健康」という医学的理由への変更を求めると同時に、「胎児が重度の精神又は身体の障害の原因となる疾病又は欠陥を有しているおそれが著しいと認められる」場合には中絶を認めること（胎児条項）、および「適正な年齢において初回分娩が行われるようにするための助言及び指導」をおこなうという条項の新設を提案した。第三の改正点は、出生率が低下し続けていることや未婚者や初回妊娠の中絶が増えつつあることへの懸念からきたものだったが、第二点として、改正派が一方で胎児の生命尊重を強く主張しながら、それとは明らかに矛盾する胎児条項の新設を求めた背景には、生長の家が改正実現のために、政界に強い影響力を持ち改正に反対してきた日本母性保護医協会（通称「日母」）と、この間ひそかに交渉を続けていたという事情があった（Norgren 2001: 62）。超音波診断や羊水検査など、出生前診断技術が徐々に普及しつつあったこのころ、日母側は経済条項の削除に同意する交換条件として胎児条項の新設を求めたのである。このことは、一九六六年に兵庫県から始まった、障害児の出生を減らそうとする「不幸な子供の生まれない運動」の広がりとも無関係ではなかったであろう。

改正案のこの矛盾点について、提出に先立つ四月四日の参議院での総括質問で斎藤厚生大臣は、玉置議員の質問に答えるかたちで、つぎのように苦しい答弁をおこなっている。

人命の尊重、胎児を人工的に中絶することは悪であるという意識が国民全体にひじょうに薄いという感じがする。これは、優生保護法の人工中絶の規定の範囲が事実上、逸脱しているものと考えられる。このことはまた、子供を育てるよりも、自分たちの生活を豊かにしたいという精神的、あるいは物質的な面が強調されたということにも原因があるが、これからは、人命尊重という面をもっと徹底しなければならない。……妊娠中に医学的な問題から奇形児が生まれるとか、重症心身障害児が生まれる恐れがある場合には、人工中絶をやった方がいいという面がある。これは、生命尊重といっても、生まれてくる子供にとっても一生不幸になるから、新しく人工中絶を認める必要がある。(「優生保護法改正論が再燃」『家族計画』二二八号、一九七二年五月一日)

だがこの胎児条項の新設提案は、一九七〇年、横浜における母親による障害児殺しを契機に運動を活発化しつつあった脳性麻痺者団体「青い芝の会」のなかに大きな衝撃と反発を生み、激しい反対運動を呼び起こすという結果をもたらした。青い芝の会を中心とする障害者運動はこれ以降、一九九六年に優生保護法が母体保護法に改定されるまで、障害を持った子どもを「不幸な子」と決めつけ、妊娠した女性に中絶を選ばせることによって障害者を排除していこうとする日本社会の「健全者エゴイズム」と「内なる優生思想」を厳しく糾弾し続け、その活動を通して、それまではもっぱら中絶の自由化とその弊害という側面からのみ議論されていた優生保護法が持つもうひとつの顔を明るみに引き出し、議論の俎上にのせていく働きをしたのである(立岩 二〇〇〇、横田 二〇〇四)。

優生保護法改正案は一九七二年の国会で継続審議となり、翌年五月に再度同じものが提出された。しかし、この改正案に対しては障害者運動だけでなく、後述するウーマン・リブを中心とする女たち、さらには自民党の大票田で武見太郎の率いる日本医師会など多方面から反対の声が強く、一九七二年から七三年にかけては各地で「改悪阻止」の集会やデモがおこなわれ、署名運動が展開された。一九七三年にはリブの女たちが厚生省前で座り込みをおこなって強制排除される場面もあった。だが運動のなかで「産む産まないは女が決める」と主張した女たちは、青い芝の会から「障害児なら産まないのも女の権利なのか」と差別意識について糾弾を受けることになった。そのなかでふたたび継続審議となった改正案は、翌一九七四年の国会に胎児条項のみを削除して再提出されたものの、結局審議未了で廃案となった。

興味深いのは、つい数年前まで「生命尊重」を旗印に生長の家と緊密な連携関係にあった家族計画関係者が、この一九七〇年代初頭の優生保護法をめぐる攻防においては明確に反対の側に立ったことである。残念ながら詳しい事情は不明だが、優生保護法批判の急先鋒だった篠崎信男はこのころには議論の表面には現われなくなり、「胎児」の存在が強調されることもなくなった。日本家族計画協会理事長の国井長次郎は、一九七〇年四月、国会に参考人として呼ばれたさい、安易な改正には反対であると明言し、機関紙でつぎのように一部利害集団の駆け引きによって改正論議が進められている状況を批判した。

「生長の家」も「カトリック」も国民全体からみるとまことに少数である。その人々にとって法律改正、中絶否認の根拠は絶対正しいとしても、一般国民がこれら宗教家の信念についてゆけるかどうかは疑わしい。彼らがその主張をどんなに声高に叫んでも、それは自由である。けれども法律を以て、法律の力をかりて全国民を抑えようとするのは、越権の行為であると思う。／またこの論争の相手に「産婦人科医」がなっていることも妙である。なぜなら国民が中絶をするのは、他に中絶をしなければならない理由があって、その結果として産婦人科を訪れるのである。中絶手術の原因や動機は医師側には全くない。医師は頼まれての単なる技術提供者にすぎない。医師としての意見を出すことはもちろん大切であろう。けれども真実の、ほんとうの意見を出すのは中絶手術を決意する国民の側であるべきだ。……とくに婦人層（労組婦人部、産みざかりの年令層、これから結婚適齢期に入る人々）によって論争はこの人々の「生活の場」から大いに行われなければならない。（国井　一九七〇：一）

一九七二年、改正案が国会に提出されると、日本家族計画連盟は古屋芳雄会長の名前で、経済条項の削除は「国民生活を無視する暴挙」であり、「かかる法律の改正は、一部関係者の動きによって行わるべきでな」いとする反対声明を発表した。そこでは中絶は、かつてとは異なり「国民が不安定な現代生活及び将来に適応しようとする最後の生活の知恵に外ならない」と擁護され、政府が真に中絶を減らしたいと思うならば、「徹底した母子保健や家族計画を普及指導する対策」をとり、「さらに新しい避妊技術の研究や採用についても積極的に検討すべきである」と主張された。また、「『生命尊重』や『堕胎天国追放』という正面切って反対のできないモラルをたてとして」中絶を規制すれば、危険なヤミ中絶や「両親に望まれない子の出産や私生児出産、社会負担の増加を来す母子家庭など」が増加するだけであり、さらに地球全体の人口過剰が問題となっている現在、日本が人口増強策の色彩の強い法律改正をおこなえば、「世界の嘲笑と憎悪を買うであろう」とも警告されている（「優生保護法の一部改正に反対」『家族計画』二二〇号、一九七二年七月一日）。

一方、こうした政治的な動きに同調するかのように、メディアでも中絶に関する記事がさかんに掲載された。ごく一部を見ただけでも、このころの週刊誌には、「異色ルポ人工妊娠中絶手術　魂なき生命《いのち》との別れ」（『週刊女性』一九六五年四月二八日号）、「中絶天国ニッポンの残酷な終着駅　その後を処理する胞衣会社の驚くべき実態」（『週刊現代』一九六七年一月一二日号）、「外務大臣が〝妊娠中絶〟を憂慮したイキサツ　国の恥か外貨いただきか」（『週刊読売』一九六七年四月七日号）、「青い目が羨む堕胎天国ニッポン　未婚女性に普及しすぎた人工中絶の〝悪知恵〟」（『週刊文春』一九六七年四月一七日号）、「中絶天国を旅する小さな仏たち　繁盛する遺体処理会社と赤ちゃん寺の悲話」（『週刊サンケイ』一九六七年四月二四日号）等々のセンセーショナルな見出しが並んでいる。そこでは相変わらず日本の「中絶天国」ぶりが興味本位で揶揄的に書きたてられる一方で、中絶されたもののその後の行方を追うというかたちで、「胎児」へと関心が誘導されつつあることがわかる。

一九六五年四月、アメリカの『ライフ』誌にスウェーデンの写真家レナート・ニルソンによる「誕生前の生命のドラマ」が掲載されて、大きな反響を呼んだ。日本でも『女性自身』が七月に「人間誕生までの胎内のドラマ」として二週にわたりその写真を掲載した。受精卵から二八週までの変化を示したこれらのカラー写真は、一五週目の胎児を写した一枚を除き、実際はすべて流産や中絶により体外に排出された死んだ胎児に、視覚効果を高めるさまざまな処理を施して撮影されたものだった（Newman 1996: 11–5）。だが、その色彩の美しさや構図の巧みさからこれらを「胎児の生きた姿そのもの」と信じた人は多く、『女性自身』でも「胎児は指をしゃぶっている！」、「乳を吸う生まれるまえの訓練」、「胎児は大きくなり子宮の中がせまくなる」等々、あたかも胎内での「生命のドラマ」の実況中継のような見出しが付けられた。「同じような胎児が実験室のビンの中に標本として保存されていたら、見る人々をゾッとさせたに違いない。それに対しニルソンの念入りな技術は、この始まりの段階にある生命の光景に畏敬の念を感じさせる美をもたらした」（Newman 1996: 14–5）のである。胎児の「人間らしさ」を強調したニルソンの写真はこれ以後「生命の神秘」の感動的表象として流通し、アメリカの中絶論争においては、中絶に反対するプロライフ派の運動のシンボルとして徹底的に利用されることになるのである（荻野　二〇〇一b）。

ニルソンの写真の翌年、剣持加津夫の『99／100　消えゆく胎児との対話』が出版された。「現在、一日に約四千七百人の小さな生命が堕胎という名目によって抹殺されている」で始まるこの本は、一年以上にわたって中絶現場を取材したルポルタージュで、中絶されてバラバラの断片となった胎児など、ニルソンのものよりはるかに衝撃的な写真が多数掲載されていた。剣持は「このルポルタージュの主役は、あくまで胎児である」とし、「女性にとって、もっとも恥ずかしい場所に、土足ではいりこむ」ようなこうした取材は人権蹂躙になるのではないかという批判に対して、つぎのように応じている。

私は反論した。人権、人権というけれど、それでは胎児にはないというのか。おれは、優生保護法の名のもとにふみにじられている、この小さな生命の人間性を復権したいのだ。おれの行為は常識人からは非難されるかもしれない。だが、この合法的な現代の嬰児殺しの事実は世間に知らさなければならない。それには、常識を乗り越えて、その現実をとらえることだ。実態を、映像を通して訴えることで、日本全体をおおうこの〈良心マヒ〉の病根を断つ力のひとつにもなるのだと。（剣持　一九六六：三二～三）

ほかにもたとえば、一九七〇年一〇月号の『新評』という雑誌には「フリーセックスの遺産」と題して、金属盤に入れられた「手も足ももがれて、この世にかき出されてきた約五ヶ月めの胎児」、産婦人科から中絶胎児や胎盤を回収して焼却するエナ会社の光景、寺で水子供養する女性や「〇〇家胎児追善菩提」と書かれた卒塔婆の山などの写真が載っている。このように一九六〇年代から七〇年代には、優生保護法改正派の言説を通してばかりでなく、メディアの送り出すビジュアル・イメージを通しても、「胎児」を大量虐殺の無垢な犠牲者として印象づけ、返す刀で、中絶によって豊かな生活を享受しようとする国民のエゴイズム、とりわけ女たちの無軌道ぶりを非難する表象が量産されていったのである。

一方、優生保護法改正に失敗した生長の家は、一九八〇年の参院選挙で信者である村上正邦が当選すると、憲法改正と優生保護法改正を二大目標にかかげた生長の家政治連合（生政連）国会議員連盟を発足させ、再度改正運動を本格化させた。村上は一九八二年、八三年と二度にわたり渡米してアメリカの反中絶勢力、プロライフ派議員らと接触した。プロライフ派は、精子と卵子が結合して受精卵となった瞬間からそこには一人の「人間」が存在し、したがって中絶は時期や理由を問わずすべて「殺人」であって許されないと主張しており、胎児の「人間性」を訴える手段として、ニルソンの写真をはじめとするビジュアル・イメージをフルに活用していた。村上はこの手法にならったのか、一九八二年三月、国会での初質問に立ったさい、胎児のパネル写真を持ち出すという戦法に訴えている。村上はまず、首相や閣僚につぎのような「刑法第二一二条」という歌の歌詞を配り、それを読み上げた。

ママ！　ママ！　ボクは生まれそこねた子供です／おいしいお乳も知らず　暖かい胸も知らず／ひとりぼっちで捨てられた　人になれない子供です／ママ！　ママ！　ボクの声はとどいているの／ここはとても寒いの　ひとりでとても怖いの／ママのそばに行きたい　ボクは生まれそこねた子供です。

そして鈴木善幸首相からは「生命の尊厳というものを大事に考えなければならない」、「人間の生命は受胎に始まる」、「新しい生命の象徴である胎児を人工的に中絶することは、生命尊重の基本に触れる問題である」といった発言を、森下元晴厚相からは優生保護法から経済条項を削除する法案提出を「前向きで検討したい」という答弁を引き出すことに成功している（「参議院予算委員会会議録」第八号、一九八二年三月一五日）。

この一九八〇年代の運動では七〇年代の法案にあった胎児条項はまったく持ち出されず、改正派は徹底して「胎児は人間」「中絶は母による殺人」という言説を前面に押し立てる戦術をとった。それは前回の案が障害者の怒りを買い、障害者差別批判という思わぬ伏兵を呼び込んでしまったことへの反省があったためであろうが、村上自身の四女がダウン症であったことも関連していたのかもしれない（魚住二〇〇七・一一月）。村上は「優生保護法の改正をなぜ急がなければならないか」と題するパンフレットで、ノーベル賞平和賞受賞者マザー・テレサと握手する自分の写真と「現在、世界で平和を破壊するものの最たるものは堕胎です。親が自分の子供を殺すということは恐ろしいことです」という彼女の言葉を掲げ、つぎのように日本社会の諸問題の根源に中絶があると主張した。

総理答弁の示すとおり、人間の生命は受胎にはじまる。／すなわち胎児は決して母体の一部や盲腸や腫れものの一種ではない。生命なき物体や肉の塊りが人間に成長することは決してない。胎児は月満てば必ず立派な人間としてこの世に出生する一個の生命体である。／人工妊娠中絶とはその生命を抹殺することであり、殺人行為であることを忘れてはならない。／生命は尊重されなければならない。生命の尊重は、法律や憲法以前の問題であり、大原則である。この大原則が破られたとき、人間社会の歯車が狂いはじめた。／三十数年にわたって、年間二百万〜三百万というお腹の中にいる赤ちゃんの大量虐殺をつづけてきた結果、吾々日本人の生命尊重に対する感覚がすっかり麻痺してしまった。／赤ちゃんのコインロッカー投げ捨て事件で嬰児殺しの罪に問われたある女性は、法廷において「お腹の中にいるとき中絶して殺すのと、お腹の外に出てから殺すのとどこがどう違うのか」と何ら悪びれるところなく主張した。嬰児殺しを弁護する気は毛頭ないが、論理的にはこの女性の主張するとおりであると思う。／また昨今の北炭夕張の炭坑爆発、ホテル・ニュージャパンの火災、日航機墜落事故等々明らかに人災によって尊い人命が失われる惨事、保険金目当ての殺人事件、覚せい剤中毒患者による無差別殺人、家庭内暴力殺人事件等々、常識では理解出来ないこうした悲惨な事件も、「胎児の生命尊重」という基をただしていないからこそ起っている問題である

と私は思う。(村上　一九八二：八〜九)

だが改定の動きが新聞で報じられると、ただちに女たちの反対運動が起こり、家族計画機関や日母も反対を表明した。日本家族計画連盟は一九八二年八月と翌年三月の二度にわたり、加藤シヅエ会長名で反対声明を出した。厚生省には連日のように主婦連や日本婦人有権者同盟をはじめとする女性団体代表が抗議に押しかけ、一九八三年三月には約一〇〇名の女子学生が厚生省前でハンガーストをおこなった(Norgren 2001: 75–6)。五月までに改正賛成派が集めた署名が一〇〇万、地方議会などの決議が一三〇件だったのに対し、反対派の署名は一四四万、決議二二七件、女性団体や労働団体の反対決議も四八二一にのぼった(相沢　一九八三：二四八)。こうした世論の強い反対を見て取った厚生省と自民党は、結局改正案の国会上程を諦めた。政治家の背信とご都合主義に怒った生長の家は、政治から撤退する方針転換をおこない、自民党への支援を打ち切るとともに生長の家政治連合の活動を停止した(「驕れる自民党に三下り半をつきつけた『生長の家』の深謀」『週刊サンケイ』一九八三年八月一〇日号、「今後は教勢拡大に全力を　生政連の活動を停止」『聖使命』一二九七号、一九八三年八月一五日)。

こうして優生保護法は二度にわたる改定運動の大波を生き延び、結局、一九九六年に優生政策的条項を完全削除して母体保護法に名称変更されるまで、さらに十数年にわたり存続することとなった。だが結果的に改定は実現しなかったものの、これら一連の動きとそこでの議論は、女たちの中絶と「胎児」に対する考え方にも影響を及ぼさずにいなかった。最後の節では、その部分に焦点を移すことにしよう。

四　女たちの中絶観と「胎児」観

一九七〇年代に優生保護法改定の動きが顕在化したとき、おりから高揚期にあったリブの女たちはこれを「中絶禁止法」と呼び、国家による女の身体の管理、性と生殖への介入と受けとめて激しく反発した。だがそこでは、「女たちの産むか産まないかを選択する自由は生きるか、死ぬかを選ぶ自由と同じぐらいのっぴきならないものなのだ」（溝口ほか　一九九四：一八）と、中絶という選択肢の必要性と国家の介入を拒否するという基本線では一致していたものの、中絶という行為や「胎児」に対する視線は一様ではなく、中絶は「子殺し」なのか「権利」なのか、さらには障害者運動からの批判にどう応答すべきかをめぐっても、激しい意見の対立や相互批判があった。

たとえば一九七二年の『週刊朝日』に、リブの「優生保護法改悪案に反対する東京集会」についての記事がある。「産む産まないはおんなが決めるゾー　カン高い女性の声が秋風にのって渡ってくる」とか、「ジーパン姿で、どっかとばかりの大アグラ」という表現には、当時のマスコミのリブ報道につきものの揶揄的視線が感じられるが、つぎの一節からは当時の女たちの中絶をめぐるジレンマも垣間見える。

中年の婦人が立上がって、ていねいな言葉でしゃべりだした。／「胎児は、いったい人間なのでしようか。人間でないのなら、堕胎は殺人では、ありませんものね」／ハンテンを着た若い女性が叫んだ。／「そういう、言い方、とってもいやね、わたしは八カ月でこの世にでてきたけど、人間じゃないっていうの」／混血の女性も立上がった。／「看護婦してるんだけど、血まみれのなかにある小さな手足をみると、やはり生命って感じね。（赤ちゃんが）できれば、おろせばいいというのは女性の地位の低下よ」／これにも「ナンセーンス」の声。／リブたちは、イライラしているようにみえた。女性は産むもの——という神話をこわし、「避妊を自分のもの」にすることについては考えは一致していた。だが、堕胎が殺人なら、それをどう受けとめたらよいのか。そのへんをうまくいえない、もどかしさがあったようだ。（木村　一九七二：三〇）

この集会では、「刑法堕胎罪撤廃！　女の権利として堕胎を認めよ！」をスローガンとして掲げることを主張する意見と、反対意見とがぶつかり合った（「10・15優生保護法改革＝（中絶禁止法）に反対する東京集会　勝ちとられる」、溝口ほか　一九九四：三六二）。後者の中心だった田中美津は、中絶の果たしてきた役割とそれを「女の権利」と呼ぶことへのためらいをつぎのように表現した。

中絶禁止法に反対する一連の行動の中で、あたしたちがブチ当った問題のひとつは「出来たら堕ろせばいい」のあまりに安易な女自身への問い返しであった。今回の中絶禁止法は数えあげればキリのない産めない社会事情を一切問題にしないで、中絶の必然性を女の個の資質にすりかえようとしているのだ。「こんな社会で産めるか！」の叫び声は大きくあって余るところはない。がしかしである。

あたしたちの子宮から、かき出されるそれは肉カイなどでは決してなく、確かな命であることに変りはない。こんな社会だから中絶して当然と、ドンと腰を据える女のあたしたちの発想は、所詮、めんどうなものを切り捨てる論理と根を同じくするものではないのだろうか？　それはとりもなおさず、高度成長一筋、生産性第一を旗印に戦後社会をひた走ってきた企業の、権力の論理ではなかったか！　そのカラクリの中で、女が安易に子を殺すことは、女をも生かさぬこの世を逆説的に肯定して来たことになるのではないか。だからこそ、あたしたちは、女をして、子の殺人者ならしめる、この社会のカラクリに対する反撃の力をゆるめるわけにはいかない。（「10月リブ新宿センター祝開所記念　一途に生きた女を囲んで思いのたけを語る会」、溝口ほか　一九九四：六〇）

田中は別の文章のなかで、「『こういう社会だから』『胎児は人間ではないから』という理屈をもって堕胎を肯定しようとしても、しきれないものが己れの中にあり、それを問いつめることを回避しては、子供の生命を神聖視する考え方に、あたしたちは勝てない。それは倫理やエセヒューマニズムとは関係ない地平における、生命《いのち》の持つ意味に対する問いかけである」とも書いている（「敢えて提起する＝中絶は既得の権利か？」、溝口ほか　一九九四：六三）。

中絶反対派や障害者運動からの批判を強く意識した田中らのこうした考え方は、「中絶・避妊の主体的選択とは、あくまで産める社会・産みたい社会あってのもの」であるとして、「産める社会を！　産みたい社会を！」というスローガンに結実していった（「産める社会を！　産みたい社会を！＝優生保護法改悪を阻止する全国集会に参加を」、溝口ほか　一九九四：一七六〜八）。田中は後に当時をふり返って、「あたしは、中絶っていうのは子殺しだと、個人的には思ってるんです。梅の芽が、梅の芽だからって梅じゃない、っていうのは、やっぱり私には納得できないのね」、「そういうことをやりつつ生きてきたんだなと思うと、女の権利とか女の選択というふうにいってしまうと、その重さを共に背負うはずの男がすごく楽になるという気がする」と語っている（田中 一九八三：一九〇）。

だがリブのなかには、こうした考え方は「生むのは自然」論であり、『生まない』という形を認めることには極めて消極的、いや否定的ですらある」と、その抑圧性を批判する意見もあれば、「堕胎の権利」という主張に対してアレルギーを示すのは権利の意味を理解していないからであり、「われわれは国家権力が〝産め〟とか〝産むな〟とかいうことを許さない。それが〝堕胎の権利〟であり、堕胎が倫理的にいいか、悪いかという問題から論理を出発させようとすること自身が混乱しているのである」と、中絶の是非を論じること自体を拒否する意見もあった（「『優生保護法』討論に向けてのある視角」、溝口ほか 一九九四：三七四〜五、「出産・堕胎の選択権をわれらの手に！」、同：三六五〜六）。榎美沙子の率いる中ピ連（中絶禁止法に反対しピル解禁を要求する女性解放連合）も、中絶は留保抜きに女の権利であるとして、田中の考え方に対して激しい反発を示した。

女が生みたい時に生み、生みたくない時に中絶することは、この「ひどい世の中」から身を守る一つの手段になりこそすれ「逆説的肯定」などにはなり得ない。……たとえどんな時代がこようと、避妊や中絶の知識をもっていようといまいと、生むか生まないかの選択権は女の側にあり、その権利を行使できる為のあらゆる手段が女の側に与えられねばならないのだといっているのだ。……中絶は必要悪なんかじゃない。……胎児には生きる権利があって、女は中絶をすることが基本的に誤っているというならば、それは、何がなんでも生ませようという、女の主体を無視した子生み強制へと容易に変わりうる。（「『子殺し』について」、溝口ほか　一九九四：二四七）

しかし一九八〇年代の二度目の改定運動期になると、リブがすでに運動としては終息してしまっていたこともあり、改定反対派内部でのこのように激しい議論は見られなくなる。このときの日本家族計画連盟の反対声明が典型的に示すように、改定反対の根拠は、「産む産まない」の選択は国連人権宣言（一九六八年）や国際女性年世界会議で採択された行動計画（一九七五年）にもうたわれた基本的人権であり、国家が介入すべきではないという論理に求められた。声明はさらに、中絶が「最後の選択であり、避妊が先行すべきことは自明の理」ではあるが、人間は矛盾だらけの存在であって法律で規制すれば中絶がなくなるわけではなく、中絶によって心身ともに傷ついた女性を「生命尊重」の名のもとに非難するのは現実を無視したモラルの押しつけだとして、「必要悪」としての中絶の存在を容認している（「中絶予防対策の早期実現を」『家族と健康』三四八号、一九八三年三月一日）。

一方、一九七〇年代から八〇年代にかけては水子供養のブーム化という現象も生じた。水子供養は、すでに一九五〇年代から中絶によって利益を得ていた産婦人科医やエナ処理業者によって一部の寺でひっそりとおこなわれていたが、優生保護法改正運動の活発化とともに、中絶の数の多さと「子殺し」であることを効果的に印象づける手段としてクローズアップされるようになった。「いのちを大切にする運動」が水子供養を提唱したことは先に述べたが、一九七一年にはこの運動にもかかわりのあった右翼政治活動家の橋本徹馬によって秩父に水子供養専門の紫雲山地蔵寺が建立され、開山式には当時の佐藤栄作総理をはじめ、多数の自民党議員が参列した。地蔵寺はつぎのように「中絶胎児のたたりの恐ろしさ」を列挙して供養を促すとともに、リブは女たちを地獄へ堕とす元凶であると非難した。

中絶された胎児は、よくお詫びをしたうえでなければ、ただ供養をしただけでは承知をしないのである。親に殺されたのだからである。それを知らぬ家庭の悩まされている実情を見るがよい。／青年男女のノイローゼ。親への反抗児。子供の弱視。テンカン。夜尿症。慢性鼻炎。各種の婦人病。登校拒否。結婚拒否。さらに親の乳ガン。腰痛。心臓病。肩、頸、腕の痛み。その他となって現れているのである。

ウーマン・リブの諸君は、胎児中絶の自由を確保することが、女権の拡張につながると信じ、勇敢に女性の胎児中絶の権利を主張している。しかし、そういう言葉を真にうけて中絶した女性は、女性の神聖さを失うのみか、その後後遺症に苦しみ抜いて、地獄へ堕ちているのである。（いずれも「水子地蔵寺霊験集」ちらしより）

メディアもブーム創出に重要な役割を演じた。たとえば『週刊女性』は、「三五人の水子が右手の箸に乗っている……一八年間に妊娠中絶三五回！」（一九七六年八月二四・三一日合併号）、「突然、私を襲った水子の祟り　水子霊の本当の恐ろしさを知っていますか」（一九八五年七月二三日号）等々、繰り返し「水子のたたり」を取り上げる一方で、「京都あだし野に眠る水子の霊　水子寺物語」（一九七七年一一月一日号）、「特別企画　女ごころが救われる美しい水子寺　全国水子寺厳選五〇ヶ所徹底ガイド」（一九八一年六月一六日）など、供養をおこなっている各地の寺を紹介した。ほかの週刊誌も水子寺のグラビアや広告を多数掲載し、駒澤晃の写真集『風車まわれ　水子地蔵に祈る』も出版された。新聞にも、水子を供養しないと家族に不幸や病気が訪れると「実例」を並べた広告が載り、派手な折り込み広告も頻繁に届けられた。仏教の教義では本来「水子の霊」の存在も供養も認めていなかったのだが、多くの寺がこのブームに乗るかたちで水子供養を事業に組み入れていった（荻野　二〇〇三 a）。

こうした多分に仕組まれた観のある水子供養ブームは、一面では「水子のたたり」という脅しをかけることにより、人びと、とりわけ女たちに「胎児は人間、中絶は悪」という図式を内面化させようともくろまれたものであり、「いかがわしさ」に満ちたものであった（安西　一九八三）。だがその一方で、水子供養が膨大な潜在マーケットを持つビジネスとして広がるにつれ、皮肉なことに中絶はそのマーケットを成り立たせるための先行条件として、むしろ存在を許容されていくという側面もあったと思われる。中絶は「悪」であったとしても人びとが生きていくうえでは手放しがたい、必要な「悪」であり、そこから生じた個人の罪責感や「たたり」への恐れは、供養という回路を通じて回収することで情緒的緊張の解消をはかることができるという図式が、広く成立していったのである。

『婦人公論』の一九八六年一月号の特集「読者二五二〇人の回答と手紙が語る　妻たちはなぜ中絶したか」のアンケート調査は、こうした中絶や「胎児」をめぐる女たちの意識を探るひとつの手がかりとなる。そこでは、中絶は「場合によってやむを得ない」と答えた回答者が四九・七パーセント、「絶対にすべきでない」が二八・五パーセント、「本人の生き方の選択のひとつとして認められるべき」が二〇・四パーセントであったが、「絶対にすべきでない」と答えた人の半数が中絶の経験者であった。「あなたは胎児についてどう考えますか」という問いには、六七・四パーセントの人が「胎内に宿った瞬間から人間である」と回答し、「胎児期の途中からは人間だと思う」一六・七パーセント、「母親の体の一部である」一二・二パーセントをはるかに上回った。編集部はこの結果について、「数の上で差が出ただけでなく、〈絶対すべきでない〉と答えた人が〈母体の一部〉に〇印をつけたり、〈本人の選択〉と答えた人が〈宿った瞬間から〉と答えたりする例が少なくなかった。中絶や胎児に対する考えは、矛盾だらけということが、むしろ女たちの現状を正直に反映しているのかもしれない」と分析している。

また水子供養については、七〇・五パーセントが「自分の気持ちがおさまるならしてもいいと思う」と答え、中絶経験者の二一・二パーセントが実際に供養をおこなっていた。宗教信条はとくにないという人が全体の八四・七パーセントを占めていたにもかかわらず、水子供養は「まったくの迷信だと思う」と答えた人は八・一パーセントにすぎなかった。これについても『婦人公論』の編集部は、「どんな事情があったにせよ、自分で決意した行為の結果を、供養という形に頼って心の安らぎを得ようというのは、どこか矛盾している」、「プラスチック製の地蔵に払う金があるならば、せっかく産まれてきながら飢えたり病んだりしている子供のために役立てるといった供養があってもいいのでは」と、厳しい批判を加えている。

だが、たとえ「矛盾だらけ」と評されようと、「胎児」は「人間」あるいは「生命」だと思う、それでも中絶は手放さないというのが、優生保護法をめぐる嵐をくぐり抜けるなかで多くの女たちがたどり着いた地点だったのではないだろうか。一九八三年三月一三日、代々木公園での優生保護法改悪阻止全国総決起集会における「親鸞塾」の女性の発言は、そのひとつの表われのように読める。彼女は水子供養の流行を「インチキ宗教」と批判しつつ、つぎのように述べて女たちの大拍手と歓声を得たのである。

あくまでも仏教的な立場から言いますと、確かに彼らの言うとおり胎児は「いのち」です。女の権利ということで削り落とされていいものではありません。男にも女にも国家にも、誰にも殺す権利など本来ないものです。／私たちは誰も権利があって中絶するわけではないのです。しかし、やむを得ず、何といわれようが、小さな命はその実質において間引かれ続けてきました。そのことの問題を女として、社会につきつけていかねばならないことは言うまでもありませんが、人間が生きていくということはきれいごとではなくて、かくも傷だらけのものなのだということではないでしょうか。（'82優生保護法改悪阻止連絡会　一九八三：一八三～四）

優生保護法が母体保護法に改定されて以降、中絶は以前に比べてその件数が減少したことも手伝って、近年では大きな社会的、政治的争点とはなっていない。脅迫的な水子供養の宣伝を見かけることも少なくなった。だが、二〇〇四年に横浜の産婦人科が中絶胎児を一般ごみとして捨てていたことが報道されたさいには、「胎児の尊厳」に関する情緒的な反応が相次いだ。また、出生前診断後の障害胎児の選別中絶、あるいは受精卵を使ったＥＳ（胚性幹）細胞研究や中絶胎児の医療資源利用の是非をめぐっても、日本では「いのちの尊厳」といった立場からの抵抗感が根強く見られる。そういう意味では、中絶に対しては必要度の高い「悪」として許容しつつ、一方で「胎児」を「人間」と見なすことにも執着する一九七〇年代から八〇年代にかけて形成された感性は、現在もなお健在であるように思われる。

註記

（1）実際には用いられる方法によっては、このように明確に避妊と中絶とを区別しにくい場合もある。たとえば、子宮内に異物を挿入しておくことにより、受精卵ができたとしてもそれが子宮に着床できないようにして妊娠を防ぐＩＵＤ（子宮内避妊具）や、避妊なしの性交後に多量のホルモン剤を服用することで受精卵の着床・妊娠を防ぐ、「モーニング・アフター・ピル」と呼ばれる緊急避妊法などがある。

第6章　出産のリスク回避をめぐるポリティクス

「施設化」・「医療化」がもたらしたもの

中山まき子

一　日本の出産・助産の変容

(1)出産・助産のバリエーションと選択——二〇〇七年現在のこと

二〇〇七年現在、日本で法的に認められている出産・助産の方法を、場所と助産者に着目して整理すると、少なくとも五種類の選択肢がある（表1参照）。ただ、五種の選択肢には前提となる諸条件があり、ユーザーは全体からひとつを自由に選ぶことはできない。「正常産か否か」、「嘱託医師を確保できるか否か」、「施設運営が可能なコメディカルを確保できるか否か」など、条件はユーザー側・助産者側を規定する。

また、選択肢と諸条件は、明治初期以降にじょじょに提供され、各選択肢の活用のあり方や選好状況は時代により異なりがある（図1参照）。たとえば、明治期から第二次世界大戦を経て高度経済成長期前ごろまでの長期間は、大多数の出産に「①助産師に自宅訪問してもらい自宅で出産する」方法が用い

表1　日本で法的に認められている出産方法と場所・助産者・条件など（2007年8月1日現在）

	法的に認められている出産方法	場　所	主たる助産者	条件など
①	助産師／医師に自宅訪問してもらい自宅で出産	自宅	◎助産師 医師（産婦人科）	←正常産のみ ←正常・異常産
②	助産師が個人で運営する（または，雇用されて働く）助産所で出産	助産所（私営）	◎助産師	←正常産のみ 嘱託医師など2)
③	自治体などが運営する公設公営の助産所で助産師の介助で出産	助産所（公設公営の母子健康センターなど）	◎助産師	←正常産のみ 嘱託医師など2)
④	診療所・病院などの産科や産婦人科で，助産師の介助で出産	診療所・病院	助産師	←正常産のみ
⑤	診療所・病院などの産科や産婦人科で医師の介助で出産	診療所・病院	医師（産婦人科）	←正常・異常産
⑥	その他	上記以外のさまざまな場所	—	—1)

註：1)　子どもが生まれた場合，その事実は「専門家（医師又は助産師）」の署名捺印によって証明された書類を出生届提出時に提出する必要がある。

2)　2007年3月31日までは，条件として「嘱託医師」を配することが条件であったが，同年4月1日からの医療法改正により，「(助産所）は厚生労働省令で定めるところにより，嘱託する医師及び病院又は診療所を定めておかなければならない」（他）と修正され助産所の開所・運営条件がきわめて高くなった。

出所：筆者作成。

られ、ごくまれに「⑤診療所や病院等の産科や産婦人科で医師の介助で出産」する人びとがいた。その後一九五〇年代に入り都市部に診療所や病院がつぎつぎと設置され、郡部では旧厚生省の政策にもとづき公設公営の助産施設「母子健康センター」が設置されるなど、表1の⑤や③の出産方法が活用されるようになっていった。とくに⑤の「診療所・病院等の産科や産婦人科で医師の介助による出産」の割合は急増し、一九七六年以降、妊産婦の九九パーセントがこの方法で出産するようになり、二〇〇七年現在もこうした一局集中は変わらない。また、ここ数年、表1の④の「診療所・病院で助産師の

図1　出産場所別の分娩割合と新生児・妊産婦死亡率の推移

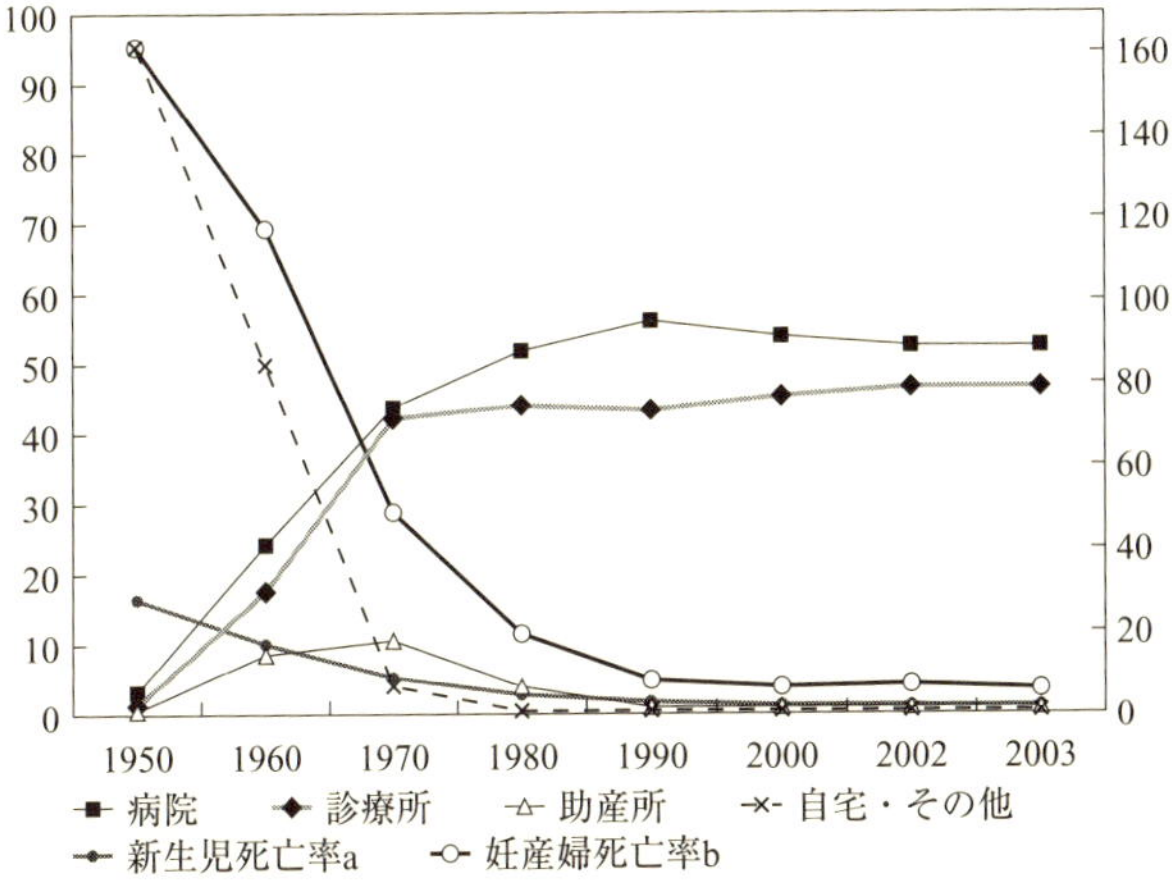

出所：厚生労働省 HP（http://www.mhlw.go.jp/shingi/2005/09/s0905-7f.html）より。

介助による出産」方法が「院内助産院（所）」と呼ばれ注目を集めはじめている。

本章では、これら五種類の出産・助産方法が配された経緯と推移を、「日本の政策や法律」に着目して明らかにする。日本の出産・助産は、出産介助が専門職化されて後、出産が自宅から自宅以外の施設へと移行する「施設化過程」を経て、おおむね非医療的な領域に配されていた出産が、医療的な領域に移行していく「医療化過程」をたどる。こうした変容過程を存する政策、法律、そして主導権の移動・交代、ヒエラルヒーなどのポリティクスを歴史的に読み解いてみよう。

具体的には、第一節で蓄積されてきた出産・助産の社会史的研究の成果をまとめ、第二節では国家（旧厚生省起案）による施設化政策を述べる。続く第三節では、施設化後、医療化が徹底した二〇〇〇年代の出産・助産の現場で生じている混乱やほころびを政策文書等から読み解いてみたい。

出産の「施設化・医療化」、そして「医療化の徹底とほころび」の過程とは、出産にともなう胎児や子ども、女性の死というリスクを克服する過程であり、同時に死というリスクの回避と引き換えに、新たな危機や危険を抱え込むプロセスでもある。

以上をもとに第四節では、WHO（世界保健機関）が示している「正常産のケア――実践ガイド」に示された指針を紹介し、日本の現況と比較してみよう。そのうえで、さまざまなリスクを包含してなおユーザーに提供されたい二一世紀の出産・助産環境について考えてみたい。

⑵出産介助・助産の専門職化

近代国家を標榜する明治新政府は、欧米のパブリック・ヘルスという概念を国の政策に取り入れ、「衛生」と称し、その理念を確立・定着させてきた。出産・助産という営為も政策対象として、「産婆取締規則」（一八六八年）、「産婆規則」（一八九九年）、「医制七六条」（一八七八年）などをつぎつぎと制定し、助産に国家資格や免許を与え、出産介助者の専門性を明確化し制度化した。また、産婆学校が全国に設けられ、医師らによる産婆や助産者への教育も開始された。

こうして明治以降、人間の誕生に専門職者が配され、専門性にもとづく身体・出産管理が開始された。また、専門職化することで、専門性の高低も設けられた。ただ、明治・大正期を経て、第二次世界大戦後の一九五〇年代初めごろまでは、表1に示した「①助産師（旧称：産婆・助産婦、本章では主として「師」を用いる）が妊産婦の自宅を訪問し出産を介助する方法」が全出産の九割以上を占め、活躍する専門家は「助産師」に集中していた。

第二次世界大戦後、出産介助の専門職化と専門職者間に階層を設けるという考え方は、新たな法律に受け継がれていく。日本はGHQ／SCAP（連合国軍最高司令官総司令部）の管理下に置かれ、多くの制度改革が目指された。なかでも保健や医療に関するシステム整備が強力に推し進められ、一九四八年七月に「医療法」（法律第二〇五号）と「医療法規則」（厚生省令第五〇号）が制定された。また、各々独立に設けられていた「保健婦、助産婦、看護婦」（旧称）の規則が統合され、「保健婦助産婦看護婦法」（一九四八年、法律二〇三号）として公布された。これらの法律のなかからとくに助産婦（旧称）・助産所に関する一九四八年制定時の諸規定を概観してみよう。

医療法では、（一）『助産所』とは助産婦が公衆又は特定多数のためにその業務をなす場所をいい（第二条）、（二）助産所の開設者は、助産婦にこれを管理させなければならず（第十一条）、（三）助産所の開設者は「嘱託医師」を定めておかなければならない（第十一条）と定められた。

「保健婦助産婦看護婦法」では、（一）助産婦とは、厚生労働大臣の免許を受けて、助産又は産婦、じょく婦若しくは新生児の保健指導をなす事を業とする女子を言い（第三条、二〇〇二年三月一日「婦」を「師」と改称・施行）」、（二）「保健婦、助産婦、看護婦又は准看護婦は、主治の医師または歯科医師の指示があった場合の外、診療機械を使用し、医薬品を授与し、又は医薬品について指示をなし、その他医師若しくは歯科医師が行うのでなければ、衛生上危害を生じるところのある行為をしてはならない。但し、臨時応急の手当てをなし、又は助産婦がへそのおを切り、かん腸を施し、その他助産婦の業務に当然付随する行為をなすことは差支ない」（第三七条）と業務規定され、（三）「助産婦は、妊婦、産婦、じょく婦、胎児又は新生児に異常があると認めた時は、医師の診療を請わしめることを要し、自らこれらの者に対して処置してはならない。但し、臨時応急の手当ては、この限りではない」（第三八条）（中山　二〇〇三：一六九〜七二に詳しい）と定められた。

つまり、助産師は、「正常産だけ」を取り扱う専門家であること、出産時にへそのおを切り、かん腸をすること以外、投薬・切開・縫合といった医療行為は禁じられ、あるいは医師の許可が必要なこと、助産所の開設には必ず「嘱託医師」を配することなどが明記され、医師が助産師を管理するヒエラルヒー構造が具体的に規程された。

ただ当時の助産師は、助産所を開所・運営する者以上に、妊産婦の自宅に出向く出張型の介助方法が用いられていたため、医療法制定後の半年ほど、複数の自治体から出張助産師もまた嘱託医師を定める必要があるのか否かが、厚生省医務局長宛に問い合わせられている。

そして、厚生省医務局長は、「出張のみの助産婦については嘱託医師の必要はない」（鳥取県衛生部長へ一九四八年二月二七日、千葉県衛生部長へ一九四九年三月一九日、滋賀県知事へ一九四九年八月六日）と応答した記録が残されている（中山　二〇〇三：一七〇）。

このように、第二次世界大戦後、高度経済成長期前ごろまでの日本の出産・助産は、「医療法」や「保健婦助産婦看護婦法」で、助産師の職務・職域に規制があり、嘱託医師の必要性が定められても、戦前・戦中と変わらず地域に根を下ろした助産師によって担われていた。つまり法的には「医師∨助産師」関係が明示されても、出産が自宅でおこなわれている限り、出産の主導権は、「妊産婦とその家族および助産師」にあった。

⑶出産場所の変容――診療所・病院の増加

表1の①に示した、自宅出産が激減していくのは一九五〇年代以降である。とくに、アメリカの単独占領が終わる一九五二年以降、まずは市部で、やがて郡部で、出産場所が自宅から病院・診療所へ、同時に出産の介助者は助産師から医師へと、短期間に急激に移行する。藤田真一は一九七九年当時、わずか一〇年間(一九五五～六五年)のこうした短期的な激変現象を「お産革命」とさえ名づけている(藤田　一九七九)。

出産場所の推移を見ると、一九四七年に二・四パーセントだった施設内分娩率(自宅以外の施設、たとえば病院や診療所)は、一九五三年には二桁となり一〇・五パーセントに、一九五六年には二一・七パーセントに、一九六〇年には五〇・一パーセントにと急増している。さらに五年後の一九六五年には八四・〇パーセント、一九七〇年には九六・一パーセントとなり、自宅出産から、病院や診療所といった施設内出産に移行している(中山　二〇〇一：一五二)。

なぜ、人びとは、出産場所を施設外(自宅)から施設内(主に病院と診療所)に移行したのか。病院や診療所に移行した妊産婦の行動変容を解明した研究はいまだ不充分であるが、出産の施設化を促した要因としてつぎのような複数の分析がある。

たとえば、先の藤田真一は厚生省による母子健康センター(後述)の設置政策をあげ、吉村典子は「中絶で病院にかかることに慣れた女性たちの意識」を、船橋惠子は「地域の変貌、救急医療システムの未整備、流行」(中山　二〇〇一：一五六)を指摘する。

杉山章子は、GHQの占領政策の一貫として実施された、大規模病院設立に向けた法制度の制定や病院改革が病院数を増加させたことに注目する。助産に関する（占領政策としての）「改革では、当時日本で行われていた家庭分娩を、非科学的・非衛生的で安全性が低いとされ、アメリカのお産をモデルとした近代的な施設分娩が推進されました。施設分娩の急速な増加を支えたのは、同時期に進められた病院改革です。占領期に制定された医療法は、その後改革を重ねながら、医療の中核機関として病院制度の発展を促し、高度経済成長期に日本の病院は急増しました」と述べ、病院は衛生的で安全な診療の場として、国民のあいだに浸透し、「安全」というキーワードが大きな意味をもち、病院の急速な発展とともに人びとの病院志向が高まり、家庭分娩はマイナスイメージをともなうものとして排除されていったと指摘する。また助産師の働く場所も病院改革にともない、地域から病院に移っていたという（杉山二〇〇七：九二〜五）。

鈴井江三子は、ユーザーの視点から、ユーザーが病院を利用しやすくなった新たな制度改革と医療金融公庫法の制定の二側面を指摘する。第一に、一九五六年に開始され一九六一年に完全実施された国民皆保健制度によって、医療の利便性が国民全体に提供されたこと。さらに医療給付の適応範囲として、一九六三年には医療費の地域差を撤廃し、国保世帯主の七割給付を完全実現したこと。一九六六年には、国保世帯員（家族）の七割給付も実現され、被保険者本人だけでなく、その家族も保険給付の対象となり、あらゆる人びとが医療を利用しやすくなったこと。また、出産にともなう医療処置も利用しやすくなり、入院の簡素化も図られ出産時の入院が容易になったという（鈴井　二〇〇七：三一〜四）。

第二に、一九五一年から病院や診療所に対する国民金融公庫による特別融資の貸付が開始され、さらに日本医師会の念願であった低金利長期貸付の医療金融公庫法が一九六〇年に制定され、病院や診療所への低金利による融資が開始されたことで、病院や診療所を開設し、あるいは病床数を増加することが可能になった。ただし、同じ医療機関として低金利長期貸付の対象となる助産所への融資は、非常に低額であったという。なぜなら助産所は、病院や診療所とは異なり保険診療ができないため、社会保健事務所からの診療報酬がなく、返済のための収入・資金の確保や確約が約束されにくかったためだろうと鈴井は推測している（鈴井　二〇〇七：三四～八）。

このように病院・診療所出産に人びとが移行していった要因は、地域社会の構造変容から、政策面から、ユーザーの選好や意志決定を促す要因からと、多面的に指摘されつつあり、これら複数の要因が関連しあっているものと思われる。

明らかなことは、一九五五年から六五年の間に日本全国の出産・助産に関する施設総数が急増したという事実である。具体的には一〇年間で、（一）産婦人科病院数は「二二六五から二八八〇に」と六一五施設増加し、（二）産婦人科診療所数は「八五一一から一〇〇二二に」と一五一一施設増加し、（三）新規参入した母子健康センターは「四〇四」施設の設置数になった（鈴井　二〇〇七：四〇、中山　二〇〇一：一五）。出産を取り扱うことができる病院・診療所・助産所（母子健康センター）は一〇年間で二五三〇施設増え、総計で一万三三〇六施設が全国に提供された計算になる。

「町村合併促進法」（一九五三年施行、法律第二五八号）後の全国の市町村総数は三四五三（一九五八年一〇月）であるから、ごく単純に試算しても、一つの市町村に四つの「出産できる施設」が配置された計算になる。一九五五年から六五年の日本の合計特殊出生率は、一九四七年の四・五四をピークに下降し続け、一九五五年には二・三七まで下がり、施設が急増する一〇年間はおおむね二・〇〇で安定・

横ばい状態を続けていた。つまり、生まれてくる子どもの数に対応する目的で施設を増加させる必要性はない時代でもあったといえよう（内閣府　二〇〇六：二一六）。

郡部での分娩場所の変化は、市部の変化より四〜五年遅れて出現した。郡部の施設内分娩率は一九四七年には〇・五パーセントと極少で、一九五七年に二桁台の一二・三パーセントに増加し、一九五九年には二〇・六パーセントに、一九六三年には五一・三パーセントに、一九六七年には七九・四パーセントに、そして一九七〇年には九一・二パーセントにと激増していく（中山　二〇〇一：一五二）。では、郡部の出産の施設化はなぜ、市部より遅れその後急に増加したのか。

先に述べたように、もちろん病院や診療所が郡部でも急増したことは確かだ。くわえて、一九五八年に、出産に対するリスクを回避する政策として厚生省が、公設公営の助産施設を設置する事業を起案・導入したことも重要な要因のひとつである。厚生省の事業によって、一九五九年から七八年の二〇年間で約七〇〇の公設公営の助産施設（母子健康センター助産部門）が、日本全国に設置されたのである。自宅出産以外に、表1の③に示した公営助産施設で出産する方法が新たに選択肢として加わったのだ。

そこで第二節では、出産のリスク回避をめぐる国の政策と個人の行動変容との関係を、筆者の研究にもとづき紹介しよう。

二　「出産の施設化」政策の盛衰

(1)厚生省「母子健康センター事業」のこと

日本の乳幼児死亡率は、戦後一〇年間で確実に低下した。しかし、一九五五年当時、出産や母子保健の問題として、厚生省は三つの政策課題を認識していた。第一に、都市部に比して農山村漁村部の乳幼児死亡率は高く、とくに東北地方の乳幼児死亡率の高さは際立ち、これら地域間格差を是正し、東北地方や農山村漁村部の乳幼児死亡を低下させなければならないこと。第二に、全国の新生児死亡率、とくに周産期死亡の後期死亡率の引き下げがはかばかしい成果をあげていなかったこと。第三に、妊産婦死亡率は、一九五五年でも一七八・八（出生一〇万対）と先進国のなかで高率を示し、妊娠中毒症と出血という二つの死亡原因が高いという特徴があったこと[1]。

当時の厚生省児童局母子衛生課（旧称）は、これらの問題解決のため、つぎの二つの政策目標を定めた。（一）きめ細かい母子保健事業が必要で、そのためには市町村を拠点に地域に密着した母子保健を推進することがもっとも効果的である、（二）高率を示す地域の乳幼児死亡率、そして妊産婦死亡率を引き下げるためには、施設内分娩率を向上させる対策が有効であり、郡部でおこなわれている自宅分娩（施設外分娩）を施設内分娩に移行させることが、問題を解決する方策のひとつである。

そこで、イスラエルやイギリスの母子保健関連施設を模して開始されたのが、「母子健康センター事業」（前掲表1の③）である。郡部の自宅出産率は高く（一九五八年時の自宅等の分娩率：郡部＝八三・九パーセント、市部＝五一・四パーセント）、全国の保健所設置総数も少なかったため、母子健康センター事業は全国の「町村」自治体から歓迎され受け入れられた。厚生省児童局は施設設置の申請希望があった市町村を選定し、施設建設費を国庫補助金で支給し、認可された当該自治体は「助産部門と各自治体の予算によって担われた。

母子保健指導部門」からなる「母子保健総合施設＝母子健康センター」を建設し、その後の施設運営は各自治体の予算によって担われた。

事業初年度の一九五八年には全国に五三の母子健康センターが設置され、二〇年後（一九七八年）には合計六八〇施設が全国で運営されるにいたる。また、一九六五年に制定された「母子保健法」第三章第二二条に、同施設は「母子保健施設」と定められた。初期約一〇年間（一九五八～六七年）の母子健康センター事業の中核は「助産部門（公設公営助産所）」を設置することで、この機能は日本の農山村漁村の「出産の施設化」を促し、その後の「出産の医療化」を推進する要因のひとつになった。

やがて、郡部の施設内分娩率が九割を超えるころ、厚生省は設置要綱を改訂し、助産部門を置かない母子保健部門（保健所の母子保健業務の代替）だけの母子健康センター事業を認め、施設の増設を目指した（一九七四年）。しかし、公衆衛生局主管轄で開始された新しい施設建設事業、すなわち母子も老人も含む住民すべての健康に対応する「市町村保健センター」施設の設置（一九七八年）が開始されたことで、母子健康センター母子保健部門もまた、市町村保健センター設置に切り替えられていく。

さて、母子健康センターに設置された助産部門とは、施設長は自治体の首長であるが、助産師が介助をおこなう公設公営の「助産所」であり、助産師が正常産のみを対象に介助する施設である。つまり先述のとおり、施設の開所・運営には「嘱託医師」が必要不可欠な存在であった。また、母子健康センター助産部門の実質的な運営を担った助産師たちは、施設開所前は地元で主に妊産婦の自宅に出向く出張助産をしていた助産師で、彼女たちは自治体が運営する助産所に協力・貢献するさいに、地方公務員として正規雇用されたものはきわめて少数であった。大多数の助産師がオープンシステムと称さる不安定な方法で雇用され、助産介助を担い、収入は激減し、あるいは職を失った助産師も少なくなかった。

ところが、母子健康センター助産部門が全国に急増し、同時に職域が重なる産科の診療所・病院の開所も増え、出産の施設化が進む一九六〇年代後半、宮崎県内の母子健康センターで医療事故が発生し、嘱託医師が遺族から損害賠償を請求されるという事件が発生した。この事件を契機に宮崎県内の母子健康センター助産部門の嘱託医師は総辞職し、こうした医師らの対応は日本各地に波及していった。その結果、嘱託医師が確保できず、閉鎖を余儀なくされた母子健康センター助産部門が各地に現われた。また、先に述べたように、一九七八年には市町村保健センターの建設という新たな箱もの設置事業が開始されたことで、母子健康センター設置から市町村保健センター設置へと、方針を転換する地方自治体もつぎつぎと現われた。こうして、七〇〇施設を数えた全国の母子健康センターは、まず助産部門を閉鎖し、やがて母子保健部門を閉鎖するなどして、二〇〇七年現在は、確認できただけで二つの施設しか運営を継続していない。

⑵助産所の開所・閉所と政策成果

母子健康センター事業は、日本郡部の出産の施設化の一翼を担った。では、出産の施設化がもたらした成果や功罪は何だったのだろう。

まず、ユーザー側からみた効果／効用を五点述べよう。つぎの第一と第二は、政策が推進された効果であり、第三と第四は政策が転換・衰退して後の効果である。

第一に、母子健康センター事業は妊産婦に助産師の介助のもとで、「自宅以外の場所」で子どもを産むという新しい選択肢をいったんは提供した。その選択肢は、「安心、気兼ねなく体を休めることが出来る、実家に戻ったような」など、「個人と地域内の助産師との継続的相互関係」を保持しつつ、「家庭的な施設内出産」「助産師による施設内での産後のケア環境」「緊急時に医療的処置を受けることができる安全性の保証」という事業の効用（副次的効果）をもたらした。

第二に、こうした効果のゆえに、ユーザーは母子健康センターをすみやかに受け入れ、「施設内出産」を受容し、やがて「施設内出産」を当然視する認識が涵養され内面化されていった。

第三に、他方、母子健康センターで出産（公営助産所出産）することを目指したこの政策は、持続性を有しておらず、各地の自治体の采配や方針、運営予算の確保の有無、嘱託医師が確保できる否か、近隣に他の産科医療施設が設けられるか否かなどの原因や要因により、施設閉鎖を余儀なくされた。その結果、事業の効用や副次的成果であった「個人と地域内の助産師との継続的相互関係」「家庭的な施設内出産」「助産師による施設内での産後のケア環境」は失われた。

第四に、母子健康センターが設置され、その後母子健康センターが閉鎖され公営助産所での出産が選択できなくなったとき、すでに人びとの意識からは「施設外／自宅で子どもを産む」という過去のありようは、選択肢ではなくなっていた。こうして施設内出産が当然視されていったことで、ユーザーは施設内出産としての他の場所、つまり「病院や診療所での出産」を受容し、あるいは自ら選択し、ないしはその場所のみが出産場所となった。

第五に、筆者のフィールド調査では、母子健康センターで出産した女性たちが受けた医療的処置は、「会陰裂傷後の裂傷を留める処置、逆子を治すマッサージ」などが主であり、嘱託医師が駆けつけた場合に「会陰切開と縫合、鉗子使用の分娩」などの処置を受けていた。しかし、母子健康センターが閉鎖され近隣病院で第二子、第三子を出産した女性たちからは、「陣痛促進剤、点滴、事前の会陰切開、超音波診断装置」などが用いられた。また使用時に説明を受けなかったなどの証言もあった。このように、病院や診療所では「常時、医療的処置を受ける・受けることができる」状態が提供され、ユーザーはそれらを受容した。

つぎに、政策からみた効果／効用を述べよう。

母子健康センター設置という国の事業は、一九六〇年代の地方の「出産の施設化」を担い促進した。第二に、助産事業や母子保健事業に関するその後の政策転換は、母子の身体管理を担う職域（助産師から医師へ、自宅／助産所から診療所／病院へ）や、管轄（児童局から公衆衛生局へ）の転換であり、いわゆる「主導権の交代」を意味していた。

つまり、この政策の導入と撤退という一連の流れは、政策対象となった地域の出産の施設化を促し、やがて出産の医療化を招来させる一要因となった。また、この政策を歴史的にみるなら、国は個人に、第一段階の政策として死というリスク回避を目的に新しい選択肢（母子健康センター助産部門）を提供し、やがて、第二段階としてその選択肢を縮小・払拭した。こうした二段階にわたる政策手段は、政策の受け手の行動を、一定方向に「矯正する装置」（施設外出産から施設内出産へ）として機能した。また、この政策は、政策の受け手に方向づけされた選択肢のもとで、医療機関での健診の義務づけなどにより、身体を医療機関の管理下に組み込むという行動を涵養・内面化させ、あるいは選好される効果をももたらした。

いいかえると母子健康センター事業は、乳幼児および妊産婦の死を減少させる「リスク回避政策」で、成果として双方の死亡率は激減し、とくに横這い状態が続いていた妊産婦死亡率の減少に貢献した。同時に副次的成果として、母子健康センター施設で助産師に介助され、家庭的雰囲気のなかで出産することで「実家に帰ったような安心感」が提供され、「施設入所＝ユーザーの物理的・心理的リスクの回避」効果を招いた。

その後、施設の閉鎖によって、地域内の助産師との継続的相互関係や、家庭的な施設内出産環境という政策の副次的成果は失われ、他方、病院や診療所で常時医療的な対応を受けることが可能な「いわゆる医療的な安全性」を獲得し、さらには「過剰な医療」さえ受け入れるという新たなリスクを担うことになった。

三 「出産の医療化」とそのほころび

(1)リスクの可視化——看護師と内診

日本の九九パーセントの出産が病院や診療所で担われる（一九七六年〜）ようになって四半世紀が過ぎた。この間、一方で不妊などに対応する新しい生殖技術の開発と導入といったさらなる医療化が進展し、他方、医療化された／されすぎた出産に対する異議申し立てやオルタナティブな視点や方法が提案され、「過剰な医療化」を見なおす問題提起がしばしばおこなわれてきた（きくち 一九九二に詳しい）。

また、医療介入を極少にして出産をサポートしようとする私営の助産所（前掲表1の②）も、利用者は常時一パーセント（年間一万人ほど）であるが、その人気は衰えない[2]。

二〇〇六年八月、警察が大規模な強制捜査を堀産婦人科病院に実施したと報じられた。看護師・准看護師の違法行為の疑いである（記事参照[3]）。

無資格で助産行為の疑い、堀病院を捜索・神奈川県警

年間出産数が約三千人に上る国内有数の産婦人科病院、堀病院（横浜市瀬谷区）が二〇〇三年一二月、医師と助産師にしか認められていない「内診」などの助産行為を准看護師らに行わせていたとして、神奈川県警生活経済課は二四日、保健師助産師看護師法違反（助産師業務の制限）の疑いで、同病院の事務所など約十カ所を家宅捜索した。同法違反で警察が医療機関を強制捜査するのは異例。厚生労働省は都道府県に〇二年十一月、看護師の内診を禁じる通知を出している。

調べによると、堀病院は〇三年一二月二九日、他県から同日入院した女性（三七）が分娩（ぶんべん）室に移動する前に、准看護師ら医師・助産師以外の数人に子宮口の開き具合や胎児の頭の状態を確認するなどの内診をさせていた疑い。女性は出産後その日のうちに容体が悪化し、県内の他の病院に転院。翌年二月、多臓器不全で死亡した〔……〕。（『日本経済新聞』二〇〇六年八月二四日）

この事件は、リスク回避を目的に出産の医療化が徹底するなかで、医療内に新しいリスクが生まれ、

そのリスクの一端が可視化された事例といえよう。また、この事件は今日の産科閉鎖や産科医師不足の問題を読み解く鍵のひとつでもあるだろう。

では、堀病院事件とその背景を、蒐集できた文書から「産科看護婦、産科看護研修学院の認定、内診行為」というキーワードにもとづき読み解いてみたい。再々述べたとおり、明治以来日本では、医師と助産師という専門職者だけが出産介助を許され、内診は助産行為として、法的に二種の専門職者にのみ認められている。

しかし、一九六二年ごろから「産科看護婦」という新たな役割と機能が、産婦人科医師たちによって育てられ与えられてきた。社団法人日本産婦人科医会は、[4]「産科看護研修学院」という講座を一九六二年から全国各地で開催し、准看護師や看護師、無資格者らが同研修を受け、彼女たちを「産科看護婦」として認定し、認定を受けた女性たちは、産科医師の診療補助や内診をおこなってきた。また、同学院を設けた日本産婦人科医会は、「内診は、単なる計測であり、看護師にもできる『診療の補助』に当たると指導」し、助産行為の範囲とせず、補助人材を育成してきた。

二〇〇〇年一二月の第一五〇回国会において、この三八年間続けられた研修と認定に対し、阿部知子議員（社会民主党・市民連合）は、「助産資格のない者の助産業務従事に関する質問主意書」を提出し、産科看護研修学院で研修した看護師らが内診行為をおこなうことの是非について総理大臣に質問をおこなった。

当時の内閣総理大臣森喜朗は翌二〇〇一年二月二七日に、質問に対する「答弁書」を返している。その概要はつぎのとおりである。「（一）社団法人日本母性保護産婦人科医会が日母産婦人科看護研修学院基準を定め、日母産婦人科看護研修学院を開校し、修業年限一年で、講義と実習を実施してきた。（二）全国に同看護研修学院は二〇〇一年現在五五箇所あり、一九六二〜一九九九年までの研修修了者は二万四千五五九名である。一九九〇年から一九九九年までの入学者は六一四四名（入学時の資格内訳・助産婦六名、看護婦八七三名、准看護婦四三六二名、免許なし九〇三名）である。（三）医師でも助産婦でもないものが、助産行為（内診）を行うことは違法であり。学院の研修を修了しても助産婦資格をえるものではないから研修修了者等に誤解を与えることがないよう」（内閣衆質一五〇第七二号）[5]。

三八年間で約三万人の助産資格をもたない人びとに、「産科看護婦」の認定がおこなわれ、それらの人びとが産科医療の現場で妊産婦に内診などの助産行為をおこなってきた慣行／違法行為が、政治の場で問われ明確にされた。

森総理大臣の答弁書を受け、一年半後に、厚生労働省医政局看護課長は「助産師以外の看護師が内診を行うことは、保健師助産師看護師法に違反する」（二〇〇二年一一月一四日）と通知し、さらに二年後には「産婦に対して、子宮口の開大、児頭の下降度等の確認及び分娩進行の状況把握を目的として内診を行うこと。但し、その際の正常範囲からの逸脱の有無を判断することは行わない」ことは、「保健師助産師看護師法第五条に規定する診療の補助には該当せず、同法第三条に規定する助産に該当すると解する」（二〇〇四年九月一三日）と通知した。

こうして「産科看護婦」がおこなう内診行為の違法性が公になり、二〇〇三年一二月に発生した堀病院事件に対して、警察は二〇〇六年八月に病院・事務所などを強制捜査するにいたったと考えられる。

厚生労働省が二度目の通知を出してから一年後、日本産婦人科医会会長の坂元正一は、二〇〇四年九月三日、「産科における看護師の業務」のなかでつぎのように述べている。

Ⅶ．一（産科要員が不足している）現状を見据えた考え（対応）

このように産科コメディカルが不足している状況下で、多くの産科分娩施設では安全で快適な分娩を行うために医師自らが直接診察したり、分娩介助をしているのが現状である。産婦人科医師に益々負担がかかり、このまま進めば産科医は過重労働に耐え切れず、櫛が一つ一つ抜けるが如く、産婦人科診療所医師はもちろん産婦人科勤務医もまた辞めて行くであろう。(6)

さらに坂元は、厚生労働省が示した内診行為の定義の問題性を指摘し、「分娩第一期時に看護師が内診することは、助産行為に該当しないから、この行為を認めよ」と述べ、二〇〇四年九月一三日付で出された厚生労働省からの通達は、産科学的に理解できないとして、「法解釈上、少なくとも、分娩第Ⅰ期にあっては、分娩を安全に導くために、看護師による子宮口の開大度、児頭の下降度に観察、測定は必要であり、この意味では、分娩第一期の内診は助産に該当しない」と説明する。そして厚生労働大臣に、現行の枠内でも分娩第一期の内診が出来るようにすること、あるいは、できないのであれば、保健師助産師看護師法の考え方を変えるよう要望している。(7)

では、なぜ開業産婦人科医師などでつくる日本産婦人科医会は、助産師以外のコメディカルに産科看護の研修をおこない続けたのだろうか。また、こうした状況はなぜ長期間まったく問題提起されず、三八年目に問題提起されたのだろうか。これらの疑問は、今後の課題としたい。

ただ、専門家と非専門家、有資格者と無資格者、医療行為と非医療行為を法的に区分し、管理監督者を明確に定めてきたリスク管理体制に反して、リスクを管理する立場の専門家が、専門家集団のみで活用できる物差しをつくり、それを内側でシステム化し、新しい階層をつくりだしてきたことだけは確かである。

(2)看護師・助産師・産婦人科医師の立場

前に記した「看護師の内診」問題は、二〇〇三年ごろから取り沙汰されはじめた「産科の閉鎖・産科医師不足」の問題へとつながっていく。

産科研修学院が設けられて以降、約三万人に「産科看護婦」の認定が与えられており、堀病院事例は氷山の一角であるかもしれない。たとえば、これら助産資格のない看護師や准看護師が（彼女たちの実質的な技術の高低や習熟の度合いは別として）、診療所などで助産行為を担ってきたとして、大量の無資格者が、二〇〇二・二〇〇四年の厚生労働省の通達を受け、あるいは二〇〇三・二〇〇六年の堀病院事件を受け、違法行為と周知された助産（内診）行為を実施できなくなった／実施しなくなったとしたら。この人たちが担ってきた内診行為に代表される出産介助の仕事は、当該施設の産婦人科医師が一手に担うことになるだろう。入所者が多い診療所では、医師が外来と入所者の双方の対応を手がけ、労働状況はきわめて過酷なものになったと考えられるのである。さらに統計からみると、看護師より専門性の高い助産師は、病院に就職する者が多く、診療所に勤務する者は多いとは言いがたい。

二〇〇五年九月五日、日本産婦人科医会会長の坂元正一は、「産科における看護師等の業務について」

と題する文書で、「〔……〕看護課長通知がなされて以来、医会の調査では分娩医療機関数が平成十四年から十六年の間に、病院は六・五％、診療所は一〇・三％の減少となっている。さらに平成十六年の通知がなされてからは著明に減少している。地方の一例として茨城県の場合をにると《〔ママ〕》、この二年半の間に、約二〇％の減少である。分娩医療機関が消滅した地域もある。ひたちなか市以北（茨城県総面積の約一／三）の広大な地域には、分娩医療機関が二つしかない状況である」[8]と記している。

さらに、翌二〇〇六年五月二三日の厚生労働大臣との懇談会で同会長は、産科閉鎖の原因として、助産師不足を理由にあげ、「保助看法第三十七条の解釈上の疑義の有無にかかわらず、助産師が充足するまで、看護師による医師の指示下における診療補助行為（分娩第一期における内診）を認めていただきたい」との要望書を提出している[9]。

看護師の内診行為を禁じた綱紀粛正措置が、産科の診療所や病院にどれほど深刻な事態だったのか想像に難くない。

また、二〇〇五年九月の坂元会長の文書を証左するように、数カ月後には日本産婦人科学会の「学会のあり方検討委員会」が、実態調査（調査時期は二〇〇五年一二月）をおこない、結果を翌春に公表し報道紙をにぎわせた。たとえば、「一、二〇〇三年四月から二年後の七月までで、産婦人科常勤医数は五一五一人から四七三九人へと八パーセント減少している、二、調査時点での分娩を取り扱う施設総数は病院と診療所をあわせて三〇六三施設で、厚生労働省統計（例：二〇〇二年の病院と診療所を合計した数は六三九八施設）とは著しく異なり、閉所施設が増えている」などである[10]。

さらに、同時期には島根県壱岐の島、長野県上田市、神奈川県南足柄市、徳島県海部郡、岩手県宮古市などで、産科診療所や病院閉鎖の危機が具体的にメディアでつぎつぎ報じられた。

では、産科医師の見解や主張と厚生労働省の通達に示された見解とのズレは、なぜ生じるのだろうか。入手可能な資料によれば、日本産婦人科医会は、看護師に内診を認めるべきだと指摘すると同時に、日本の助産師数が不足しているとの見解を提示していることは、先に述べたとおりである。

他方、日本看護協会常任理事長菊池令子、日本助産師会神奈川支部長山本詩子は「看護師の内診は認められない」と否定し、同時に「助産師の絶対数は不足していない。問題は病院・診療所間の就業者偏在であり、産科診療における雇用管理体制や労働環境を改善する必要がある」との見解を提示する。二人による具体的な指摘はつぎのとおりである。

一．平成一五年度における就業助産師数は約二万六千人、潜在助産師を含むと助産師数約五万五千人にのぼり、事実上、「絶対的不足」は存在しない。二．出生場所の割合に比べ、診療所に就業する助産師の割合が低いことから、助産師不足は診療所の問題であるといえる〔……〕。三．日本看護協会中央ナースセンター調べでは、助産師就業斡旋状況において、有効求人数は三五九七人、有効求人助産師数は三七五五人と、求職助産師の数の方が上回っていることに対して、産科診療所からの求人は二九六箇所だけと少ない（二〇〇四年度実績）。四．産科診療所の希望する求人内容が「夜勤のできる助産師」が多く、非常勤、パート、夜勤専従等弾力的な勤務条件が整備されていない、専門職にふさわしい業務内容や給与体系ではないなど、雇用管理体制が整備されていない状況も伺える。

以上より、事実上助産師数は十分であり、問題は診療所に就業する助産師が少ないという偏在性であるため、まずは診療所において助産師を獲得するための雇用促進、労働条件の改善を図るべきである[11]。

果たして助産師数は不足しているのか、絶対数は足りているのか。厚生労働省医政局看護課が報告する「助産師就業者数（年次別、就業場所別）」によれば、一九四七年には助産師の総数は五万五四六八人である。しかし一九九〇年には二万三七〇二人に減じ、一九九五年にはさらに二万三一四四人にまで減少している。しかし、少子化が進行するなかで、一九九五年の総数を最低数としてその後は増加し、一九九六から二〇〇〇年までは二万四〇〇〇人台に増加し、二〇〇一年から二〇〇三年までは二万五〇〇〇人台へと増加傾向をたどっている。ただし、菊池らが指摘するように、病院勤務の助産師数と診療所勤務の助産師数は、およそ四対一の数の違いがみられる。また、二〇〇二年度の施設数、医師数、助産師数を比べると、診療所の三種の数はほぼ同数であるのに対して、病院では、医師数に比して助産師数は約三倍となっている。

もし病院における医師と助産師の数や割合が適正な数であると仮定するなら、診療所の助産師数はたしかに少ない。そして、二〇〇七年現在、日本産婦人科医会は、産科医師の不足を強調し、問題視している。

(3) 医療法改正に向けた政策

二〇〇五年四月、厚生労働省医政局長は有識者を集め、「医療安全の確保に向けた保健師助産師看護師法のあり方に関する検討会」を開催し、同年一一月九日までの短期間に合計一三回にわたり多面的な議論をおこなっている。検討会の議論内容は、親委員会である「社会保障審議会医療部会」へと送られ、翌春から審議される医療法改正の基礎資料として活用された。

検討会のまとめ報告では、意見が対立した看護師の内診行為に対する諾否と、助産師不足に対する認識や解釈の違いが両論併記され、また助産所に嘱託医師を配することに関する諸議論が列記された(12)。二〇〇六年春、第一六四回通常国会の衆参両院で「医療法」改正が審議され、六月二一日に公布、翌二〇〇七年四月一日から施行された。

課題が山積する「出産」に関わる内容として、医療法第一九条が改正されたことに着目したい。前述のとおり旧医療法第一九条には「(助産所)は嘱託医師を定めておかなければならない」と定められ、嘱託医師を確保できるか否かが助産所の開閉や存続を決めてきた。また、母子健康センターの存続か閉鎖かを分けた大きな原因のひとつが嘱託医師確保の問題であった。

改定された第一九条は「(助産所)は厚生労働省令で定めるところにより、嘱託する医師及び病院又は診療所を定めておかなければならない」(傍点は筆者)と変更された。

この変更には重大なポイントが二点ある。第一は、助産所を開所・運営するためには、いままでどおり嘱託医師という「人」の契約をするだけでなく、同時に病院か診療所という「場所の契約」も不可欠になったこと。このように新たな条件が加えられることで、改正前より助産所の開所・運営のハードルは高まった。第二に、具体的な運用規定が「厚生労働省令」に記されると、わざわざ法律に記載されたことである。

その「厚生労働省令」（施行規則と同様）は、二〇〇七年四月に通知された。

医療法施行規則の一部を改正する省令（平成一九年政令第九号）

三、助産所の開設等に関する事項

（二）①分娩を取り扱う助産所の開設者は、産科又は産婦人科を担当診療科とする医師を嘱託医師として定めておかなければならない。②分娩を取り扱う助産所の開設者は、産科又は産婦人科及び小児科（新生児診療を担当するものに限る。）を有し、周産期医療を提供することができる病院又は診療所（入院施設を有する者に限る。）を嘱託医療機関として定めておかなければならない。

（注）産科又は産婦人科を有する医療機関に対して、産科又は産婦人科を担当診療科とする医師が対応するよう嘱託した場合には、嘱託医師を定めたとみなすことができる。

厚生労働省令のポイントを整理しよう。

第一に、嘱託医師は産科か産婦人科を担当とする医師と、診療科が特定された。第二に、新たに「嘱託医療機関」の定めが加えられ、人だけでなく機関との嘱託契約をもうけられた。その機関は、「産科又は産婦人科及び小児科（新生児診療を担当するものに限る）を有し、周産期医療を提供することができる病院か診療所（入所施設を有するものに限る）を嘱託機関として定めておかなければならない」と、きわめて厳密な規定になった。

以上、新旧の法律と省令を比べると、嘱託医師の専門分野が、産科あるいは産婦人科と厳密に規定され、さらに医療機関を定め、その機関は産科か産婦人科に加え新生児診療を担う小児科も有していなければならないと限定された。つまり、助産所の開所・運営に対するハードルは驚嘆すべき高さに設置されたのである。二〇〇六年現在、全国で七〇〇ほど開所している助産所のなかで、新しい省令下で、どれだけの助産所が開所し続けられるか、現在疑問視されはじめている[13]。

その後、厚生労働省局長は、三つの職種が連係を密にするべきだとする通知を送付しているが、嘱託医師および嘱託医療機関が助産所に対して担うべき義務事項は何ら定められていない。母子健康センター助産部門に対する政策がたどった衰退の歩みを思い起こさせる。

省令制定を前に実施したパブリックコメント(厚生労働省医政局総務課まとめ、二〇〇七四月一三日より)で、「助産師を活用してもらいたい」という意見に対する厚生労働省の答えは、「正常産における助産師の活用は重要と認識しており、『院内助産システム』や『助産師外来』等の新たな助産師活用策等について調査・研究を進めており、その成果を踏まえ、有効な施策を普及してまいりたいと考えております」と回答している。さらに「助産院での出産を認めてもらいたい、自宅出産ができるようにしてもらいたい」という意見に対しては、「現行法上これを妨げる規程はありません」と返答している[14]。

総じて、医療法の改正、改正にともなう厚生労働省令は、前掲表1の②と③の助産所出産という方法に対する医療的リスク面を徹底的に注目し、医療的安全面を指標として助産所を最大限に管理し、その結果として助産所運営のハードルをあげ、実質的には「助産師による助産所の開所・運営」を難しいものにしたといえよう。そこには、開業助産所が切り捨てられることもやむなしという判断が見え隠れする。あるいは、助産師は独立開業するのではなく、病院や診療所のなかで活躍すること（表1の④や⑤のあり方）が期待されているといえよう。

このように、出産の医療化が徹底していくなかで、医療の内側で形成され抱え込まれてきたリスクが可視化され、同時にそれは産科や産婦人科診療所の閉鎖に、また産婦人科医師希望者の減少という危機に発展した。

危機の回避が期待された医療法の改正では、「看護師」や「病院・診療所」に対する改善策以上に、「助産所」に対する医療管理的視点からみたリスク回避対策が講じられ、全面的な改正がおこなわれた。助産所が改正医療法で科している指示に従うなら、助産所運営は独り立ちできにくく、助産所の運営を希望・継続すれば、病院や診療所に負担がかかる構造に修正されている。その病院と診療所は、閉鎖施設が増え、私営・公営助産所をサポートする力は十全とは言いがたい。

つまり医療法改正の含意は、私営・公営助産所の閉鎖は致し方なく、診療所や病院で働く助産師が増加することが、現況を切り抜ける最適な突破口であるようにみえる。こうした改正には、ユーザーの立場にたった出産・助産に対する多様性の担保や、クリニカル・ガバナンスを確立しようとする視点を読みとることはできない。

四　ＷＨＯが示す出産のリスクと日本

(1)安全とリスク――日本産婦人科医会の場合

社団法人日本産婦人科医会が二〇〇七年に同ホームページに示したつぎのパンフレットから、同会および日本の産科医師の「安全・リスク・異常・医療行為」などに対する考え方の一端を知ることができる。

『日本の産科は世界トップクラス』なのに、今！
安全な分娩管理を受けられない『お産難民』が五〇万人？
　　日本の産科医療が危機的状況にあります！（略）
　　　誤解その一　〃お産が安全なのは当然〃という「安全神話」（略）
　　　誤解その二　〃助産師がいないとお産が出来ない？〃
世界トップクラスの安全なお産ができる国になった時、マスコミは「分娩に医療行為は必要ない」「お産は自然がいい」と煽りました。某テレビ局の朝の連ドラでも自宅分娩を推奨するような内容のものを放送しました。「自然なお産に医療はいらない」「医師は自然なお産をしない」「助産師は自然なお産を推奨している」だから「お産の中心は助産師だ」よって「助産師がいない病院や診療所では、お産ができない」という誤解になったのです。
　自宅で出産するのが当たり前だった時代、その介助役として活躍したのが〃お産婆さん〃でした。そして戦後の混乱期で医師も医療施設も少なかった昭和二十三年、医師法の例外的措置として、医療行為を必要としない正常な分娩についてのみ〃助産婦（現在の助産師）が行ってもよい〃とする法律ができました。医療行為をしないのではなく、やってはいけないのです。行えば医師法違反、つまりニセ医者と同じことです。

分娩は、ハイリスクや異常の発生により医療行為が必要になることがあります。そのため、医療行為を唯一認められている医師が分娩の管理をしなければなりません。そして、助産師・看護師・検査技師・薬剤師などのスタッフと一丸となって医療を行って来たからこそ、現在のような〝世界トップクラスの安全なお産ができる国〟が実現したのです。(15)（傍点は筆者による）

こうした日本産婦人科医会の「ハイリスク－ロウリスク、異常－正常」などに関する見解は、先進国で、または国際社会のなかでも一般的指標なのだろうか。

そこで一九九六年にＷＨＯの「家族と性に関する保健部門・安全に母になるチーム・テクニカル専門グループ」が報告した「正常産のケア――技術的指針」から、出産リスクおよび正常産の定義や考え方を、戸田律子の訳にもとづき紹介し、日本の指標と比較してみたい。なお、ＷＨＯがこのワーキンググループを設け、プロジェクトを実施した背景には、医療そのものの質を問い、良質な医療とは、有効な医療とは何を指すのかを追求する目的があり、先進国の先端医療や当然と思われてきた医療をも検証の対象に含めたという（ＷＨＯ　一九九七：一〇～一三）。

(2)安全とリスク――ＷＨＯの指針

ＷＨＯ報告によれば、出産におけるリスクとは「妊娠・出産する女性と赤ちゃんに、生命の危機や病気になる危険性など悪影響の及ぶ可能性が強いと予想される場合、リスクがあるとされ、リスクを構成するひとつひとつとの要素を『危険因子』、または『リスク要因』と呼ぶ」こと、ただし「リスクを査定するということ（問診や検査などによって、リスク要因／危険因子を見つけ、どの程度のリスクがあるのかを判断する）は、それ自体特別な研究を要するテーマ」（ＷＨＯ　一九九七：四七）であると述べ、リスク査定の難しさと複雑さを指摘している。

なぜなら、出産におけるリスクは、一端定義しても、当該出産の状況がその定義に当てはまるか否かを査定すること自体が、実は困難であると指摘されているからだという。また、出産にはリスクの発生頻度が確率で与えられるいわゆる狭義のリスクと、不確実性を指す広義のリスクと両方が存在するという。狭義のリスク判定として、産科学研究とその臨床応用のなかで「リスク・アプローチ」という方法が開発され、何十年ものあいだ、さまざまな手法が導入・検討され、出産そのものや出産場所、出産のタイプ、出産介助者の判断などを対象に研究が進められてきている。それにもかかわらず、あるいは皮肉なことに、出産に対する「リスク・アプローチ」研究と臨床応用を進めてきた結果、リスクがあるとされる女性の数は増加し、リスクがあるということになれば、自動的に高い確率でさまざまな介入がおこなわれることになり、介入にともなう危険に晒される結果になるというパラドックスを生じさせてきたという。くわえて、リスクの有無を慎重に仕分けたとしても、実際にはまえもってリスクが特定できず、リスクなしとされたケースで、出産途中で合併症を引き起こし、介入を必要とする出産もかなりのケースで存在している。他方、高いリスクがあると判断されたケースがまったく問題を発生させず楽々と出産する場合もあるのだという（ＷＨＯ　一九九七：四七〜七八）。

それでもなお出産をめぐっては、なにがしかのリスク要因の査定は必要であり、妊娠から出産までの経過にともない、折々・再々リスク要因を査定することで、母子を、「ハイリスク・ロウリスク」と識別する／識別しなおすことが、当事者にとっても、母子をケアする側にとっても、どのような注意やケアをしたらよいのかその内容を考え、対処していくうえで重要な指標になる。したがって、「リスクの査定は一度すればよいというものではなく、妊娠、出産を通じて続くものである。どの時点であっても早期に合併症が見つかる場合があり、そのときには女性はより高い水準のケアを受けられる場合に照会（差し向ける）するという決断を促すことになりうる」（WHO　一九九七：四九）という。

こうした複雑さを指摘しつつも、WHOの指標としては「出産のその現場で産婦と胎児を十分に観察するのにかわるケアはありません」と、専門職に従事する人間の目視や経験にもとづく観察が、不確実性（広義のリスク）を捉えるのにもっとも有効な手段であると指摘する。くわえて、「リスクの査定と合併症を見つけつつ、正常な妊娠と正常な出産のケアをするヘルスワーカーとして最適で、コストの面でも効率のよい人物とは、助産師だといえるでしょう」（WHO　一九九七：四九）と結論づけている。WHOが示す結論は日本産婦人科医会の方針と対極にある。

(3)「つつましい医療とあたたかいサポート」――WHO報告より

WHOは正常産を「自然に陣痛が始まり、その時点で低リスク妊婦とされ、陣痛期から赤ちゃんが誕生するまでの出産の全過程で、低リスク状態が続く。赤ちゃんは妊娠週数、満三十七‐四十二週の間に頭位（赤ちゃんの頭が下、つまり逆子でない状態）で自発的に生まれる。産後、母親と赤ちゃんはともに良い状態にある」（WHO　一九九七：五一）と定義する。この定義に従えば正常産は、分娩開始から産後までの全過程を通じてリスクを見いだせない状態を指していることになる。ただ、事前にリスクがなく、あるいはリスクが見いだせず、途中から正常産ができなくなった女性の場合や、事前にリスクがあっても正常産ができる女性の場合もあり、正常産という定義は、一筋縄ではいかないとも述べている。

ただ、WHOは前記の定義にもとづき、「一般的に（世界で）全妊婦の七〇－八〇％が、陣痛が始まるときには低リスクだとみなされると考えてよいでしょう」と述べる。ただし、「地域のリスク査定のしかたや搬送率にも大きくかかわって異なります。先進国の『代替医療ケア』の調査では、陣痛中の搬送率が二〇％。妊娠中にも同じ数の女性が別の医療機関へと紹介されています。経産婦の場合、初産婦よりもずっと紹介されていく率が低くなります。ケニアでは、出産の八四・八％が合併症のない正常な出産でした」（WHO　一九九七：五二）と説明している。

以上をふまえ、WHOは正常産のケアの目的は「安全に、なおかつできるだけ最低限の介入によって母親と子どもの健康状態をよくすることです。となれば、次ぎのことが示唆されます。正常な出産の自然な過程を妨害するには、そのための確固とした理由がなければならない」（WHO　一九九七：五二）と述べる。

さらに、一九九六年現在までの入手可能で良質な証拠を蒐集・検討し、専門研究グループでおこなわれた討論をもとに、医学的正しさを検証すると同時に、過剰な医療介入に疑義を呈し、必要なケアとは何か、必要なケアラーの心構えとは何かなど、つぎの四つの視点にもとづく結論を示している。

第一に、明らかに有効で役に立つ、推奨されるべきこと（二二項目）、第二に、明らかに害があったり効果がないので、やめるべきこと（一五項目）、第三に、十分な確証がないので、まだはっきりと勧めることができないこと（研究によって問題点が明らかになるまで慎重にすべきこと）（八項目）、第四に、しばしば不適切に使われたり、不適切に実施されること（一四項目）。

また、四つの視点には各々複数の内容が記され、合計「五十九カ条」のガイドになっている。たとえば、「明らかに有効で役に立つ、推奨されるべきこと」をいくつか紹介しよう。

・どこで、誰の立ち会いで出産するのかについて、妊婦が個人的に立てる計画をいっしょに作り、夫／パートナーと、適切な場所には家族にも（その内容を）知らせること。
・妊娠のリスクの査定を、産前健診のたびごとに、そして陣痛が始まって初めて介助者と接触してから出産が終わるまで、再評価を重ねながら行うこと。
・出産する場所について、女性のインフォームド・チョイスを尊重すること。
・出産ができそうな安全な場で、しかも女性が安心して自信が持てる場であれば、（医療を提供できる場の中でも）もっとも末端に位置する場で出産のケアを提供すること。
・出産中、ケアの提供者が温かく（産婦を）サポートすること。
・出産中に、産婦につきそう人（の存在）を、産婦の選択として尊重すること。
他（WHO　一九九七：二三〜四〇）

「明らかに有効で役に立つ、推奨されるべき」内容は、「インフォームド・チョイスやインフォームド・コンセントの担保、女性が安心して自信が持てる場所、ケアの提供者が温かくサポートすること」など、一貫してユーザーの主体性が重視・強調されたものである。

総じて、WHOが発信する二一世紀の正常出産に対する指針「五十九カ条」には、医療技術の乱用に警鐘を鳴らし、過剰な医療に過剰な期待を寄せないこと、過剰な期待はさらに過剰な防衛医療を生じさせる（WHO　一九九七：一三～一八）との姿勢が貫かれている。訳者戸田の表現を用いるなら、「二十一世紀の産科医療は、つつましい医療とあたたかいサポート」が重要だと提案されているのである。

(4) 出産をめぐるリスク回避のために

WHOが示す指針に比して、日本の出産に関する政策は、医師主導の医療による身体管理体制の方向に舵が切られており、双方の進む方向は対極にある。こうした両者の方向性の違いをふまえ、日本の二一世紀の出産・助産環境のありようについて考察・提案してみたい。

第一に、日本の出産環境を良質で安心できる、安定的な方向に改善しようとするなら、既存の政策でもっとも抜け落ちている「ユーザーの視点」に立った良質・安心・安全な諸環境とはどのようなものかをもういちど再検討する必要がある。

たとえば、冒頭に掲げた表1の五種の全選択肢を、ユーザーの選好で選べる環境をつくりだすことは重要だ。そのためには、正常産には積極的に助産師・助産所を活用し、ケアを提供する者どうしが緊急の救命活動の責任を対等に担うことを定めた法律が必要になる。具体的には、助産所に嘱託医師と嘱託機関の確保を義務づけるだけでなく、医師や諸機関にも依頼された嘱託を担う義務を法制化し、双方の対等な関係性を保証する必要がある。また、診療所などの産科医師離れや荷重労働を食い止めるためにも、まずは過去に産科研修学院で学び認定を受けたコメディカルを対象に、正式な助産師教育と国家資格取得のための支援体制を提供する環境づくりも一案だろう。先の菊池らの指摘も検証が必要だ。

また、リスク回避のためには、WHOが提案する「つつましい医療とあたたかいサポート」の「五十九カ条」に照らし、日本における出産の現況を真摯に再点検する必要があるだろう。

第二に、クリニカル・ガバナンスの導入と実践である。筆者の調査によれば二〇〇七年現在も運営を続ける二つの母子健康センター（一九六三年〜・一九六八年〜）には、つぎの四つの特徴がみられ、閉鎖した施設ではそれらが失われていた。

一、医療機関と友好的な連携が続き（嘱託医師の長期的な確保）、

二、施設長が存続に対する強い意志をもち、

三、高齢助産師から若手助産師へ円滑な世代交代がおこなわれ、

四、妊産婦に関する諸情報を複数の専門職者が共有し、そのうえで協力・連係体制を構築していた。

これらの特徴は、施設運営を担う人びとが、手技を含む高度な技術や知恵を次世代に伝える「縦の継承」と、さらに「助産師と妊産婦、助産師同士、助産師と嘱託医師、助産師と保健師、助産師・保健師と職員」など、立場や専門性の異なる複数の人間どうしが「横の連携」をおこなっているという点だ。

しかも、こうした「縦の継承・横の連係」を長期間続けてきた原動力には、当該自治体の為政者、行政担当者、行政で働く医療・福祉担当者らが、「出産施設は、住民主体・利用者主体であるべきだ」とい

う確たる考え方をもっていた（中山　二〇〇五：一〇七〜八）。これらの要素は、その意義が重視されつつある「クリニカル・ガバナンス」そのものであり、現在、政策提案されている「総合周産期医療体制の整備」をおこなううえで、こうしたクリニカル・ガバナンスの導入・実践は不可欠である。

第三に、出産・助産の政策を構築するうえで、「人間の安全保障」という基本理念を組み込んでいくことが、持続可能な（長期的な）健康・医療環境を保証していくうえで重要である。

「人間の安全保障」とは、一九九四年に国連開発計画（ＵＮＤＰ）が提案した新たな概念である。社会は一人ひとりの人間の基本的ニーズが満たされることによって安定化していく。国境を越え、社会の底辺で暮らす人たちに衣食住をはじめ、保健衛生や生活の安全を確保し、基本的人権を保障することが、長期的な社会の安全保障を達成していくうえで重要であるという考えが、人間の安全保障の基本理念である。[16]つまり、国家を中心に考えられてきた安全保障という考え方を、個々の基本的ニーズの達成、個々の健康と安全の保障など対象を個人へとシフトして捉える理念である。

先に述べた「ユーザーの視点」や「クリニカル・ガバナンス」の達成、あるいは出産をめぐるリスクを回避するマクロな政策立案をおこなうには、一人ひとりの人間の基本的ニーズを満たすというパラダイムシフトが、すなわち、この人間の安全保障という理念が必要不可決である。

註　記

（1）母子健康センターに関しては、中山（二〇〇一）を参照されたい。また、中山（二〇〇五ａ：三五三〜七九）にはさらに考察を若干加筆している。

（2）一九九〇年から二〇〇三年現在まで、日本の「出産場所別に見た年次別出生数と出生数百分率」人口動態統計

（厚生労働省大臣官房統計情報部）では、助産所での出産割合は一九九〇年ごろから一パーセントを維持し続け、年間約一万一〇〇〇～一二〇〇〇人が助産所で生まれ増減しない。二〇〇四年現在、全国に七二七の助産所（二〇〇四年厚生労働省衛生行政報告より）が開所され、ユーザーの一部に根強い人気がある。

（3）家宅捜索から半年後の二〇〇七年二月一日に、書類送検された堀産婦人科病院の一一人の看護師・准看護師は、起訴猶予の裁定を受けた。

（4）社団法人日本産婦人科医会は、一九五二年八月に厚生大臣より認可され、全国の産婦人科医師でつくる、「臨床産婦人科医の抱える諸問題について取り組み、産婦人科医療・医業が適正に行われるための活動を支援している」団体である。ホームページに公表されている会員数は、二〇〇七年七月現在、「社員総数一万二一四五名」である。

（5）第一五〇会国会、二〇〇〇年一二月一日提出、質問第七二号「助産資格のない者の助産業務従事に関する質問主意書」（提出者・阿部知子）。二〇〇一年二月二七日受領、答弁第七二号、内閣衆質一五〇第七二号、内閣総理大臣森喜朗。

（6）日本産婦人科医会会長坂元正一「産科における看護師等の業務について」二〇〇五年九月五日（http://www.jaog.or.jp/JAPANESE/jigyo/SOUMU/2005/05 Sep2005.pdf）、一〇頁。

（7）内診に関する定義は、日本産婦人科医会会長坂元が同会員に「保健師助産師看護師法違反容疑に対する警察の家宅捜査に関する見解」として二〇〇六年八月三〇日に出した文書等による。また、日本産婦人科学会会長坂元正一、同茨城県支部長石渡勇「周産期医療に関わる調査報告書と意見書」二〇〇五年一一月七日、「医療安全の確保に向けた保健師助産師看護師法等のあり方に関する検討会・座長山路憲夫宛の意見書（厚生労働省審議会等の議事録より）にも詳しい。

（8）前掲、「産科における看護師等の業務について」二〇〇五年九月五日、九頁。

（9）厚生労働省大臣宛の坂元正一による「要望書」二〇〇六年五月二三日。

（10）吉川裕之『大学および関連病院に関する実態調査――全国周産期医療データベース整備を兼ねて』、学会のあり方検討委員会。日本産婦人科学会ホームページより。「全国周産期医療データベースに関する実態調査の結果報告」

(http://json.or.jp/news/html/announce_14JUN2006.html)、この調査は三五県を対象とした医会支部統計である。他方、厚生労働省統計情報部医療施設調査では、二〇〇二年の分娩医療機関の数は、病院総数が一七五〇(産婦人科一五五三、産科一九七)、診療所総数が四六七八(産婦人科三八七四、産科七七〇)となっており、学会のあり方検討委員会の調査とは数値に大きな違いがみられる。

(11) 菊池令子・山本詩子「安全な出産を保証する助産体制に関する意見」二〇〇五年一一月九日提出。同意見は、「医療安全の確保に向けた保健師助産師看護師等のあり方に関する検討会」の座長山路憲夫に宛て提出された。厚生労働省審議会議事録より。

(12) 第一回「医療安全の確保に向けた保健師助産師看護師法のあり方に関する検討会」(二〇〇五年四月二八日より)以降の全検討会の議事録は、厚生労働省の審議会ホームページで公開されており、委員一人ひとりの発言や意見、議論の流れを確認することができる。

(13) 二〇〇七年四月一日の医療法第一九条の改正を前にNPO法人「お産サポートJAPAN」がおこなったアンケート調査では、三割近い施設(二九／一〇四施設が回答)が、嘱託医師と同医療機関の確保が困難、もしくは不可能であると回答している。また「助産所、廃業の危機——産科医不足補うはずが」(『読売新聞』二〇〇七年三月二一日)参照。

(14) 厚生労働省医政局総務課は、二〇〇七年二月二七日から三月二八日にかけて「医師法施行規則の一部を改正する省令(案)に関するご意見の募集について」として、一カ月間のパブリックコメントを実施し、寄せられた二〇三の意見を、二〇〇七年四月一三日に「医師法施行規則の一部を改正する省令(案)に関するご意見募集(パブリックコメント)に対して寄せられたご意見について」としてホームページ上で公開した。

(15) 社団法人日本産婦人科医会のパンフレット(二〇〇七年一月三一日)、同ホームページより(http://www.jaog.or.jp/News/index.htm)。

(16) 外務省国際社会協力部政策課制作「人間の安全保障基金——21世紀を人間中心の世紀とするために」二〇〇六年、ほか参照。

第7章　生命リスクと近代家族

一九六〇・一九七〇年代の西ドイツ社会

川越　修

一　社会国家と家族政策

本章の課題は、二〇世紀後半のドイツ連邦共和国（以下、一九九〇年の統一以前については「西ドイツ」と略記する）の事例を手がかりに、社会国家の基礎単位として生命リスクの防波堤の役割を果たしてきた近代家族の変動が、二〇世紀型社会システムとしての社会国家のありようにどのような変化をもたらしたか（もしくはもたらさなかったか）を検討することによって、生命リスクという観点からみた二〇世紀後半の工業化社会の特質を検証することにある。

(1)社会国家と家族

ここにいう社会国家とは、「都市社会化（都市への人口集中と都市における新しい生活規範の生成を意味する）」と人口転換（多産多子から多産少死を経て少産少死への出生行動の変化を指す）という（下イツにおいては一九世紀末から二〇世紀初頭にかけて顕在化した〕新たな事態に対応すべく、その構成員を人的資源として捉え、労働、福祉、保健といった多様な領域でその〔世帯（家族）として括られた国民の〕維持ないし確保のための政策を展開する、二〇世紀型の国民国家」（川越　二〇〇四：一一七。〔　〕内は筆者による補足。以下同じ）として定義づけることができる。

こうした意味での社会国家は具体的には、「健康・病気・人口といった〔都市において、男性（夫）を単独ないし主たる稼ぎ手に小規模核家族（＝近代家族）として生活する〕国民の生命と身体をめぐる問題領域〔＝生命リスク〕を制御する専門的な知の誕生、その担い手としての専門家集団の権威の確立〔国民の側からの信頼〕、そして女性の主婦＝母親役割の強調というジェンダー化された言説の流布と受容といった要因をベースに、〔科学により正当性を付与された〕『合理的』な政策誘導を通じて、国民大衆〔としての近代家族〕の合意と参加を得ることによって作動する制度」（川越　二〇〇四：六二）にほかならない。二〇世紀の社会国家において近代家族は、従来のさまざまなレベルの共同体や慈善活動にかわり、各々の社会の抱える歴史的経路の違いによって度合いは異なりながらも、女性（妻）の手で家族構成員（国民）を生命リスクから守り、再生産を安定化させるという任務を割り当てられる。そして社会国家は、第一次世界大戦前後の母子保護政策、二〇世紀前半の人口政策、第二次世界大戦後の高度経済成長期の経済的支援策へと重点を移しながら[1]、そうした近代家族を「国家の特別の保護」（『ドイツ連邦共和国基本法』第六条）のもとに置くべく、家族政策を展開してきたのである。

(2) リスク社会と近代家族

しかしこの近代家族は、それを「伝統家族」と名づける現在の欧米における用語法が示唆するように、近代そのものではない。本書の序章において検討したベックの「再帰的近代化」・「個人化」・「リスク社会」といった概念を使った近代社会像からするならば、ここにいう近代家族はそのなかに身分的＝伝統的社会関係や意識を組み込んだ「近代の身分制」として生成し、近代社会それ自体とともに絶えず近代化する（「再帰的近代化」）存在である（以下、近代＝伝統家族という表記をこうした意味で用いる）。そしてベックによれば、一九世紀の「初期産業化」によって成立した「階級社会」が一九五〇年代以降の「後期産業社会」において解体されていく（「階級からの解放」）ように、一九六〇年代から一九七〇年代にかけては、女性の自立化の動きによって「家族からの解放」が進み、近代社会の近代化としての「再帰的近代化」は社会の「個人化」の局面に逢着する。そしてこの動きは、ほぼ歩みを同じくして進行する「科学の進歩」がもたらす「科学による社会の支配」（サブ政治化）の動きとあいまって、一九七〇年代には西ドイツにおいても「リスク社会」状況が生まれるというのである。

(3) 課題設定

こうした観点を念頭に、本章の論点を整理すると、つぎの四点に集約することができる。まず第一に、近代＝伝統家族の近代化（＝個人化）が西ドイツの家族をめぐる状況にもたらした変化がどのようなものであったか、そして第二に、こうした家族変動に直面した一九七〇年代の西ドイツにおいてどのような家族政策が展開されたかを検討し、さらにそこから明らかになった点を同時期のフランスの事例と比較することによって、一九七〇年代のドイツ社会の特徴を浮き彫りにする。そして第三に、そうした特

図1　家族政策の分析視角

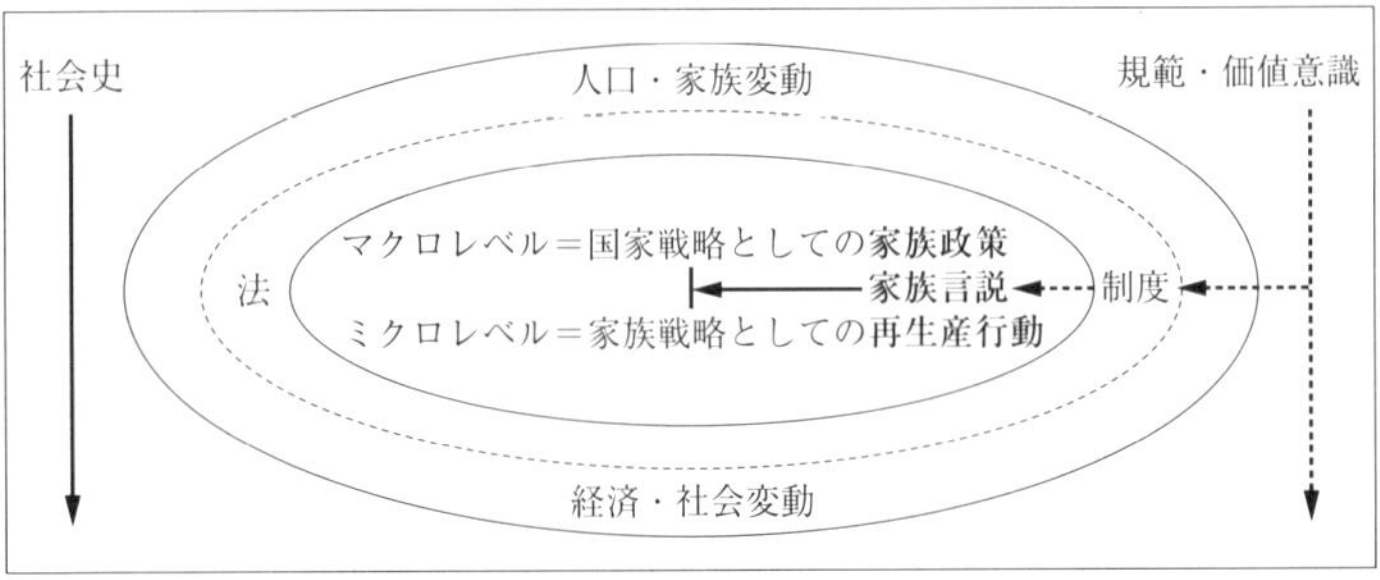

出所：著者作成。

質を生み出した社会状況を、家族政策をめぐる政治上の言説がどのような布置状況にあったか、さらには第四に、近代＝伝統家族の経済的な担い手であると同時に近代＝伝統家族の生命リスク回避機能の受益者である男性の意識（家族観・女性観・性意識）にどのような変化が生じたか（生じなかったか）という観点から検証する作業を通じて、現在の日本社会の特質と問題点を理解する手がかりを探るというのが、本章の構成である。

　こうした構成のうち、最後の家族政策を家族変動にともなう男性の意識変動との関連で分析しようとする論点については、あらかじめ説明をしておく必要があろう。本章において家族政策は、独立した問題領域として扱われているのではなく、図1が示しているように、経済・社会変動と結びついた人口・家族変動、そうした変動をリードしたり阻害したりする法律や制度に包まれ、主体的な再生産戦略によって動く家族をターゲットに国家が展開する政策として、いわば全体的な社会史の一構成要素として捉えられている。

　そしてこのマクロな国家戦略としての家族政策とミクロな家族戦略としての再生産行動（家族生活と言い換えてもよい）をリンクさせ、「二〇世紀社会の再生産戦略」を構築する役割を果たしているのが、歴史的に形成され、法や制度のなかに埋め込まれている家族言説（家族、両性関係などについての規範や価値意識）であり、本章における家族政策史の分析視角の特徴は、それをいわば家族をめぐる言説状況を構成するさまざまな要素の布置状況（＝星座表 constellation）を明らかにする家族言説の社会史として捉えようとする点にある。こうした分析視点から、近代＝伝統家族の変動と家族政策の対応関係を分析するにあたって、近代＝伝統家族の当事者でありながら可視化されることの少ない男性[2]の家族言説が、重要な論点のひとつとして浮上するのである。

二　一九六〇・一九七〇年代の西ドイツにおける家族変動と家族政策

本節では、人口や家族をめぐる長期的な統計指標を手かがりに、西ドイツの家族変動および家族政策の歴史における一九六〇・一九七〇年代の位置を検証することにしよう。

(1) 人口変動

図2は、一八一七年からほぼ二〇〇年にわたるドイツ（一九四六年から一九九〇年まではいわゆる西側占領地区と西ドイツの数値）の自然出生率と自然死亡率（おのおの人口一〇〇〇人あたりの件数）の推移を示しているが、この図からはつぎの二点を確認することができる。すなわち、①死亡率は一八七〇年前後から持続的に低下しはじめ、一九二〇年代に底に達しているのに対し、②死亡率にやや遅れて

図2　ドイツにおける普通死亡率と出生率の推移（1817–1993年）

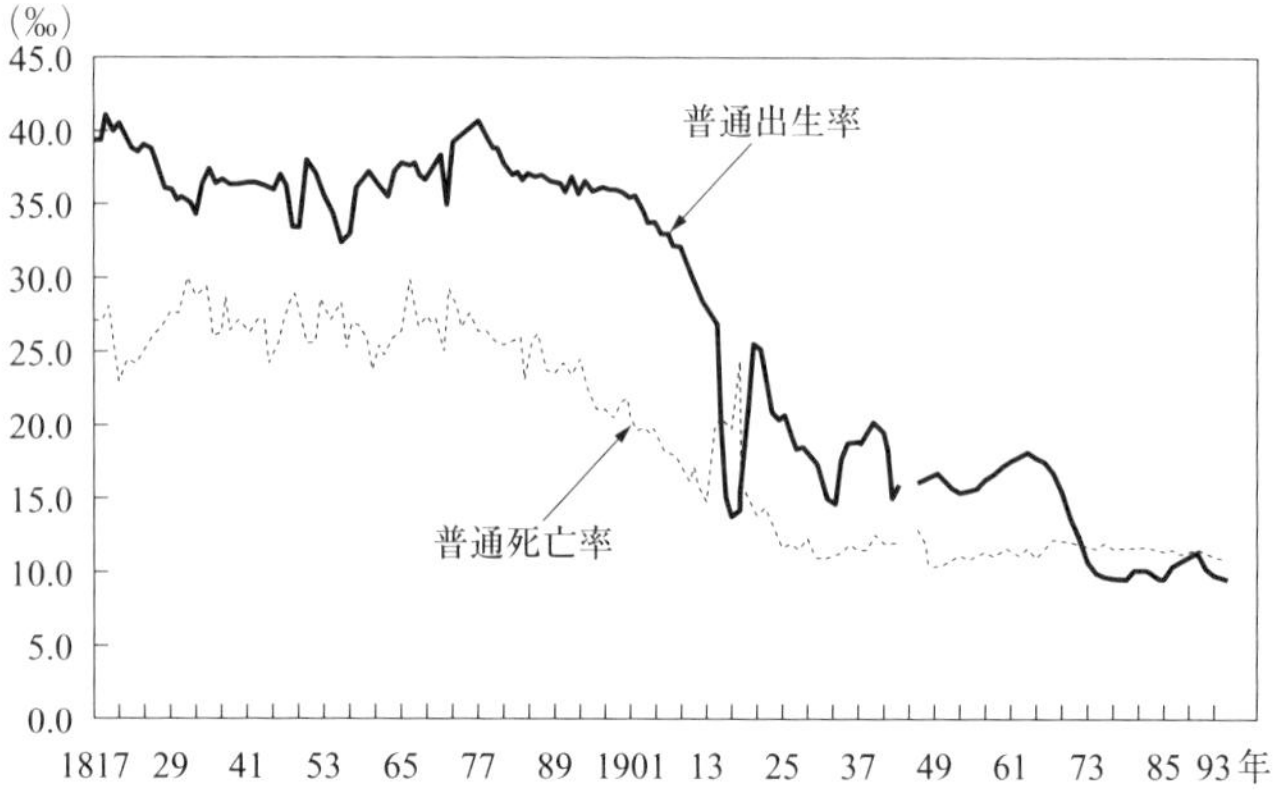

出所：川越（2001: 157）。

低下を開始した出生率には、二〇世紀初頭の二〇年あまりと一九六〇年代から一九七〇年代初頭にかけて、二度の急落期がみられる。

さらに、二〇世紀後半の東西ドイツにおける合計特殊出生率（女性一人が生涯に出産する子ども数の推計値）の推移をグラフ化した図3は、①第二次世界大戦の直接的な影響を脱した一九五〇年代後半以降、両ドイツの出生率はきわめて類似性の高い動きを示し、②女性一人あたりの出産数が一九六〇年代末から急激に低下を始めているにもかかわらず、③一九七〇年代半ばから東ドイツの出生率が反転をみせているのとは対照的に、西ドイツの出生率には大きな変化がみられないという、両地域の家族政策の展開を比較するうえで重要な問題状況を浮き彫りにしている。

(2) 家族変動

ではこうした人口変動は、家族のあり方にどのような変化をもたらしたのだろうか。

図３　西ドイツと東ドイツにおける TFR の推移（1921–1980年）

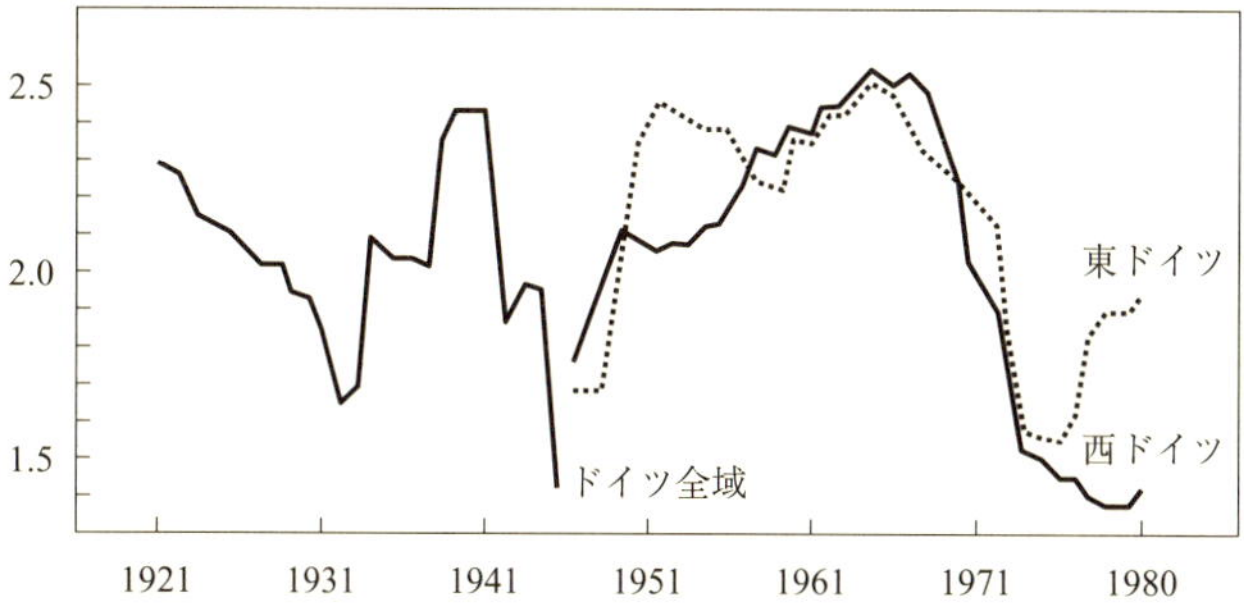

出所：Marschalck（1984: 185).

まず、二度の出生率の急落期をカバーする時期のドイツ（第二次世界大戦後は西ドイツ）における家族規模の変化（当該年次に結婚した夫婦一〇〇〇組あたりの出産数。ただし一九六一・一九七一年の数値は推計値）を示した表1を見てみよう。この表から傾向として明らかになるのは、①一九世紀末の時点では、半数以上の家族が四人以上の子どもを産んでいたのに対し、②一九一〇年から第二次世界大戦をはさみ一九六〇年代にいたる時期には子ども二人世帯が標準化（二人と、それ以下お

表１　ドイツにおける家族規模の推移

結婚年次	夫婦1,000組あたり出産数					平均出産総数
	0人	1人	2人	3人	4＋人	
1899	87	90	116	123	584	4.9
1900	100	105	150	147	498	4.1
1910	119	167	213	168	333	3.0
1920	158	236	245	154	207	2.3
1930	181	221	252	155	191	2.2
1940	211	242	276	148	123	1.8
1951	239	186	280	147	148	1.9
1961	170	155	357	199	119	2.0
1971	195	313	345	109	38	1.5

註：1）結婚20年後の時点で何人の子どもが生まれたか（死産を除く）を示す。
2）1910年まではプロイセン，1920年はドイツ全体，1930–1961年はベルリンを除くドイツ連邦共和国，1971年は西ベルリンを含むドイツ連邦共和国に該当する地域の数値。
3）1899年の数字は，婚姻年が当該年およびそれ以前の夫婦の数値。
4）４＋は子ども数が４人またはそれ以上であることを示す。
出所：川越（2001：163）に註を追記。

表2　ドイツとベルリンにおける婚姻率・離婚率・単身世帯率の推移（1901-1980年）

	婚姻率		離婚率		単身世帯率	
	ベルリン／西ベルリン	ドイツ／西ドイツ	ベルリン／西ベルリン	ドイツ／西ドイツ	ベルリン／西ベルリン	ドイツ／西ドイツ
1901/05	10.6	8.0	61	21	8.8	7.3
1906/10	10.8	8.0	83	27	10.1	7.3
1911/15	10.4	6.9	97	35	–	–
1916/20	10.8	8.4	103	35	–	–
1921/25	12.9	9.5	184	62	8.7	6.7
1926/30	10.2	8.7	180	68	–	–
1931/35	10.8	9.3	198	75	1933:12.0	8.4
1936/40	11.6	7.9	207	78	1939:14.8	10.1
1941/43	9.6	7.3	–	–	–	–
1946/50	8.5	10.1	518	154	35.1	16.5
1951/55	8.6	9.3	374	115	–	–
1956/60	9.1	9.1	241	96	–	–
1961/65	10.1	8.9	217	103	1961:36.6	20.6
1966/70	8.9	7.6	312	146	44.2	25.1
1971/75	7.2	6.5	459	231	–	–
1976/80	6.1	5.7	–	–	52.3	30.2

婚姻率：人口1,000人あたりの婚姻件数。
離婚率：婚姻1,000件あたりの離婚件数。
単身世帯率：100世帯あたりの単身世帯数（当該年次の最終年の数値）。
出所：Hubbard（1983: 73, 87, 126）より作成。

よび以上がそれぞれ三分の一程度で均衡する）し、③一九七〇年代には家族あたりの子ども数が全体として二ないしそれ以下にシフトしていく、という変化である。

すなわち、われわれが問題とする一九六〇・一九七〇年代は、おおよそ二世代続いた夫婦と子ども二人という標準的な家族像が大きく揺らぎはじめた時期にあたっており、その変化は、表2が示しているように、西ドイツ全体における婚姻率の低下と、西ベルリンが突出した数値をみせている離婚率および単身世帯率の上昇という、近代＝伝統家族の揺らぎを象徴する現象を随伴しているのである。

また、こうした変化を引き起こした要因として取り上げられることの多い、既婚女性の就業率の推移を年齢別にまとめた表3からも、第二次世界大戦をはさんで若年既婚女性の就業率が大きく上昇した後、一九六七年からの一〇年間に、いわゆるM字型就労曲線（既婚女性の就業率が出産・育児のため一時的に低下する傾向）が消滅する動きが明確に読みとれる。ベックの指摘にもあるとおり、この時期の西ドイツで社会の個人化（個人の家族からの解放）が進行し、それまでの標準的な家族像が大きく揺らぎはじめていたことは明らかであるといえよう。

表3　ドイツにおける既婚女性の年齢階層別就業率の推移（1882-1977年）

年齢グループ	既婚女性100人あたりの就業率							
	1882	1895	1907	1925	1933	1957	1967	1977
15–19	18.0	15.7	22.5	28.2	21.4	54.9	54.8	59.0
20–24			21.6	27.0	24.8	49.9	50.4	64.5
25–29	9.3	11.9	21.9	26.8	25.8	39.5	39.8	52.2
30–34						35.7	35.2	47.2
35–39	9.1	11.8	25.4	27.9	27.6	35.6	37.2	47.0
40–44						34.5	40.0	47.9
45–49	9.8	12.7	28.6	30.7	30.4	32.5	39.1	44.6
50–54						29.1	35.5	40.5
55–59	9.5	12.7	29.5	31.5	30.2	25.8	30.2	32.8
60–64				28.5	25.8		19.5	11.4
65–	7.1	10.0	23.3	20.8	18.0	19.6	8.9	3.9
全体	9.2	12.0	25.8	28.7	29.2	32.0	・	39.0

註：1895年から1907年にかけての就業率の急激な上昇は，農業部門を中心とした補助的な家族従業者が完全に算入されたことによる。
出所：Hubbard（1983: 156）.

(3) 一九六〇・一九七〇年代の西ドイツにおける家族政策の特質

こうした人口・家族変動に対し、一九五三年に連邦家族省[3]を設置した連邦政府の対応は、キリスト教民主同盟・社会同盟の主導体制が崩れる一九六〇年代末にいたるまで、「主婦婚」（男性＝単独稼ぎ手、女性＝主婦という固定的性別役割分業に立つ家族のあり方を指す）を前提にした児童手当・家族負担調整（「母子」家庭など標準家族モデルから乖離した家族や多子家族などへの経済的支援策）を柱に組み立てられており[4]、大きな変化はみせていない。さらに、一九六九年の社会民主党・自由民主党連立政権への転換後も、民法における男性中心の家族規定の改正など社会変動への一定の対応はみられるものの、政策を支える考え方に大きな転換はみられず、この時代、家族政策はまさに「ドイツ連邦共和国の社会政策においてもっとも軽視されてきた部門」[5]であり続けていたのである。

一九七四年の刑法二一八条（中絶禁止条項）の改正をめぐる一連の動き[6]は、西ドイツにおけるこの時期の家族政策が狭い意味での経済的家族支援策の枠内にとどまり、人口・家族変動に対応した広い意味での社会政策へ向けて大きく舵を切りきれなかった状況を象徴的に示している。すなわち、西ドイツにおける女性運動の高揚と東ドイツ（ドイツ民主共和国）における中絶合法化の動き（一九七二年）を受け、社会民主党・自由民主党連立政権下のドイツ連邦議会は三カ月以内の中絶を合法化する法案を可決したものの、野党（キリスト教民主同盟・社会同盟）が主導していた州の提訴を受けた連邦憲法裁判所によって、この法律は違憲の判断を下されたのである。一九七六年の刑法改正において一定の条件のもとでの中絶は合法化された（ただし健康保険による費用支払いは認められなかった）とはいえ、スウェーデンやフランスにおける中絶合法化と連動した家族政策全体をめぐる動き[7]と対比するならば、この時期の西ドイツ社会における政策転換への逡巡（問題の先送り）はきわめて特徴的であるといえよう。

ヨーロッパにおいて例外的に早い時期（一九三八年）に中絶の合法化に踏み切ったスウェーデンでは、その動きは同年のすべての女性を対象とした出産休業制度の導入や、翌年の結婚・妊娠を理由にした女性労働者の解雇禁止など、女性・家族政策の転換と連動していた。またフランスでも、中絶が合法化された時期（一九七五年の「ヴェイユ法」制定の後、五年間の試行期間を経て一九七九年に確定）は、厳しい財政状況のなかで、一九七〇年代初頭に始まった妻の非就業を前提とした家族給付の見直しや一人

表4　工業化諸国における家族政策展開のランドマーク

時　期		ランドマーク
1	1870–1929	最初の産休スキーム（有給・無給）／母子に対する予防的な福祉・保健対策／貧しい母親・寡婦・孤児への現金給付／中絶と避妊を禁止する厳格な法規定
2	1930–1944	扶養児童をもつ労働者への現金給付（生活費補助ないし家族手当）／明確な多産奨励政策（仏・独・伊・日・スペインなど）
3	1945–1959	普遍的家族手当（いくつかの国では初期はカバーする範囲限定，徐々に全家族および児童へ拡大）／産休スキームのアップ・グレード／社会保障，住居，保健分野における家族への給付
4	1960–1974	低所得家族に対する受給資格テスト付き援助，単親家族への特別給付／扶養児童に対する税控除スキームの改革／避妊と中絶をめぐる法規定の自由化（いくつかの国）
5	1975–	産休スキームのさらなるグレードアップ／働く両親への他の給付／包括的家族政策（いくつかの国）／公的に設置された児童ケア施設の増加／家族手当の改革と受給資格テストの導入（いくつかの国）／中絶をめぐる法規定の自由化（いくつかの国）

出所：Gauthier（1996: 193）にもとづき作成。

親世帯への給付の拡充といった、家族の多様化に対応した政策調整が模索された時期と重なっていたのである。

さらにこの一九七〇年代半ばという時期は、「工業化諸国における家族政策の比較分析」を試みたゴーティエの整理（表4を参照）によれば、工業化諸国の家族政策が全体として、中絶の自由化とともに、現在につながる「包括的家族政策」に向けて方向転換しはじめる時期であった。そこでここでは、一九七〇年代の西ドイツ社会の特質を理解する準備作業として、まず、この一九七〇年代半ばのフランスにおける家族政策の動向を西ドイツのそれと比較した、最近の研究を検討しておくことにしよう。

(4) フランスと西ドイツの家族

一九世紀末以来のフランス社会とドイツ社会の「離反と接近」を論じた著作のなかで、ドイツの社会史家ケルブレは両社会における家族をめぐる問題状況について、以下のように論じている（Kaelble 1991: 168–81を参照）。

まず両社会における家族は、出生率、家族規模という統計指標や家族をめぐる価値観において、明確な差異を有している。すなわち、フランスの出生率が一九世紀初頭からゆっくりと持続的に低下（一九七〇年代末に一七〇年前の二分の一）しているのに対し、ドイツの出生率は同時期に八〇年前の四分の一に低下しており、急激かつ不規則な変動を特徴としている。また家族規模の変化においても、一九五〇年代に結婚したカップルのうち四人以上の子どもを持つ割合がドイツでは約六分の一、フランスでは四分の一だったのに対し、一九七五年ごろに結婚したドイツのカップルではその割合が一四分の一に急減する一方、フランスでは一九八一年の時点で六分の一がなお四人以上の子どもを有しているというのである(8)。さらに、一九八〇年の調査にもとづいてケルブレは、フランス社会ではドイツにおけるよりもみずからが生まれ育った家族や親族との結びつきが強く、子どものケアに占める祖父母の役割が高いことを指摘すると同時に、一九八二年時点でフランスにおける就学前の三歳以上の子どもの一〇分の九が幼稚園に通っているという数字をあげ、フランスにおける子育て意識の急激な変化を示唆している。

しかし両社会におけるこうした差異は、女性就業をめぐるデータをヨーロッパ諸国と比較すると、相対化され、むしろ両社会の均質化の傾向が読みとれるとケルブレはいう。全就業者に占める女性の割合、子育て期の女性就業の割合、男女の賃金格差のいずれの指標をとっても両社会はヨーロッパ全体で中位の位置を占めており、イギリス（三指標いずれも高位）や北欧諸国（前二者が最高位で賃金格差は低位）との差異が際だっているというのである。

こうした知見にもとづいてケルブレが導き出した結論は、つぎの二点に集約される。すなわち第一に、

「フランスの家族は連邦共和国にとって、あまりに近代的な傾向と伝統的と思える傾向をあわせもっているがゆえに、モデルとはならない」し、その意味では「第二次世界大戦後においても、どちらか一方が他方に先んじたというよりは、二つの異なった家族史の道が存在する」(Kaelble 1991: 180) と考えるべきであるが、第二に、「しかし全体としてみるならば、一九八〇年頃のフランスとドイツの家族は、第一次世界大戦以前と比べ、はるかに類似したものとなっており、両国のあいだの溝はずっと浅くなっている」(ebd.: 181) というのである。

(5)フランスと西ドイツの家族政策

こうした「離反と接近」という相反する動きが併存している状況は、二一世紀への転換点に立ったフランスとドイツにおける社会保障システムの改革をめぐる問題状況を比較した共同研究 (Neumann, Hrsg. 2004) によれば、現在もなお継続している。その序論において編者ノイマンが指摘しているように、両社会は「社会保障システムのグローバルな構造比較においては、伝統的な社会保険が核になっている」点で共通しているものの、「ビスマルクとベヴァリッジのハイブリッドであるフランスの社会保障システム」では、「職業グループ別の無数の独自システム」や「年金・医療保険における強制および任意保険の補完関係」の存在とならんで、「きわめて広範な家族サービス・システム」の存在が、ドイツとの差異を際だたせている (ebd.: 12f.) のである。

この家族政策面での差異はしかし、同じ共同研究に収められたファニャニの論文 (Fagnani 2004) によれば、一九七〇年代以降に新たにつくりだされたものである。すなわち、両社会では一九六〇年代までともに「男性単独稼得者モデル」が支配的であったが、フランスでは一九七〇年代に「働く母親モデル」の方向への政策転換（託児施設の増設や多様化）が進行したのに対し、ドイツではそうした政策転換は一九九〇年のドイツ統一以後に持ち越された。そしてこの相違が、一九九八年の世論調査において、母親の就業が就学前の児童に悪影響を与えるとする者の割合の差異（旧西ドイツ地域＝七〇パーセントに対しフランス＝五五、旧東ドイツ地域＝三四パーセント）や、二〇〇一年時点での六歳以下の子どもを持つ家族における女性の就業形態の差異（両親ともフルタイム：ドイツ＝一五・七、フランス＝三八・八パーセント。女性非就業：ドイツ＝五二・三、フランス＝三八・三パーセント。男性フルタイムと女性パートタイムの組み合わせ：ドイツ二三・一、フランス＝一四・四パーセント）を生み出したとされているのである。[9]

では、何がこの政策転換の時期のズレを生じさせたのか。この問いに対するファニャニの答えは、両社会における育児規範の差異（ドイツにおいてはとりわけ三歳以下の幼児のケアを母親の役割とする規範が強く、働く母親を「カラスの母」＝「鬼のような母親」とみなすのに対し、フランスでは終日集団ケアに大きな抵抗はみられない）、さらにはフランスにおける一九世紀以来の女性就業率の高さや乳幼児共同施設（幼稚園や保育園）の整備といった歴史的経路の差異に求められている。[10] となると、一九四五年までは西ドイツと家族をめぐる規範や歴史的経路を共有していた東ドイツが、「母親就業モデル」の奨励という点でフランスと「同一方向」（Fagnani 2004: 186）をとるにいたった歴史的経路を検証することが必要となるが、社会主義体制を歴史的にどのように評価するかという大きな問題とも絡むこの問題は別の機会に検討することにして、[11] 一九七五年の西ドイツに戻ることにしよう。

この一九七五年という年は、ちょうどゴーティエのいう家族政策の展開の第五期の起点にあたり、また西ドイツ政府が『第二家族報告書』(Bundesminister 1975, 以下2. FBと略記)を議会に提出した年でもあった。

三　『第二家族報告書』をめぐる言説状況

(1)『家族報告書』とは

この『第二家族報告書』は、政府に家族の状況に関する定期的報告を求めた一九六五年六月二三日の連邦議会決議を受けて、一九六八年に最初の『家族報告書』が提出された後、新たに決定された方針(一九七〇年六月一八日連邦議会決議)に従って一九七五年四月に連邦議会に提出されたものである。その決議は、各報告は特定の限定された問題をテーマとすることが可能であるが少なくとも三回に一回は包括的な内容とされるべきこと、最大七名の専門家による委員会(以下、「専門家委員会」と略記)を設置し報告書を作成すべきこと、議会には専門家委員会報告に対する政府見解を付して提出されるべきことなどを定めたものであった。[12] この決議を受けて『第二家族報告書』は、七名の委員(うち五名は女性二人を含む社会学・教育学・教育社会学関連の研究者)による「家族と社会化」という限定されたテーマについての「専門家委員会報告」に「政府見解」(当時の政府はヘルムート・シュミットを首相とする社会民主党・自由民主党連立政権、また「連邦青少年・家族・保健省」の大臣は社会民主党のカタリーナ・フォッケであった）が付されたものとなっている。

この『第二家族報告書』をめぐっては、一九八四年の時点で、家族政策の「〈新しい父親像〉政策への意識的な方向転換」、すなわち「女よ、家庭に帰れ」はなく「男よ、もっと家庭参加を」と主張したベック－ゲルンスハイム（一九九二：二五一）が、人口政策にアクセントを置き、M字型モデルの手直しを提案した一九七九年の『第三家族報告書』[13]との比較で一定の評価を与えつつ、その要点についてきわめて要領よくまとめている。少し長くなるが、つぎにそのまま引用しておこう。

せっかくこのとき〔『第二家族報告書』〕政治レベルではっきり表明されたある一つの認識が、今回〔『第三家族報告書』〕の傾向転換のきざしのなかでまた忘れられてしまった……。その認識とはつまり、母親が自分のはたすべき役割に葛藤をおぼえていると、それは「しばしば子供の社会化への有害な影響としてあらわれる」ということである。あの当時には、ここから次のような要求が導きだされた。「家族政策は、子供の社会化のために、女性の役割にたいする社会の強制をつき崩していかなければならない。」これは二つの面からおこなわれる、とされた。まず一つは、経済的な必要だけから働いている母親に対して、育児休暇の制度が提案される。もう一つは、自分の希望に反して家事に縛りつけられている母親がもっと外で働けるようにする、というものである。したがってこの白書〔『第二家族報告書』〕では、「労働政策や専門教育に関する政策」とならんで「児童のための保育施設の拡充と質の向上」が勧告されていたのである。（同前：二四二～三）

こうした『第二家族報告書』の「認識」が定着せず、ファニャニがいうように、西ドイツで一九九〇年代にいたるまで家族政策の「男性単独稼得者モデル」からの転換が起こらなかったのはなぜかを考えるために、以下では女性の母親役割と就業をめぐる問題に的を絞って、「委員会報告」、「政府意見書」、さらにはそれらをめぐる連邦議会での質疑の記録にどのような言説が残されているかを、みておくことにしよう。

(2) 専門家委員会と連邦政府の言説

まず、ベック－ゲルンスハイムのいう「政治レベルではっきり表明されたある一つの認識」が「専門家委員会報告」においてどのように表出されているかを確認することからはじめよう。それは以下の二箇所の引用に明示されている。

とくに女性の役割をめぐる係争の周辺に問題が集積しているのは明らかである。主婦または職業人としてのみずからの役割に満足していない母親のジレンマは、しばしば子どもの社会化への悪影響となって現われる。物質的な要因（夫の所得が不十分な場合に共働きせざるをえないケース）、動機上の要因（家族や家計の外の世界を通じた接触や変化の渇望）、さらには伝統的観念（女性はその家事役割で満足すべき）がこれに関与している。（2. FB: 134）

家族政策は、子どもの社会化の機会のために女性の役割に関する社会的強制を除去しなければならない。すなわち家族政策は、家族と社会のなかの女性に対し、子どもの社会化に役立つ範囲で、彼女自身が選好する役割実行形態の選択機会をより幅広く提供する必要があるし、また家族と既存の社会施設の中間領域における制度整備を通じて、その枠組みの拡大に努めるべきである。(2. FB: 135)

こうした観点に立った「専門家委員会報告」を受けて、連邦政府は「意見書」において、「法秩序の枠内でみずからの生活をみずからが目指すべきと考えるように形づくろうとする家族の自由な決定を尊重する」という立場に立って、「生涯にわたる婚姻共同体という伝統的でありかつ現在もなお社会的に受け入れられている家族像」、「男性と女性のあいだの同権とパートナーシャフトにもとづく、新たな徐々に承認されつつある役割理解」、単親家族など、多様な家族形態の存在を認めたうえで(2. FB: VIII)、つぎのような認識を示している。

家族は、生まれてから数年のあいだの子どもの養育にとってとくに重要である。というのもこの時期の子どもには、できる限り一人の——もしくは多くの——替わることなくカバーしてくれる人物との親密な感情的接触が必要だからである。したがって連邦政府は、その管轄領域において家族における小さな子どもの養育の可能性を改善しようと努めているが、問題は両親が共に働くことが多くなっていることから生じている。その問題の難しさの原因は、一部は、伝統的な役割理解に従って子どもの養育がもっぱら女性の課題とされていることにある。男性と女性が家事と育児に共同で責任を負うパートナーシャフト的な家族が増えればそれだけ、子どもから望ましい社会化の機会を奪うことなしに、女性たちに生活のあり方を自由に選ぶ機会を提供するよりよい方策が見いだされることとなろう。(2. FB: IX)

ここに示されているのは、まず第一に、母親とは特定されてはいないが、幼児(具体的には三歳までの乳幼児が想定されている)には特定の人物との「親密な感情的接触」が不可欠であるという、いわゆる「三歳児神話」につながる認識であり、第二に、母親の就業が増加という現実の変化と依然として根強い「伝統的な」役割分業意識のギャップが問題解決を妨げているという認識である。そうした認識に立って政府は、「パートナーシャフト的な家族」を支援すべく、ベック-ゲルンスハイムも指摘していたとおり、職場環境の整備や家族外で家族的ケアを提供する仕組み(自分の家庭で幼児を預かる保育ママ〔Tagesmutter〕のモデル事業化も含まれている)の整備を政策として打ち出しているのである(2. FB: XVIff.)。

ではこうした、専門家委員会および政府の言説に対して、連邦議会においてはどのような言説の布置状況がみられるだろうか。以下では、『第二家族報告書』をめぐり一九七五年五月二二日におこなわれた連邦議会における質疑[14]を手がかりに、その一端を垣間見ておくことにしよう。

(3) 連邦議会議員の言説

野党キリスト教民主同盟・社会同盟を代表して最初の質問にたったロルマンは、担当大臣フォッケに対し母親就業をめぐって単刀直入につぎのように問いかけている。

ロルマン（CDU／CSU）：一九六九年の抽出国勢調査によれば、三二〇万の三歳以下の子どものうち、一〇・八万人が、その年齢の子どもには悪影響を及ぼすことが明らかな施設で、半日ないし全日を過ごしている。フォッケ大臣にお尋ねしたいが、就業している母親に子どもを施設に預けるのに要する費用と同じ額を給付することによって、こうした母親たちが家にいて子どもの世話をできるようにしようと言うわれわれの考え方に、なぜあなたは従おうとしないのでしょうか？（12087）

こうした質問の背景には、一九七四年に社会民主党が児童控除と児童手当という第二次世界大戦後の家族政策の二本柱[15]を児童手当に一元化する政策を打ち出したことに対する反発があるが、それとならんで、保育ママを含む家庭外の施設に預けられている子どもを「危険な子ども（Risikokinder）」（12091）とみなす、文字どおりの「三歳児神話」が影を落としていることは明らかである。これに対し担当大臣フォッケは、「女性と男性の同権化は現在ではもはや法的な問題ではなく、社会問題[16]」だという認識に立って、つぎのように切り返す。

フォッケ博士：われわれに対する批判の核は、われわれがひとつの家族タイプ、すなわち多くの子どもと働いていない妻のいる小家族をこれぞ家族と宣言し、保護し、奨励することを拒否している

ことに対するものです。(12096)

キリスト教民主同盟・社会同盟は家族の変動を認めようとしないというフォッケの切り返しを受け、同盟の女性議員ヴェックスはロルマンの提示していた「養育手当」に言及しつつ、つぎのように述べる。

ヴェックス博士(CDU/CSU):われわれは、養育手当を女性だけではなく男性にも提供することを承認したことで、両性の役割についての理解に生じた変化を認めています。しかしわれわれは、お互いの要求が……行き過ぎることは慎まねばならないと考えています。もし解放がエゴイズムをどんどん高めるだけの結果に終わるなら、その行く先は火を見るより明らかでしょう。そうなれば、われわれはみな、解放され、孤独になり、滅亡することになるでしょう。(12103)

たしかにこれも変化への対応といえなくはないが、「女性解放」の動きへの嫌悪感を剥き出しにした野党女性議員のこうした言説に対し、与党社会民主党の男性議員フィービヒはつぎのような認識を披瀝し、フォッケをサポートしている。

フィービヒ(SPD):われわれ社会民主主義者は、主張を異にする人びととは違い、社会政策は女性に対しある特定の役割像を押しつけるべきではないと考えています。ここでもまた、女性の自由な決定を尊重することが重要です。家族政策の課題とは、あれかこれかの決定を容易にする手助けを提供するというか、あるいはむしろ、職業と育児という二つの課題を互いに結びあわせることを可能にする手助けを提供することであります。（12116）

他方、同じ与党でも自由民主党の女性議員リューデマンは、三歳までの幼児のケアを母親にのみ負わせることは留保するものの、両親がみずからこの規範を受け入れることを期待しつつ、家族政策における国家の役割を極力限定しようとする言説を展開している。

リューデマン（FDP）：三歳までの小さな子どもにはカバーしてくれる決まった人間が必要不可欠だということは、科学的な研究からも明らかです。しかし、それが血縁上の母親でなければならないことは証明されてはいません。われわれ自由民主党はしかし、血縁上の両親がこの課題をみずから受け入れ、子どもが両親の傍らの整った環境で成長できれば、それが最適かつもっとも望ましい解決だと考えます。両親がこうしたケアを引き受けられない、または望まない場合には、国家が救いの手を差し伸べなければなりません。（12119）

以上みてきたように、『第二家族報告書』をめぐる言説状況からは、男性／女性、与党／野党、政治上の保守／中道／革新といった線引きの如何を問わず、いわゆる「三歳児神話」が、かたちを少しずつ変えながらも、依然として強い規範力を有していたこととならび、変動する家族に対応する政策やそれを根拠づける言説が流動化してはいるが、それが収斂する方向はいまだ定まってはいない状況が浮き彫りになっているといえよう。こうした状況をすでにたびたび名前をあげているクラーは、一九七五年までのドイツにおいては、「現在の家族政策の中心要素となる新たな政策手段の展開」はみられたものの、「家族政策上の動きを包括する、広く受容された概念」が成立しないまま「家族政策は連邦、州、市町村の展開する多くの個別政策に分断」された状態が継続することになったと評価している（Kuller 2004: 334, 346）。

クラーの研究では、こうした状況が生まれた要因はもっぱら、戦後の西ドイツにおける連邦主義が連邦政府による家族政策の展開を制約し、その転換をはかる連邦家族省の試みをも挫折させたことのうちに求められているが、ファニャニも指摘しているように、「三歳児神話」に象徴される伝統的な家族・子育て規範の根強さもまた、「家族政策上の動きを包括する、広く受容された概念」が成立しえなかった要因のひとつとなっていた。すなわち、二〇世紀社会において個々人の生命リスクを回避するとともに再生産行動を安定化させる役割を期待された家族は、すでにその機能を十全には果たしえなくなっていたにもかかわらず、近代＝伝統的な家族規範の慣性が働き続け、新たな枠組みの生成が妨げられていたと考えられるのである。そこでつぎに、この論点を検証するために、ベック－ゲルンスハイムが家族政策をめぐる問題状況のなかで可視化しようとした男性に着目し、一九七〇年代半ばの男性たちの家族観・女性観がどのようなものであったか、現実の家族変動が男性の意識にどのような変化をもたらしていたか、あるいはもたらしていなかったかを検討することにしよう。

⑷ 一九七〇年代半ばの西ドイツ男性の意識調査

以下の叙述で資料として用いるのは、ヘルゲ・プロスが女性雑誌『ブリギッテ』と共同して一九七五年から一九七六年にかけ、ギーセンの経済・社会研究所の協力のもとでおこなった調査にもとづいて書かれた、『男たち』（Pross 1978）という本である。

この調査は、新聞において公募した「同一社会層に属し年齢と家族状況の異なる男性」八名を一グループとした計一二グループによる討論と、二七人に対する個別インタビューにもとづいて作成された質問票を用いておこなわれたものである。調査対象となったのは、企業健康保険組合に加入する二〇歳から五〇歳の男性被雇用者四五〇名（九四九組合から抽出された四七組合のうち、アンケート実施への協力を承諾した四五組合に「連邦統計基準」に従って各一〇名の選定を依頼、回答者は四三九名）であった（Pross 1978: 183ff.）。

本調査のねらいはプロス自身によれば、「私たちは女性固有の存在様式およびその変化についてはよく知っているが、それが男性にもたらす帰結については無知である」（Pross 1978: 9f.）という認識に立って、この「男性の自己像と女性像」についての調査により、「男性自身の行動に影響を及ぼし、女性には彼女たちの行動を方向づける役割を果たしており、同時に現実の認識の仕方を組織」している「男性の自分自身と女性に対する期待」ないし「規範」を明らかにすること（ebd.: 32）におかれていた。そして『男たち』は、プロスによる、本調査への男性たちの回答に対する、「男性と女性の自己実現の機会の平等および生活領域全体における女性と男性との同列の共同決定権という意味での男女同権という観点」に立った、「解釈」の書だとされている（ebd.: 33）。

以下では、この調査におけるいくつかの質問項目をサンプルにとって、それへの回答およびプロスの解釈を検討することによって、一九七〇年代半ばの男性の女性像に現われているこの時代のジェンダーおよび家族規範の一端を探ってみることにしよう。まず最初に取り上げるのは、女性の社会的地位についての質問と回答の選択肢である（Pross 1978: 38, 51f.）。

質問一〇：女性があなたの上司になるとしたら、どうですか？
回　答：受け入れられない／好ましくない／どうでもいい／人による／反対ではない／まったく構わない／歓迎する／すでに女性上司がいる／わからない

質問五六：女性が男性より多くの所得と職業上の高い地位を得ている婚姻関係またはパートナー関係にあなたが置かれたとしたら、どう反応しますか？
回　答：肩の荷が下りたと感じる／妻またはパートナーを養うことができないことに責任を感じる／自信を害する／状況を変えようと努める／まったく意に介さない／人目が憚られる／長くは耐えられない／どう行動するかわからない／まったく想像がつかない（二つまで選択可）

質問五八：女性が経済界でトップの地位につくと予定されているとしたら、何と言いますか？
回　答：女性にはつとまらない、責務がきつすぎる／能力があるなら、かまわない／女性はそうした役職を努めるだけの威厳を持たない／女性なら必ずうまくやるだろう／男性か女性かではなく、人による／無関心／わからない質問五九：誰かが女性を連邦首相に選ぼうと提案したら、何と言いますか？
回　答：質問五九に同じ

これらの質問を「否定的ではない」回答の割合の高い順に並べると、経済界でのトップ（九四パーセント）、首相（七八パーセント）、上司（六八パーセント）、夫より高収入・高地位（四二パーセント）となっており、男性たちは我が身に直接関わらない限りは、女性が社会的に高い地位につくことに「寛容」であり「進歩的」であるとの構えを取ろうとしているといえる（Pross 1978: 80）。では、自分自身により直接に関わる質問項目についての男性の反応はどうだろうか。まず結婚観について（ebd.: 40, 51）みてみよう。

質問二五：二人ともが子どもを望まない結婚に意味はあると思うか？
回　答：はい／何とも言えない／いいえ／わからない
質問五一：女性が職業上の目標のために子どもを持つことを望んでいないとしたら、結婚していましたか、または結婚しますか？
回　答：はい／おそらく／場合による／いいえ／わからない

この問いに対する回答をみてみると、前者に関しては肯定、否定、その他が各々三分の一を占めているのに対し、後者では男性の回答は微妙に変化し、肯定する回答は四分の一にすぎなくなる。この結果についてプロスはつぎのような「解釈」を提示している。すなわち、「男たちは子どもなしで生きることは受け入れているかに見えるが、それもみずからの決定によるか、必要に迫られた場合であって、女性の職業への参与は理由とはならない。つまり男たちは自分たちのために選択の自由を望んではいるが、女性にはあまり自由を認めてはいないのである。みずからの職業上の役割を高く評価し、そのために母親になることを思いとどまろうとする女性は、あからさまに女性としての特性を失っている（denaturiert）とみなされるが、子どもを望まない男性は『ノーマル』とみなされている」（Pross 1978: 89）というのである。設問がさらに切実な問題（ebd.: 42）に触れると、男性の反応もより微妙なものとなる。

設問二七：今日、時として、夫と妻は共に半日働き、残りの半日は家事と育児にあたるべきであるとする要求が出されます。あなたはこうしたやり方をどう思いますか?

回　答：追求する価値がある／追求する価値はない／やってみなければわからない／仕事しだい／わからない

(5) 揺れる近代家族と男性

この設問への回答に関してプロスは、一九七三年の主婦を対象におこなった調査における同趣旨の設問への回答結果とあわせて紹介している。それによると、一九七五年の男性のうち、「追求する価値がある」と答えた割合は一〇パーセントであったのに対し一九七三年の主婦では二一パーセント、「追求する価値はない」と答えたのは男性の三三パーセント、主婦の五六パーセント、「やってみなければわからない」は、男性の三三パーセントに対し主婦は一〇パーセント、さらに「仕事しだい」という回答の割合は男性二二パーセント、主婦九パーセント、「わからない」は男性一一パーセント、主婦四パーセント、という結果であった（Pross 1978: 103）。この結果でもっとも目を引くのは、主婦の半数以上がこの試みを拒否している点であるが、プロスはこの点を指摘すると同時に、「男性が女性より答えを濁している」点に注目しているし、フレーフェルトも男性の「一〇％だけが肯定的に答え、三三％は明確に否定し、五五％が回答を避けた」（フレーフェルト　一九九〇：二七七）とコメントしている。

この点については、男性の自己役割に関する認識は大きくは変わっていないものの、少なくとも流動化はしているという解釈も可能かもしれない。しかし、母親の就業に関する質問（四九：「女性は母親になったら職業労働をやめるべきか」／回答は「はい」「いいえ」「わからない」の三択）への男性の回答は、圧倒的に「はい」で占められており、「ではいつまで」という問いに対する回答（三分の一が三歳まで、残りが「子どもの就学期間中」と回答）とあわせると、「生物学上の母性と子どもの養育、さらには家事の世話を統一したものとしての母親の任務は、男性の目からみると、ほかの何よりも優先されている」（Pross 1978: 140）とプロスは主張するのである。

男性の女性像は一方では、「友人から彼の妻の浮気について相談されたらどう助言するか」という設問（Pross 1978: 51）に対して八二パーセントが「腹蔵なく話す」を選択（ほかの選択肢は、離婚を迫る／みずからの反省点を探す／けんかする／黙って待つ／目には目を／彼女の自由にさせる／何も助言しない）していること（ebd.: 115f.）からもうかがえるように、「古い二重道徳」からは抜け出し、流動化しつつあることは明らかである。しかし他方、「三歳児神話」につながる女性の母親としての役割についての男性の規範意識は依然として強く、それは主婦層の多くにも規範として内面化されているのである。一九七五年の調査から明らかになった、現実の家族の変化と変わりそうで変わらないジェンダー規範のあいだのこうしたギャップについて、プロスはつぎのように適切に解釈を加えている。「男性の期待（する女性像）は、自律や自立、さらには同権を求める女性の努力に制約を加える、穴だらけ（porös）の壁のようなものであり、克服できないことはないが無視はできない。そして実際にはこの期待が見過ごすことのできない大きな帰結をもたらす」（ebd.: 172）のであると。

こうした男性の意識から浮かび上がる「啓蒙された保守性」（Pross 1978: 107）は、単に男性の意識というにとどまらず、一九六〇年代後半の大きな社会運動のうねりを経た後の西ドイツ社会に残る近代＝伝統的社会規範の根強さを示したものであり、その意味でこうした言説が一九七〇年代半ばの西ドイツにおける家族政策をめぐる議論にも影を落とし、政策の大きな転換を阻むひとつの要因となっていたことは疑いえないであろう。

四　近代＝伝統家族と二〇世紀社会の再生産戦略

本章ではここまで、本書の序章で取り上げたベックのリスク社会論を手がかりに、一九六〇・一九七〇年代における西ドイツの人口・家族変動およびそれに対応する家族政策の展開の特質について、フランス社会との比較を通じて検討し、そうした特質（現実の家族変動と家族政策のズレ）が派生した要因を探るべく、一九七〇年代半ばの『第二家族報告書』をめぐる専門家・政府・議会の議論と、男性の意識調査から浮かび上がる家族言説の布置状況の一端を検証してきた。

以下では、本章から明らかになった論点を本書全体の問題関心である「二〇世紀社会の再生産戦略」という観点を軸に整理するとともに、二〇世紀社会から二一世紀社会への転換の道筋を捉えようとする社会科学の試みとの対話を通じて、一九七〇年代の西ドイツ社会を歴史として捉えるための方法について検討したうえで、最後に、一九七〇年代の西ドイツ社会の事例は現代日本社会の特質や問題点を検討するうえでどのような意味をもっているかについて考察し、稿を閉じることにしよう。

(1)個人化と家族

本章で取り上げた一九六〇・一九七〇年代の西ドイツにおける家族変動は、二〇〇四年に「『個人化』と社会の変容」という特集を組んだ『社会学評論』(五四巻四号)における武川および山田の指摘を援用するならば、「デュルケムが見ていた個人化」、すなわち「核家族化」とは異なり、「一九世紀の個人化の過程で、安定的と見られていた『家族』と『職業』が、二〇世紀における個人化の徹底のなかで不安定化し流動化」する動きから派生したものであり(武川 二〇〇四:三二二)、「家族の枠内の個人化」と区別される、「家族関係自体を選択したり、解消したりする自由が拡大するプロセス」としての「家族の本質的個人化」に随伴する現象である(山田 二〇〇四:三四二)。これを本章の用語で言い換えるならば、ここで検討したのは、近代＝伝統家族を基礎単位とする社会の安定化をはかるべく「再生産戦略」を構築し展開してきた二〇世紀の社会国家(本書の他の論文は日本とドイツにおけるこのプロセスを主たる検討対象としている）が、近代＝伝統家族の近代化の動きを受け、個々の国家の枠内で、現代に向けて政策的にどのように対応しようとしたか（いかなる政策転換をしたか、ないし、なぜ政策転換しえなかったか）という問題であった。

しかし、この問題を政策研究としてではなく社会史研究として扱うためには、二〇世紀の社会国家におけるいわば「第二の個人化」現象の共通性とともに、個々の社会における固有性を問題化しうる視点が必要となる。本章においてドイツ社会の特質を検証する鏡の役割を担ったフランスの家族や家族政策についての丸山の研究も、たとえば英米と比較したフランスの特質として、「フランスでは伝統的に女性労働に対する抵抗が少なく、女性労働への肯定的評価があり、ひとり親の問題に限らず『女性労働の社会的構築』がさまざまな政策を通して行われることへの社会的合意が存在している」点をあげている（丸山 二〇〇五：三二）が、本章ではそのフランスとの対比で、一九七〇代のドイツ社会の特質をそれまでの再生産戦略の転換への躊躇に求め、その要因のひとつとして乳幼児に対する母親の役割の重要性と母親の就業に批判的な規範（「社会的合意」）としての「三歳児神話」）の根強さについて検証した。こうした社会的な規範や合意に着目した比較社会史的な視点は、本章ではまだ十分には練り上げられておらず、近年の福祉国家の再検討作業の一翼を担う「言説政治」論などとの対話を通じて、方法論としてより精緻化をはかる必要がある。

(2) 言説の社会史

「言説政治」とは、宮本によれば、二〇世紀後半の「福祉国家をめぐる三つの政治」、すなわち「福祉国家形成の政治」（一九四〇〜七〇年）・「福祉国家縮減の政治」（一九七〇〜九〇年）・「福祉国家再編の政治」（一九九〇年〜）の「内容」と「手法」を説明するのに適合的な理論的枠組みのひとつであり、「権力資源動員論」が第一の局面、「新制度論」が第二の局面に対応していたのに対し、第三の局面に対応する理論的枠組みである（宮本 二〇〇六：八二、表1参照）。すなわち、「福祉国家再編の政治においては、変容がすすむ社会構造と既存の制度・政策のギャップが問われ、そのズレを埋める学習、アイデア、言説が浮上して、制度改革をめぐる政治過程が展開」するのであって、こうした局面を分析するための「学習、アイデア、言説をめぐる政治理論」が「言説政治の理論」であるとされているのである（同前：七五）。

本書が言説の社会史と呼んだ方法は、緻密な検討抜きであえて直感的に表現すれば、この「言説政治の理論」を「福祉国家をめぐる政治」の第二の局面の解釈に持ち込み、それに比較社会の視点と、福祉をめぐる政治の重要なアクターでありながら、これまで分析対象とされることの少なかった男性へのまなざしを入れ込むことを意味しているといえる。

このうち最後の点については、ふたたび丸山を参照すれば、ピエール・ブルデューの議論を通じてより明確化することが可能である。すなわち、「人の慣習行動は構造的な規範に従って行われるのではなく、さまざまな与件（資源）の下で、伝統的なあるいは教化された意識的・無意識的行動様式＝ハビトゥスにしたがいながら、存在するいくつかの可能性をたぐる行為＝ストラテジーの結果として存在する」と考えるブルデューは、「人の行為に対する汎規範主義的な見方を否定し」、「制度を自らの必要性に従って再解釈する行為者の能動性」を想定しているのであり、ここに「戦略」概念が「分析道具」として設定されているのである（丸山　二〇〇五：一八四〜五）。本章の分析には、こうしたブルデューの示唆を受けて、男性の「家族戦略」[17]（プロスが「穴だらけの壁」、「啓蒙された保守性」と呼んだ、男性の家族変動に対応する部分的妥協により自己の地位ないしアイデンティティを保持しようとする戦略）の一端を取り上げることによって、その問題点を自己検証し、言説の社会史という方法への道筋を明らかにしたいというねらいがあったのである。

(3) 現代日本社会への示唆

こうした個人化という概念や言説の社会史という方法を用いた現代社会へのアプローチは、いずれも日本社会をどう捉えるかという強い問題関心を基底にもっている点では、共通している。たとえば前者については、『社会学評論』の特集号の巻頭で梶田と野口が、「西欧社会において顕著な『個人化』と日本の現実はどこまで共通しており、何が異なるか」を問おうとしているし（梶田・野口　二〇〇四：三一九）、後者と共通の視点に立つ丸山は、フランスと比較した日本の特質について、つぎのように述べている。

日本でも婚姻家族の制度的性格を示す要素の中で、性と婚姻は切り離され、離婚の増大にみられるように継起的な多妻多夫制の実践が広く拡大しており、婚姻のゆらぎをみることができ、婚姻は制度的な性格を脱却しつつあるということができる。しかしながら、先に見たように、子供を産むという将来への投機は、なお婚姻を通して行われるという要素にみられる婚姻の強制的契機は、いまだに人々の意識の中で強く維持されているというのが現実である。このことは、性行動、離婚という選択においては非制度化、自由化、個人化が浸透拡大していっているにもかかわらず、出生行動においては婚姻家族というファンタジーをまだ捨てきれていないという、アンビバレントな状態にあるとみることができる。（丸山　二〇〇五：一〇三～四）

本章における一九七〇年代のドイツ社会の分析から浮かび上がったのも、まさにこうした現実の家族変動や再生産行動の変化と社会、とりわけ男性のジェンダーをめぐる規範意識とのあいだの「アンビバレント」な状態であった。しかしこの状態はドイツや日本の特殊性ではなく、社会の転換点で時期や具体的な問題状況を変えながらどの社会も経験するものであり、乗り越え不可能なものでもない。事実、ドイツの家族政策は東西ドイツの統一以後、急速に転換をみせているし、二〇世紀後半の個人化の過程で「家族」とならんで不安定化した「職業」面においても、田中（二〇〇六）が論じているとおり、近年、「雇用労働の相対化」、つまり働くことの大きな意味転換が起きつつあるのである。

現代の日本社会の状況は、男性史の視点に立った最近の研究[18]からも確認できるように、依然として男性中心の「イエ」社会的な規範が強く残っており、それとグローバル化によって加速する社会変動とのあいだの「アンビバレントな状態」が先行きの見えぬまま、長期化している。それを脱するには、ひとつには社会のさまざまな制度（たとえば年金制度や税制）の個人化を徹底することが必要だと思われるが、同時に、個人化にともなう「福祉国家」の「変容」を展望した武川の指摘（武川　二〇〇四：三三二以下）を借りれば、二〇世紀型社会の「脱ジェンダー化」、「労働の柔軟化」、「市民社会化」および

「消費の柔軟化」の道を模索する試み（「言説政治」の展開）も不可欠である。このうち「市民社会化」に関しては、「これまで地縁集団の連合体として編成され、それぞれの地縁集団は、伝統家族であるか近代家族であるかは別として〔本章の用語では、「近代＝伝統家族として」ということになる〕、家族の連合体としての性格をもって」きた「日本の地域社会」（同前：三三五）の組み替え（「アンビバレントな状態」の解消）が重要な課題とされているが、この点については、ヨーロッパの各国、各地域においてそれぞれの歴史的経路をふまえて展開されている多様な試みとならんで、最近のドイツにおける家族政策の新しい試みの核となっている「家族のための地域同盟[19]」も、大きな示唆となることをつけ加えておこう。

このように歴史学による現代社会へのアプローチは、現代社会を理解しようとする多様な視点・方法との対話を通じてみずからの想像力をふくらませ、歴史的な時間と地理的な空間を自由に組み合わせた比較社会の視点に立って史料を読み解く姿勢が貫かれるならば、歴史的に形成された「いま」の問題状況を発見するひとつの有力な手がかりとなりうるのではなかろうか。この確信が、本書に結実した共同研究から私が得ることのできた果実である。

註記

（1）二〇世紀の工業化社会における家族政策の歴史的展開については、Gauthier（1996）を参照。

（2）従来の家族研究において、男性への視点が欠如していた点については、Tölke u.a. Hrsg.（2005）を参照。日本におけるドイツ研究のなかでは高橋（一九九七）が、以下で述べる第二次世界大戦後の西ドイツにおける家族変動を、男性の問題として捉える視点を提示している（同書、一三五頁以下を参照）。

（3）当初家族問題省として設立され名称変更を繰り返したこの省庁を軸に、西ドイツにおける家族政策の展開を歴史的に回顧した文献として、Bundesministerium für Familien und Senioren（1993）を参照。

（4）こうした経済的支援策の展開について詳しくは、Kuller（2004: 155ff.）を参照。

（5）Kuller（2004: 5）。なお、クラーの著作を紹介したものとして、川越（二〇〇六）がある。

（6）この問題については、魚住（二〇〇二）およびフレーフェルト（一九九〇）、二七一頁以下を参照。

（7）スウェーデンおよびフランスの動きについては、津谷（二〇〇二）、岡田（二〇〇二）を参照。

（8）以上の数値は、Kaelble（1997: 169f.）による。

（9）以上の数値は、Fagnani（2004: 190f., 199）による。

（10）Fagnani（2006）においても、あらためてこの点が強調されている。なお、家族政策の仏独比較をめぐるさまざまなデータについては、Ehmann（1999）をも参照。

（11）この問題をめぐっては、Schwartz（2005）およびそれが収められた論集の他の論文を参照。

（12）Bundesminister（1975）, S.V. なおこの報告書作成にいたる経緯については、Kuller（2004: 85–125）を参照。

（13）Die Lage der Familien in der Bundesrepublik Deutschland–Dritter Familienbericht, 1979.

（14）Deutscher Bundestag. Stenographischer Bericht. 7. Wahlperiode, 173. Sitzung, 22. 5. 1975. Microfische-Edition: *Verhandlungen des Deutschen Bundestages und des Bundesrates*（*Protokolle, Drucksachen, Register*）, *Sachregister und Konkordanzliste zu den Verhandlungen des Deutschen Bundestages 7. Wahlperiode*（*1972–1976*）*und den Verhandlungen des Bundesrates*（*1973–1976*）, München 1981, S. 12085ff. 以下、本議事録からの引用は、本文中に頁数のみを記載する。

（15）第二次世界大戦後、キリスト教民主同盟・社会同盟は児童控除に、社会民主党は児童手当に力点をおいた政策を主張してきた。この点については、Kuller（2004）の第三章を参照。なお、「二つのドイツ」の時代から現在にいたるドイツの家族政策の展開に関する日本語文献としては、本沢（一九九一）、広渡（一九九六）、ヒョーン（一九九七）、原（二〇〇一）、魚住（二〇〇二）などを参照。

（16）一九七六・一九七七年には、男女の同権化に向けた家族法、婚姻法・離婚法の大きな改正がおこなわれている。

(17)「家族戦略」という概念については、丸山・橘川・小馬編(一九九八)を参照。

(18) 阿部・大日方・天野編(二〇〇六年)所収の天野論文および多賀論文などを参照。

(19) この同盟は、地域ごとに企業・市民・行政が集まって当該地域で必要とされている家族支援策を協議したうえで具体的なプランを策定し、実行することを目指したものである。その多様な活動については、http://www.lokale-buendnisse-fuer-familie.de を参照。

* 本論文の作成にあたっては、平成一八年度私立大学等経常費補助金特別補助高度化推進特別経費大学院重点特別経費(研究科分)の助成を受けた。

索　引

各章の引用・参考文献

1. 各章中で既訳のあるものは適宜参照しているが，訳文はそれぞれの筆者によって変更した箇所がある。
2. 引用内での各筆者の補足は〔　〕で括ってある。

序　章　生命リスクと20世紀社会（川越　修）

赤川　学（2004）『子どもが減って何が悪いか！』筑摩書房。

小野隆弘（1994）「八〇年代ドイツ社会国家における『労働』と『生活』境界変容」岡村東洋光・佐々野謙治・矢野俊平編『制度・市場の展望』昭和堂。

川越　修（1987）「一八四八年革命期ドイツの手工業者問題　序論」『社会科学』（同志社大学人文科学研究所）38号，3月。

――（2002）「二〇世紀社会の分析視角」川越修・矢野久編『ナチズムのなかの二〇世紀』柏書房。

――（2004）『社会国家の生成――20世紀社会とナチズム』岩波書店。

――・鈴木晃仁編（2008）『分別される生命――20世紀社会の医療戦略』法政大学出版局。

高橋秀寿（1997）『再帰化する近代――ドイツ現代史試論』国際書院。

立岩真也（1997）『私的所有論』勁草書房。

内閣府編（2006）『時の動き』8月号。

広井良典（2003）『生命の政治学』岩波書店。

廣野喜幸・市野川容孝・林真理編（2002）『生命科学の近現代史』勁草書房。

ベック，ウルリヒ（1998）東廉・伊藤美登里訳『危険社会――新しい近代への道』法政大学出版局（Ulrich Beck, *Risikogesellschaft: Auf dem Weg in eine andere Moderne,* Frankfurt a. M.: Suhrkamp, 1986）。

――（2003）島村賢一訳『世界リスク社会論――テロ，戦争，自然社会』平凡社（Ulrich Beck, “Weltrisikogesellschaft”; “Das Schweigen der Wörter: Über Terror und Krieg”; “Weltrisikogesellschaft, Weltöffentlichkeit und globale Subpolitik”, original edn.）。

ベック＝ゲルンスハイム，エリザベート（1992）香川檀訳『出生率はなぜ下がったか』勁草書房（Elisabeth Beck-Gernsheim, *Vom Geburtenrückgang zur neuen Mütterlichkeit?: Über private und politische Interessen am Kind,* Frankfurt a. M.: Fischer Taschenbuch Verlag, 1984）。

――（1995）木村育世訳『子どもをもつという選択』勁草書房（Elisabeth Beck-Gernsheim, *Die Kinderfrage: Frauen zwischen Kinderwunsch und Unabhängigkeit,*

München: C. H. Beck'sche Verlagshandlung, 1989)。

ポイカート，デートレフ（1993）小野清美・田村栄子・原田一美訳『ワイマル共和国――古典的近代の危機』名古屋大学出版会（Detlev J. K. Peukert, *Die Weimarer Republik: Krisenjahre der klassischen Moderne,* Frankfurt a. M.: Suhrkamp Verlag, 1987)。

松原洋子・小泉義之編（2005）『生命の臨界――争点としての生命』人文書院。

美馬達哉（2005）「リスク社会論への視座――脳から社会へ」青井倫一・竹谷仁宏『企業のリスクマネジメント』慶應義塾大学出版会。

森岡正博（2001）『生命学に何ができるか――脳死・フェミニズム・優生思想』勁草書房。

Beck, Ulrich（1986）*Risikogesellschaft: Auf dem Weg in eine andere Moderne,* Frankfurt a. M.: Suhrkamp.
――（1991）"Der Konflikt der zwei Modernen", in *Die Modernisierung moderner Gesellschaft: Verhandlungen des 25. Deutschen Soziologentages in Frankfurt am Main 1990,* hrsg. im Auftr. der Deutschen Gesellschaft für Soziologie von Wolfgang Zapf, Frankfurt a. M.: Campus Verlag.
Beck, Ulrich und Christoph Lau（2004）*Entgrenzung und Entscheidung: Was ist neu an der Theorie reflexiver Modernisierung,* Frankfurt a. M.: Suhrkamp.
Beck, Ulrich und Elisabeth Beck-Gernsheim（1990）*Das ganz normale Chaos der Liebe,* Frankfurt a. M.: Suhrkamp.

第 1 章　人口からみた生命リスク（友部謙一）

〈統計データ〉

A．花柳病関係

『花柳病予防ニ関スル報告』高木乙熊著（内務省衛生局，1925年刊，『買売春問題資料集成』17巻文献番号484所収)。

『買売春問題資料集成（戦前編)』大空社，2002年。

B．出産関連指標

『市町村別人口動態統計』内閣統計局，1924年。

『昭和 8 年出産・死亡・死産及乳幼児死亡統計』恩賜財団愛育会，1934–36年。


阿達義雄（1958）『庶民と江戸川柳』中村書店。

有泉亨・団藤重光編（1955）『売春』河出書房。

太田素子（1997）「共同研究の課題と方法および到達点について」太田編（1997），3–32頁。

――編（1997）『近世日本マビキ慣行史料集成』刀水書房。

荻野篤彦（2005）「医学的見地からの日本の梅毒今昔」福田・鈴木編（2006），19–34頁。

沖野岩三郎（1982）『娼妓解放哀話』中央公論社。

小野武雄（2002）『吉原と島原』講談社。

加藤政洋（2005）『花街――異空間の都市史』朝日新聞社。

加藤康昭（1974）『日本盲人社会史研究』未來社。

加藤洋子（1996）『徴兵制と近代日本：1868–1945』吉川弘文館。

金沢春友編『寺西代官民政史料』柏書房。

苅谷春郎（1993）『江戸の性病――梅毒流行事情』三一書房。

鬼頭　宏（1976）「徳川時代の乳児死亡――懐妊書上帳の統計的研究」『三田学会雑誌』69巻 8 号，12月，696–703頁。

久布白落実（1982）『廃娼ひとすじ』中央公論社。

斎藤　修（2003）「体位の成長と経済発展――明治期山梨県学校身体検査記録の分析」『経済研究』54巻 1 号，1 月，19–32頁。

佐野次郎（1955）『性病と性教育』創元社。

白井伊三郎・横川つる（1936）「農村に於ける流死産に就て」『労働科学研究』13巻 4 号，9 月，71–77頁。

新村拓編（2006）『日本医療史』吉川弘文館。

スキナー，G. W.（1964/1979）今井清ほか訳『中国農村の市場・社会構造』法律文化社（G. W. Skinner, *Marketing and Social Structure in Rural China,* An Arbor: Association for Asian studies, 1964）。

鈴木則子（2005）「江戸時代の医学書に見る梅毒観について」福田・鈴木編（2006），37–66頁。

ダウリング，ハリー・F.（1977/82）竹田美文・清水洋子訳『人類は伝染病をいかにして征服たか』講談社（Harry F. Dowling, *Fighting Infection: Conquest of the Twentieth Century,* Cambridge, Mass.: Harvard University Press, 1977）。

竹村民郎（1982）『廃娼運動――廓の女性はどう解放されたのか』中央公論社。

立川昭二（1976）『日本人の病歴』中央公論社。

――（1988）『江戸病草紙』筑摩書房。

土肥慶蔵（1973）『世界黴毒史』形成社。

友部謙一（1998）「近世・近代日本農村における家族労作経営の分析」『三田学会雑誌』90巻 4 号，1 月，15–55頁。

――（2002）「徳川農村における『出生力』とその近接要因について――『間引き』説の批判と近世から近代の農村母性をめぐる考察」速水融編著『近代移行期における人口と歴史』ミネルヴァ書房，199–228頁。

――（2005）「日本における生活水準の変化と生活危機への対応：1880年代～1980年代」『三田学会雑誌』97巻4号，1 月，1–36頁。

――（2006）「『人体計測・市場・疾病の社会経済史』とその一事例研究――空間分析を用いた大正期群馬『花柳病』分析序論」『三田学会雑誌』99巻 3 号，10月，1–23頁。

――（2007a）「近代日本における平均初潮年齢の変遷と身長増加速度の分析――計量体格史からみた戦間期日本の生活水準再考」『社会経済史学』72巻 6 号，3 月，47–69頁。

──（2007b）『前工業化期日本の農家経済──主体均衡と市場経済』有斐閣。

内務省衛生局編（1921/2002）『各地方ニ於ケル接客婦ニ関スル概況』『買売春問題資料集成（戦前編）』第 9 巻文献番号229, 大空社。

中野　操（1972）『改訂日本医事大年表』思文閣。

成松佐恵子（1985）『近世東北農村の人びと──奥州安積郡下守屋村』ミネルヴァ書房。

──（1992）『江戸時代の東北農村──二本松藩仁井田村』同文舘。

福島義一（1943）『眼病と歴史』人文閣。

藤田徳松（1929/2003）「群馬縣に於ける廃娼運動の根拠」（京都：非売品）『買売春問題資料集成（戦前編）』第 4 巻文献番号81, 大空社。

福田眞人（2006）「検黴のはじまりと梅毒の言説」福田・鈴木編（2006），137–74頁。

──・鈴木則子編（2006）『日本梅毒史の研究──医療・社会・国家』思文閣出版。

宮本常一（2002）『イザベラ・バードの『日本奥地紀行』を読む』平凡社。

毛利子来（1972）『現代小児保健史』ドメス出版。

山田弘倫・平馬左橘（1923/2002）『統計より観たる花柳病』（東京：南山堂）『買売春問題資料集成（戦前編）』第 9 巻文献番号231, 大空社。

山室軍平（1977）『社会廓清論』中央公論社。

山本俊一（1983）『日本公娼史』中央法規出版。

──（1994）『梅毒からエイズへ──売春と性病の日本近代史』朝倉書店。

山本成之助（1972）『川柳医療風俗史』牧野出版。

Saurei-Cubizolles, M. J. and Kaminski, M.（1986）“Work in Pregnancy: Its Evolving Relationship with Perinatal Outcome（A Review）”, *Social Science and Medicine,* Vol. 22, Issue 4, pp. 431–42.
Shirai, Izumi and Ken’ichi Tomobe（2006）“The Structure of Infant Mortality and Living Standards of Pregnant Women in Modern Rural Japan, c.a. 1910s to 1930s”, paper presented for the 31st Meeting of the Social Science History Association, November 2–5, 2006, Minneapolis, Minnesota, USA（*KEIO-FCRONOS Working Paper Series,* No. 06–012）.
Tomobe, Ken’ichi（1998）“The Level of Fertility in Tokugawa and Meiji Japan, 1700–1930”, in Liu, Ts’uing-jung *et al*.（eds.）, *Asian Population History,* Oxford University Press, pp. 138–51.
Wrigley, Edward Anthony（2004/1998）“Explaining the Rise in Fertility in England in the ‘Long’ Eighteenth Century”, in *idem., Poverty, Progress, and Population,* Cambridge: Cambridge University Press, pp. 317–350（Originally it was published in the *Economic History Review,* Vol. 51, No. 3, 1998, pp. 435–64）.

第 2 章　乳児死亡というリスク（中野智世）

アリエス，フィリップ（1990）福井憲彦訳『図説死の文化史──ひとは死をどのように生きたか』日本エディタースクール出版部（Philippe Ariès, *Images de l’homme*

devant la mort, Paris: Seuil, 1983)。

伊藤　繁（1998）「戦前日本における乳児死亡問題とその対策」『社会経済史学』63巻6号，3月，1-28頁。

岡部造史（2004）「フランスにおける乳幼児保護政策の展開（1874-1914年）——ノール県の事例から」『西洋史学』215号，12月，1-18頁。

——（2005）「フランスにおける児童扶助行政の展開（1870-1914年）——ノール県の事例から」『史学雑誌』114編12号，12月，35-55頁。

川越　修（1995）『性に病む社会——ドイツ　ある近代の軌跡』山川出版社。

——（2001a）「人口と家族」矢野久／アンゼルム・ファウスト編『ドイツ社会史』有斐閣，155-173頁。

——（2001b）「乳児死亡問題の比較社会史」見市雅俊・斎藤修・脇村孝平・飯島渉編『疾病・開発・帝国医療——アジアにおける病気と医療の歴史学』東京大学出版会，159-184頁。

——（2004）『社会国家の生成——20世紀社会とナチズム』岩波書店。

櫻井健吾（1989）「ドイツの人口転換について（一八〇〇〜一九八〇年）」『南山経済研究』4巻1号，6月，1-50頁。

三田谷　啓（1923）『独逸國乳児及幼児死亡予防機関としてのアウグステ・ヴィクトリア皇后館』三有社。

清水勝嘉（1989）『日本公衆衛生史（昭和前期編）』不二出版。

田中直康（2003）「ローヌ県衛生評議会——十九世紀フランスの衛生行政」『文学研究科紀要』（早稲田大学大学院）48号第4分冊，2月，29-40頁。

中馬　愛（2004）「保健衛生調査会発足への道——乳児死亡率問題の視点から」『歴史学研究』788号，5月，16-26頁。

中野智世（2003）「社会福祉専門職における資格制度とその機能」望田幸男編『近代ドイツ＝資格社会の展開』名古屋大学出版会，177-210頁。

——（2004）「『民衆の母』——ヴァイマル・ドイツにおける家族保護ワーカー」『埼玉学園大学人間学部紀要』4号，12月，93-106頁。

永島　剛（2002）「19世紀末イギリスにおける保健行政——ブライトン市衛生当局の活動を中心として」『社会経済史学』68巻4号，11月，23-44頁。

原田一美（2002）「母子保護事業の展開とナチズム」川越修・矢野久編『ナチズムのなかの二〇世紀』柏書房，124-157頁。

ペロー，ミシェル（1989）福井憲彦・金子春美訳『フランス現代史のなかの女たち』日本エディタースクール出版部（Michelle Perrot, *Les Femmes dans l'histoire de la France contemporaine*）。

松浦京子（1993）「19世紀後半のイギリスにおける訪問衛生教育——衛生思想に見る『家庭管理のあるべき姿』」『西洋史学』170号，9月，18-35頁。

吉長真子（2006）「恩賜財団愛育会による愛育村事業の創設と展開——一九三〇年代の農山漁村における妊産婦・乳幼児保護運動」『研究室紀要』（東京大学大学院教育学研究科教育学研究室）32号，6月，1-16頁。

Auf neuen Wegen zu neuen Zielen. Festschrift zum 60. Geburtstag von Arthur Schlossmann (1927), Düsseldorf: Schwann.

Baum, Marie (1911) *Über Säuglingsfürsorge auf dem Lande,* Bonn: Verlag der Provinzialabteilung Rheinprovinz des Deutschen Vereins für ländliche Wohlfahrts- und Heimatpflege.

—— (1916) *Die Wohlfahrtspflege, ihre einheitliche Organisation und ihr Verhältnis zur Armenpflege,* München/Leipzig: Duncker&Humblot.

—— (1928) *Die Familienfürsorge,* Karlsruhe: Verlag G. Braun.

—— (1934) "Zum Jubiläum der ersten deutschen Kreisfürsorgerin. Schwester Johanna Flink, Landkreis Düsseldorf 1909–1934", *Die Frau,* 42 Jg., H. 2, November, S. 102–03.

—— (1950) *Rückblick auf mein Leben,* Heidelberg: F. H. Kerle Verlag.

Castell Rüdenhausen, Adelheid Gräfin zu (1990) "Die Erhaltung und Mehrung der Volkskraft. Die Anfänge der sozialhygienischen Gesundheitsfürsorge im Regierungsbezirk Düsseldorf", in Imbke Behnken (Hg.), *Stadtgesellschaft und Kindheit im Prozeß der Zivilisation: Konfigurationen städtischer Lebensweise zu Beginn des 20. Jahrhunderts,* Opladen: Leske+Budrich, S. 26–42.

Dahlmann, Elke (2001) *Der Verein für Säuglingsfürsorge im Regierungsbezirk Düsseldorf e. V.,* Diss. Uni Düsseldorf.

Fehlemann, Silke (2004) *Armutsrisiko Mutterschaft: Mütter- und Säuglingsfürsorge im Deutschen Reich 1890–1924,* Diss. Uni Düsseldorf.

Groth, Alfred (1912) Art., "Säuglingsfürsorge", in *Handwörterbuch der sozialen Hygiene,* Bd. 2, Leipzig, S. 229–292.

Jahresbericht des Vereins für Säuglingsfürsorge im Regierungsbezirk Düsseldorf, Düsseldorf 1908–1929 (ab 1919: *Jahresbericht des Vereins für Säuglingsfürsorge und Wohlfahrtspflege im Regierungsbezirk Düsseldorf*).

Labisch, Alfons und Florian Tennstedt (1985) *Der Weg zum "Gesetz über die Vereinheitlichung des Gesundheitswesens" vom 3. Juli 1934: Entwicklungslinien und –momente des staatlichen und kommunalen Gesundheitswesens in Deutschland,* 2 Bde., Düsseldorf: Akademie für öffentliches Geundheitswesens in Düsseldorf.

Marschalck, Peter (1984) *Bevölkerungsgeschichte Deutschlands im 19. und 20. Jahrhundert,* Frankfurt a. M.: Suhrkamp.

Mutter und Kind. Vierteljahrsschrift (ab 1911: *Monatsschrift*) *für Säuglingsfürsorge,* Düsseldorf 1908–1922 (雑誌『母と子』).

Renner, Karl (1967) "Die Geschichte der Düsseldorfer Universitätskinderklinik von ihrer Begründung im Jahre 1907 bis zum Jahre 1967", in *Arthur Schloßmann und die Düsseldorfer Kinderklinik: Festschrift zur Feier des 100. Geburtstages am 16. Dezember 1967,* Düssledorf.

Rücker, Klaus (1959) *Prof. Schlossmann und der Kampf gegen die Säuglingssterblichkeit in Deutschland zu Beginn des 20. Jahrhunderts,* Diss. Uni Berlin.

Sachße, Christoph（1986）*Mütterlichkeit als Beruf,* Frankfurt a. M.: Suhrkamp.

── und Florian Tennstedt（1988）*Geschichte der Armenfürsorge in Deutschland, Bd. 2, Fürsorge und Wohlfahrtspflege 1871 bis 1929,* Stuttgart u. a.: Kohlhammer.

Satzungen des Vereins für Säuglingsfürsorge im Regierungsbezirk Düsseldorf e. V.（1907）, Düsseldorf.

Schaffrodt, Petra（Bearb.）（2000）*Nachlaßverzeichnis Dr. Marie Baum（1874–1964）*, Heidelberg: Universitätsverlag C. Winter.

Schloßmann, Arthur（1908）“Über die Organisation des Vereins für Säuglingsfürsorge im Regierungsbezirk Düsseldorf”, *Concordia. Zeitschrift der Zentralstelle für Volkswohlfahrt,* XV. Jg., 15. Juni, S. 239–49.

Stöckel, Sigrid（1996）*Säuglingsfürsorge zwischen Sozialer Hygiene und Eugenik,* Berlin/N.Y.: Walter de Gruyter.

──（1997）“Gesundheitswissenschaft, bürgerliche Frauenbewegung und Familienfürsogre. Der Verein für Säuglingsfürsorge im Regierungsbezirk Düsseldorf E. V.”, in Michael Hubenstorf, u. a.（Hg.）, *Medizingeschichte und Gesellschaftskritik: Festschrift für Gerhard Baader,* Husum: Matthiesen Verlag, S. 189–208.

Thane, Pat（1996）“Infant Welfare in England and Wales, 1870 s to 1930s”, in Michael B. Katz and Christoph Sachße（eds.）, *The Mixed Economy of Social Welfare,* Nomos-Verlaggesellschaft, pp. 253–78.

Weindling, Paul（1989）*Health, Race and German Politics between National Unification and Nazism, 1870–1945,* Cambridge: Cambridge University Press.

Woelk, Wolfgang（Bearb.）（1996）*Gesundheit in der Industriestadt: Medizin und Ärzte in Düsseldorf 1802–1933,* Düssedorf: Selbstverlag des Stadtarchivs Düsseldorf.

──（2000）“Von der Säuglingsfürsorge zur Wohlfahrtspflege: Gesundheitsfürsorge im rheinisch-westfälischen Industriegebiet am Beispiel des Vereins für Säuglingsfürsorge im Regierungsbezirk Düsseldorf”, in Jörg Vögele und Wolfgang Woelk（Hg.）, *Stadt, Krankheit und Tod: Städtische Gesundheitsverhältnisse während der epidemiologischen Transition,* Berlin: Duncker&Humblodt, S. 339–359.

Wohnungsfrage und Säuglingsfürsorge. Konferenzbericht（1909）, Berlin: Carl Heymanns Verlag.

第 3 章　農村における産育の「問題化」（吉長真子）

伊藤　繁（1998）「戦前日本における乳児死亡問題とその対策」『社会経済史学』63巻6号，3月。

大門正克（2005）「1930年代における農村女性の労働と出産──岡山県高月村の労働科学研究所報告をよむ」『エコノミア』（横浜国立大学経済学会）56巻 1 号，5 月。

大国美智子（1973）『保健婦の歴史』医学書院。

太田素子（2007）『子宝と子返し──近世農村の家族生活と子育て』藤原書店。

大塚英志（2007）『公民の民俗学』作品社。

小笠原保健所管内母子愛育会連合会（1974）『愛育のあゆみ　10周年記念』小笠原保

健所管内母子愛育会連合会。

恩賜財団愛育会（1935）『こども愛育展覧会陳列品解説』恩賜財団愛育会。

——・松山照夫（1936a）『こども愛育展覧会記念帖』恩賜財団愛育会。

恩賜財団愛育会（1936b）『昭和九年度昭和十年度　恩賜財団愛育会事業報告』恩賜財団愛育会。

恩賜財団愛育会（1937）『昭和十一年度　恩賜財団愛育会事業報告』恩賜財団愛育会。

——・松山照夫（1938）『昭和十二年度　恩賜財団愛育会事業報告』恩賜財団愛育会。

——・松山照夫（1939a）『昭和十三年度　恩賜財団愛育会事業報告』恩賜財団愛育会。

——・松山照夫（1939b）『愛育村の組織と事業』恩賜財団愛育会。

恩賜財団母子愛育会編（1975）『日本産育習俗資料集成』第一法規。

恩賜財団母子愛育会五十年史編纂委員会編（1988）『母子愛育会五十年史』社会福祉法人恩賜財団母子愛育会。

川口仁志（2006）「『皇孫御誕生記念こども博覧会』についての考察」『松山大学論集』17巻6号，2月。

川越　修（2001）「乳児死亡問題の比較社会史」見市雅俊・斎藤修・脇村孝平・飯島渉編『疾病・開発・帝国医療——アジアにおける病気と医療の歴史学』東京大学出版会。

国民教育研究所編（1968）『日本の幼児』明治図書。

斎藤　修（1991）「農業発展と女性労働——日本の歴史的経験」『経済研究』（一橋大学経済研究所）42巻1号，1月。

財団法人中央社会事業協会（1934）『日本社会事業年鑑（昭和九年版）』財団法人中央社会事業協会。

沢山美果子（1990）「教育家族の成立」『〈教育〉——誕生と終焉』藤原書店。

——（2005a）『性と生殖の近世』勁草書房。

——（2005b）「『保護される子ども』の近代——『捨子』からみた近代社会の展開」佐口和郎・中川清編『福祉社会の歴史——伝統と変容』ミネルヴァ書房。

白根町母子愛育会50周年記念誌編集委員会編（1990）『愛育のあゆみ　母子愛育班活動50周年記念誌』山梨県白根町母子愛育会。

田中　聡（1994）『衛生展覧会の欲望』青弓社。

中巨摩郡源村経済更生委員会（1940）『昭和十五年度　源村経済更生計画書』中巨摩郡源村経済更生委員会。

永原和子（1990）「民俗の転換と女性の役割」女性史総合研究会編『日本女性生活史4近代』東京大学出版会。

西川麦子（1997）『ある近代産婆の物語——能登・竹島みいの語りより』桂書房。

長谷川博子（1993）「『病院化』以前のお産——熊野での聞き取り調査より」『思想』824号，2月。

藤田真一（1979）『お産革命』朝日新聞社。

毛利子来（1972）『現代日本小児保健史』ドメス出版。

八原昌元（1949）「光みてる村——山梨県中巨摩郡源村の保健運動」『農村文化』28巻7号，8月。

山梨県編（2000）『山梨県史　資料編17　近現代４』山梨県。

──編（2006）『山梨県史　通史編６　近現代２』山梨県。

山梨県社会課編（1941）『源村愛育事業に就て』山梨県社会課。

柳田國男（1935）「小児生存権の歴史」『愛育』１巻３号，９月。

──・橋浦泰雄（1935）『産育習俗語彙』恩賜財団愛育会。

吉長真子（2002）「恩賜財団愛育会設立の経緯をめぐって」『研究室紀要』（東京大学大学院教育学研究科教育学研究室）28号，６月。

──（2006）「恩賜財団愛育会による愛育村事業の創設と展開──1930年代の農山漁村における妊産婦・乳幼児保護運動」『研究室紀要』（東京大学大学院教育学研究科教育学研究室）32号，６月。

吉村典子（1985）『お産と出会う』勁草書房。

──（1992）『子どもを産む』岩波書店。

我妻洋・原ひろ子（1974）『しつけ』弘文堂。

第４章　戦時「人口政策」の再検討（高岡裕之）

浅田喬二（1976）「満州農業移民政策の立案過程」満州移民史研究会編『日本帝国主義下の満州移民』龍渓書舎。

足立泰紀（2003）「戦時体制下の農政論争」戦後日本の食料・農業・農村編集委員会『戦後日本の食料・農業・農村　第１巻　戦時体制期』農林統計協会。

阿藤　誠（1996）「先進諸国の出生率の動向と家族政策」同編『先進諸国の人口問題』東京大学出版会。

──（2000）『現代人口学』日本評論社。

稲葉正夫ほか編（1963）『太平洋戦争への道　別巻　資料編』朝日新聞社。

上田貞次郎編（1933）『日本人口問題研究』協調会。

──編（1937）『日本人口問題研究』第３輯，協調会。

大槻正男（1938a）「農業保険と農業政策の根本方針」『農業と経済』５巻１号，１月。

──（1938b）「戦時及び戦後の農業経営問題　報告二」『農業経済研究』14巻３号，11月。

岡崎陽一（2002）「戦前期の人口政策」日本人口学会編『人口大事典』培風館。

岡田知弘（2003）「農工調整問題と国土計画」戦後日本の食料・農業・農村編集委員会『戦後日本の食料・農業・農村　第１巻　戦時体制期』農林統計協会。

荻野美穂（2005）「国民国家日本の人口政策と家族──戦前・戦中期を中心に」田中真砂子・白石玲子・三成美保編『国民国家と家族・個人』早稲田大学出版部。

──（2006）「人口政策と家族──国のために産むことと産まぬこと」『岩波講座アジア・太平洋戦争３　動員・抵抗・翼賛』岩波書店。

企画院（1941）「人口問題をどうする（下）」『週報』228号，２月19日。

喜多一雄（1944）『満洲開拓論』文明堂。

厚生省二十年史編集委員会編（1960）『厚生省二十年史』厚生問題研究会。

厚生省五十年史編集委員会編（1988）『厚生省五十年史（記述編）』厚生問題研究会。

厚生省研究所人口民族部（1942）『戦争の人口に及ぼす影響　其二』（謄写版）『民族

人口政策研究資料』第2巻（1981）文生書院。

厚生省社会局生活課（1939）「戦時下ニ於ケル人口問題ノ核心」（謄写版）国立国会図書館憲政資料室所蔵「新居善太郎文書」。

小林和正（1976）「日本の人口政策」福島正夫編『家族　政策と法2　現代日本の家族政策』東京大学出版会。

斎藤　修（1996）「人口」西川俊作・尾高煌之助・斎藤修編『日本経済の200年』日本評論社。

鐘家新（1998）『日本型福祉国家の形成と「十五年戦争」』ミネルヴァ書房。

人口問題研究会編（1939）『第二回人口問題全国協議会報告書』人口問題研究会。

──編（1941a）『我国の将来人口』人口問題研究会。

──編（1941b）『人口・民族・国土』人口問題研究会。

──編（1942）『人口政策と国土計画』人口問題研究会。

──（1983）『人口問題研究会五〇年略史』人口問題研究会。

人口問題研究所（1939）「現下ノ人口政策ニ関スル意見」（謄写版）国立社会保障・人口問題研究所所蔵文書。

──（1940）「人口政策要綱（第一次）」（謄写版）国立社会保障・人口問題研究所所蔵文書。

──（1989）『人口問題研究所創立五十周年記念誌』人口問題研究所。

西水孜郎編（1975）『資料・国土計画』大明堂。

高岡裕之（2006a）「戦時動員と福祉国家」倉沢愛子・杉原達ほか編『岩波講座アジア・太平洋戦争3　動員・抵抗・翼賛』岩波書店。

──（2006b）「戦争と『体力』──戦時厚生行政と青年男子」阿部恒久・大日方純夫・天野正子編『男性史2　モダニズムから総力戦へ』日本経済評論社。

──（2008）「戦時期日本の人口政策と農業政策」『関西学院史学』35号，3月。

高澤淳夫（1992）「戦時下日本における人口問題研究会と人口問題研究所」戦時下日本社会研究会編『戦時下の日本』行路社。

舘　稔（1939）「事変下の我が国の人口問題と大陸経営の民族的使命」『医事公論』1397号，5月6日。

──・上田正夫（1940）「大正九年・大正一四年・昭和五年・昭和一〇年　道府県別及市郡別標準化出生率，死亡率及自然増加率」『人口問題研究』1巻1号，4月。

──（1942）「人口再配分計画の基礎として見たる人口増殖力の地域的特性」『人口問題研究』3巻2号，2月。

──（1943）『人口問題説話』汎洋社。

内務省社会局・内閣統計局（1937）『我国人口増加の実情と国民生活の将来』内閣情報部，石川準吉（1977）『国家総動員史　資料編　第五』国家総動員史刊行会，所収。

中川友長（1940）「将来人口の計算に就て」『人口問題研究』1巻2号，5月。

那須　皓（1934a）「米穀問題と人口問題」人口問題研究会『人口問題講演集（第二輯）』人口問題研究会。

──（1934b）『本邦農村の将来に就て』日本工業倶楽部経済研究会。

――（1937）「東北人口と満洲農業移民問題」人口問題研究会『人口問題講演集（第四輯）』人口問題研究会。

野間海造（1941）『日本の人口と経済』日本評論社。

廣嶋清志（1981）「現代日本人口政策史小論（2）――国民優生法における人口の質政策と量政策」『人口問題研究』160号，10月。

――（1983）「人口問題の質的側面」南亮三郎・浜英彦編『人口問題の基本考察』千倉書房。

古川隆久（1992）『昭和戦中期の総合国策機関』吉川弘文館。

防衛庁防衛研修所戦史室（1973）『戦史叢書　大本営陸軍部　大東亜戦争開戦経緯〈1〉』朝雲新聞社。

松村寛之（2000）「『国防国家』の優生学――古屋芳雄を中心に」『史林』83巻２号，３月。

増山道康（2004）「戦争計画による社会保障制度形成――人口政策確立要綱」『岐阜経済大学論集』37巻２号。

満洲開拓史刊行会（1966）『満洲開拓史』満洲開拓史刊行会。

南亮三郎（1936）『人口論発展史』三省堂。

美濃口時次郎（1940）「人的資源と社会事業」『社会事業』24巻４号，４月。

――（1941a）『人的資源論』八元社。

――（1941b）「人口政策確立要綱の目標と方策」人口問題研究会編『我国の将来人口』人口問題研究会。

――（1942）「農業人口の確保」『農業と経済』９巻５号，５月。

陸軍省兵備課（1942）『大東亜戦争ニ伴フ我カ人的国力ノ検討』高崎隆治編『十五年戦争極秘資料集①』不二出版。

第５章　「生命のはじまり」をめぐるポリティクス（荻野美穂）

相沢孝子（1983）「優生保護法改悪をめぐる動き」日本婦人団体連合会編『婦人白書』草土文化。

安西篤子（1983）「“水子供養”商売のいかがわしさ」『婦人公論』２月号。

石垣純二（1961）「優生保護法批判」『婦人公論』７月号。

いのちを大切にする運動連合（1964）「いのちを大切にする運動の“しおり”――生命尊重・人間復興運動のために」。

魚住　昭（2006-2007）「聞き書村上正邦　日本政治右派の底流」『世界』11月～３月。

太田典礼（1976）『日本産児調節百年史』人間の科学社。

岡本梁松（1929）「本邦ニ於ケル堕胎ニ関スル統計的調査ノ一斑（第二回報告，其三）」『京都医学雑誌』26巻10号。

荻野美穂（2001a）「『家族計画』への道――敗戦日本の再建と受胎調節」『思想』925号，６月。

――（2001b）『中絶論争とアメリカ社会――身体をめぐる戦争』岩波書店。

――（2003a）「堕胎・間引きから水子供養まで――日本の中絶文化をめぐって」赤坂憲雄・中村生雄・原田信男・三浦佑之編『いくつもの日本Ⅳ　女の領域・男の領

域』岩波書店。

——（2003b）「反転した国策——家族計画運動の展開と帰結」『思想』955号，11月。

——（2005）「障害を理由とした中絶とフェミニズム——アメリカの場合，日本の場合」『思想』979号，11月。

——（2006）「人口政策と家族——国のために産むことと産まぬこと」倉沢愛子・杉原達ほか編『岩波講座アジア・太平洋戦争3　動員・抵抗・翼賛』岩波書店。

折井美耶子編（1991）『資料　性と愛をめぐる論争』ドメス出版。

木村卓而（1972）「子宮の国家管理ハンターイ」『週刊朝日』10月27日号。

剣持加津夫（1966）『99/100　消えゆく胎児との対話』読売新聞社。

国井長次郎（1958）「転換期に立つ家族計画」『朝日新聞』12月2日。

——（1970）「論壇　『論争』は広場で」『家族計画』193号，4月20日。

駒澤　晃（1983）『風車まわれ——水子地蔵に祈る』春秋社。

古屋芳雄ほか（1953）「わが国の人工妊娠中絶の本態とその意義」『日本医事新報』1539号，10月24日。

——ほか（1959）「人工妊娠中絶（附・優生手術）の実態を衝く——第3回日本家族計画全国大会シンポジウム」『日本医事新報別刷』1852号，10月24日発行。

生長の家白鳩会編（1962）「生まれ来る生命を豊かに育てよう」日本教文社。

立岩真也（2000）「一九七〇年」『弱くある自由へ』青土社。

田中美津（1983）「この人に聞く　〈負〉の窓から見つめつつしどろもどろ生きる」（インタビュー）『あごら28号　産む産まない産めない』BOC出版部。

田間泰子（2006）『「近代家族」とボディ・ポリティクス』世界思想社。

ドクトル・チエコ（1984）「妊娠中絶」朝日ジャーナル編『女の戦後史Ⅰ』朝日新聞社。

野田君子（1923）『産児制限研究』産児制限研究会（『性と生殖の人権問題資料集成』第2巻，不二出版，2000年，所収）。

橋本巌ほか（1964）「団地の家族計画」『家族計画』120号，3月20日。

'82優生保護法改悪阻止連絡会（1983）「つぶせ改悪！国会上程を許すな！」『あごら28号　産む産まない産めない』BOC出版部。

毎日新聞社人口問題調査会編（1992）『記録・日本の人口——少産への軌跡』改訂版，毎日新聞社。

松田解子（1995）『女性線』あけび書房。

溝口明代・佐伯洋子・三木草子編（1994）『資料日本ウーマン・リブ史Ⅱ』松香堂。

村上正邦（1982）「優生保護法の改正をなぜ急がなければならないか——日本民族を死滅への道から救うために」村上正邦事務所発行，6月1日。

森栗茂一（1995）『不思議谷の子供たち』新人物往来社。

横田　弘（2004）『否定されるいのちからの問い』（対談集）現代書館。

優生保護法改廃期成同盟（1967）「優生保護法改廃運動のしおり」9月30日。

ラフルーア，ウィリアム・R.（2006）森下直貴ほか訳『水子　〈中絶〉をめぐる日本文化の底流』青木書店（William R. LaFleur, *Liquid Life: Abortion and Buddhism in Japan,* Princeton, NJ: Princeton University Press, 1992）。

Newman, Karen (1996) *Fetal Positions: Individualism, Science, Visuality,* Stanford, Calif.: Stanford University Press.

Norgren, Tiana (2001) *Abortion before Birth Control: The Politics of Reproduction in Postwar Japan,* Princeton, NJ: Princeton University Press.

Stenvoll, Dag (2006) "Contraception, Abortion and State Socialism: Categories of Birth Control and Their Political Implications", paper presented at the 20th IPSA World Congress in Fukuoka on July 13th.

第６章　出産のリスク回避をめぐるポリティクス（中山まき子）

ベック，ウルリヒ（1998）東廉・伊藤美登里訳『危険社会――新しい近代への道』法政大学出版局（Ulrich Beck, *Risikogesellschaft: Auf dem Weg in eine andere Moderne,* Frankfurt a. M.: Suhrkamp, 1986）。

――（2003）島村賢一訳『世界リスク社会論――テロ，戦争，自然社会』平凡社（Ulrich Beck, "Weltrisikogesellschaft"; "Das Schweigen der Wörter: Über Terror und Krieg"; "Weltrisikogesellschaft, Weltöffentlichkeit und globale Subpolitik", original edn.）。

エスピン－アンデルセン，G.（2001）渡辺雅男・渡辺景子訳『福祉国家の可能性――改革の戦略と理論的基礎』桜井書店（Gøsta Esping-Andersen, *A Welfare State for the 21st Century,* Original edn.）。

きくちさかえ（1992）『お産がゆく――少産時代のこだわりマタニティ』農山漁村文化協会。

栗林敦子（2004）「リスク社会における『自助努力』『自己責任』」『ニッセイ基礎研究所報』Vol. 34。

杉山章子（2007）「時代が動けばお産も変わる」松岡悦子編『産む・産まない・産めない――女性のからだと生きかた読本』講談社現代新書，90–106頁。

鈴井三江子（2007）「妊婦健康診査の変容に伴う妊婦の身体感覚と胎児への愛着に関する研究」大阪大学大学院医学系研究科保健学専攻博士論文，３月。

WHO編（1997）戸田律子訳『WHOの59カ条お産のケア実践ガイド』農山漁村文化協会（World Health Organization, *Care in Normal Birth: a practical guide, Report of a Technical Working Group,* Geneva: Maternal and Newborn Health, Safe Motherhood Unit, Family and Reproductive Health, WHO, 1996）。

内閣府（2006）『少子化社会白書（平成17年度）』ぎょうせい。

中山まき子（2001）『身体をめぐる政策と個人――母子健康センター事業の研究』勁草書房。

――（2003）「公営助産所はなぜ閉鎖したのか――制度からみた助産婦と医師の関係」根村直美編著『ジェンダーで読む健康／セクシュアリティⅠ』（健康とジェンダーⅡ）明石書店，155–77頁。

――（2005a）「出産の施設化と母子保健事――高度経済成長期の転換」佐口和郎・中川清編著『講座福祉社会　第２巻：福祉社会の歴史――伝統と変容』ミネルヴァ書房，353–79頁。

――（2005b）「持続可能な公営助産所とは――横の連係・縦の継承」『現代のエスプリ（特集：クリニカル・ガバナンス）』No. 458, 9月，107–18頁。

藤田真一（1979）『お産革命』朝日新聞社。

第7章　生命リスクと近代家族（川越　修）

阿部恒久・大日方純夫・天野正子編（2006）『男性史3 「男らしさ」の現代史』日本経済評論社。

魚住明代（1996）「ドイツにおける出生率と家族政策」阿藤誠編『先進諸国の人口問題――少子化と家族政策』東京大学出版会。

――（2002）「ドイツの人口・家族政策」日本人口学会編『人口大事典』培風館。

岡田　實（2002）「フランスの人口・家族政策」日本人口学会編『人口大事典』培風館。

梶田孝道・野口祐二（2004）「特集〈「個人化」と社会の変容〉によせて」『社会学評論』54巻4号，3月。

川越　修（2001）「人口と家族」矢野久／アンゼルム・ファウスト編『ドイツ社会史』有斐閣。

――（2004）『社会国家の生成――20世紀社会とナチズム』岩波書店。

――（2006）「20世紀後半のドイツにおける家族政策の展開――現代社会の歴史的比較研究にむけて」『社会経済史学』71巻6号，3月。

高橋秀寿（1997）『再帰化する近代――ドイツ現代史試論』国際書院。

武川正吾（2004）「福祉国家と個人化」『社会学評論』54巻4号，3月。

田中洋子（2006）「労働と時間を再編成する――ドイツにおける雇用労働相対化の試み」『思想』983号，3月。

津谷典子（2002）「スウェーデンの人口・家族政策」日本人口学会編『人口大事典』培風館。

原　俊彦（2001）「ドイツ語圏諸国の家族政策関連年表」「先進諸国の少子化の動向と少子化対策に関する比較研究」平成13年度報告書：国立社会保障・人口問題研究所。

ヒョーン，シャルロッテ（1997）「ドイツにおける出生率および家族政策」『人口問題研究』53巻2号，6月。

広渡清吾（1996）「結婚・家族の変容と同権化――フェミニズムの挑戦」坂井榮八郎・保坂一夫編『ヨーロッパ＝ドイツへの道――統一ドイツの課題と現状』東京大学出版会。

フレーフェルト，ウーテ（1990）若尾祐司ほか訳『ドイツ女性の社会史――200年の歩み』晃洋書房（Ute Frevert, *Frauen-Geschichte zwischen bürgerlicher Verbesserung und neuer Weiblichkeit,* Frankfurt a. M.: Suhrkamp, 1986）。

ベック＝ゲルンスハイム，エリザベート（1992）香川檀訳『出生率はなぜ下ったか――ドイツの場合』勁草書房（Elisabeth Beck-Gernsheim, *Vom Geburtenrückgang zur neuen Mütterlichkeit*?: *Über private und politische Interessen am Kind,* Frankfurt a. M.: Fischer Taschenbuch Verlag, 1984）。

丸山　茂（2005）『家族のメタファー――ジェンダー・少子化・社会』早稲田大学出版部。

丸山茂・橘川俊忠・小馬徹編（1998）『家族のオートノミー』早稲田大学出版部。

宮本太郎（2006）「福祉国家の再編と言説政治――新しい分析枠組み」同編『比較福祉政治』（比較政治叢書２）早稲田大学出版部。

本沢巳代子（1991）「ドイツの家族機能と家族政策」『季刊・社会保障研究』27巻２号，９月。

山田昌弘（2004）「家族の個人化」『社会学評論』54巻４号，３月。

Bundesminister für Jugend, Familie und Gesundheit（Hrsg.）（1975）*Zweiter Familienbericht: Familie und Sozialisation–Leistungen und Leistungsgrenzen der Familie hinsichtlich des Erziehungs- und Bildungsprozesses der jungen Generation,* Bonn-Bad Godesberg.

Bundesministerium für Familie und Senioren（hrsg. v.）（1993）*40 Jahre Familienpolitik in der Bundesrepublik Deutschland. Rückblick/Ausblick,* Neuwied u. a.: Luchterhand.

Ehmann, Sandra（1999）*Familienpolitik in Frankreich und Deutschland–ein Vegleich,* Frankfurt a. M. u. a.: Peter Lang.

Fagnani, Jeanne（2004）"Schwestern oder entfernte Kusinen? Deutsche und französische Familienpolitik im Vergleich", in Neumann（Hrsg.）（2004）.

――（2006）"Familienpolitik in Frankreich: Vor- und Nachteile", in Hans Bertram, H. Krüger, C. K. Spieß（Hrsg.）, *Wem gehört die Familie der Zukunft? Expertisen zum 7. Familienbericht der Bundesregierung,* Opladen: Verlag Barbara Budrich.

Gauthier, Anne Hélène（1996）*The State and the Family: A Comparative Analysis of Family Policies in Industrialized Countries,* Oxford: Clarendon Press.

Hubbard, Willam H.（1983）*Familiengeschichte: Materialien zur detuschen Familie seit dem Ende des 18. Jahrhunderts,* München: Verlag C. H. Beck.

Kaelble, Hartmut（1991）"Die Familie: Neue französisch-deutsche Unterschiede und europäische Annäherungen", in Ders., *Nacbarn am Rhein: Entfremdung und Annäherung der französischen und deutschen Gesellschaft seit 1880,* München: Verlag C. H. Beck.

Kuller, Christiane（2004）*Familienpolitik im föderativen Sozialstaat: Die Formrierung eines Politikfeldes in der Bundesrepublik 1949–1975,* München: R. Oldenbourg Verlag.

Marschalck, Peter（1984）*Bevölkerungsgeschichte Deutschlands im 19. und 20. Jahrhundert,* Frankfurt a. M.: Suhrkamp.

Neumann, Wolfgang（Hrsg.）（2004）*Welche Zukunft für den Sozialstaat? Reformpolitik in Frankreich und Deutschland,* Wiesbaden: Verlag für Sozialwissenschaften.

Pross, Helge（1978）*Die Männer: Eine repräsentative Untersuchung über die Selbstbilder von Männern und ihre Bilder von der Frau,* Reinbeck bei Hamburg: Rowohlt Verlag.

Schwartz, Michael（2005）"Emanzipation zur Nützlichkeit: Bedingungen und Grenzen von Frauenpolitik in der DDR", in Dirk Hoffmann und M. Schwartz（hrsg. v.）, *Sozial-*

staatlichkeit in der DDR: Sozialpolitische Entwicklungen im Spannungsfeld von Diktatur und Gesellschaft 1945/49–1989, München: R. Oldenbourg Verlag.
Tölke, Angelika und Karsten Hank (Hrsg.) (2005) *Männer–Das "vernachlässigte" Geschlecht in der Familienforschung,* Wiesbaden: VS Verlag für Sozialwissenschaften.

月書店，2001年）;「医界新体制運動の成立──総力戦と医療・序説」『日本史研究』424号（1997年12月）;「戦争と『体力』──戦時厚生行政と青年男子」阿部恒久ほか編『男性史 2　モダニズムから総力戦へ』（日本経済評論社，2006年），ほか。

荻野　美穂（おぎの　みほ）
1945年生まれ。現在，大阪大学大学院文学研究科教授。専攻は女性史・ジェンダー論。主な著訳書に，『中絶論争とアメリカ社会──身体をめぐる戦争』（岩波書店，2001年）;『ジェンダー化される身体』（勁草書房，2002年）; ジョーン・W・スコット『ジェンダーと歴史学』（訳書，平凡社，2004年），ほか。

中山まき子（なかやま　まきこ）
1953年生まれ。現在，同志社女子大学現代社会学部教授。専攻は，家族論・ジェンダー論・児童学。主な著書に，『身体をめぐる政策と個人──母子健康センター事業の研究』（勁草書房，2001年）;『ジェンダー研究が拓く地平』（共著，文化書房博文社，2005年）;『産む・産まない・産めない』（共著，講談社新書，2007年），ほか。

川越　修（かわごえ　おさむ）
上記参照。

執筆者紹介（執筆順）

川越　修（かわごえ おさむ）［編者］
1947年生まれ。現在，同志社大学経済学部教授。専攻はドイツ近現代社会史。主な著書に，『ベルリン　王都の近代――初期工業化・1848年革命』（ミネルヴァ書房，1988年）;『性に病む社会――ドイツ　ある近代の軌跡』（山川出版社，1995年）;『社会国家の生成――20世紀社会とナチズム』（岩波書店，2004年），ほか。

友部　謙一（ともべ けんいち）［編者］
1960年生まれ。現在，大阪大学大学院経済学研究科教授。専攻は数量経済史・日本経済史。主な著書に，『前工業化期日本の農家経済――主体均衡と市場経済』（有斐閣，2007年）;『歴史人口学のフロンティア』（共編著，東洋経済新報社，2002年），ほか。

中野　智世（なかの ともよ）
1965年生まれ。現在，京都産業大学経営学部准教授。専攻は社会事業・福祉史，ドイツ近現代史。主な著書・論文に，Familienfürsorge zwischen Sozialbürokratie und persönlicher Hilfe. Fürsorgepraxis in der Weimarer Republik, dargestellt am Beispiel der Düsseldorfer Familienfürsorge, Diss. TU Darmstadt, 2007;「社会福祉専門職における資格制度とその機能」望田幸男編『近代ドイツ＝資格社会の展開』（名古屋大学出版会，2003年），ほか。

吉長　真子（よしなが なおこ）
1964年生まれ。現在，東京大学大学院教育学研究科助教。専攻は日本教育史・社会福祉史。主な論文に，「1910–1920年代の児童保護事業における母親教育――岡山県鳥取上村小児保護協会の事例から」『日本の教育史学』（教育史学会）第42集（1999年10月）;「戦後岩手の農村保健運動における乳幼児死亡問題と嬰児籠《エジコ》――『岩手の保健』誌の分析から」『研究室紀要』（東京大学大学院教育学研究科教育学研究室）第30号（2004年６月）;「恩賜財団愛育会による愛育村事業の創設と展開――1930年代の農山漁村における妊産婦・乳幼児保護運動」『研究室紀要』（同上）第32号（2006年６月），ほか。

高岡　裕之（たかおか ひろゆき）
1962年生まれ。現在，関西学院大学文学部教授。専攻は日本近現代史。主な著書・論文に，『資料集　総力戦と文化　第２巻　厚生運動・健民運動・読書運動』（編著，大

生命というリスク

20世紀社会の再生産戦略

2008年5月23日　初版第1刷発行

編著者　川越　修・友部謙一

発行所　財団法人　法政大学出版局

〒102-0073　東京都千代田区九段北3-2-7

電話 03(5214)5540／振替 00160-6-95814

製版・印刷　三和印刷／製本　誠製本

ISBN 978-4-588-67208-8　Printed in Japan

姉妹書

川越　修・鈴木晃仁編著
『分別される生命――20世紀社会の医療戦略』